BIBLIOTHÈQUE DE DOCUMENTS MÉDICO-LÉGAUX ET DE CRIMINOLOGIE
Du Professeur LACASSAGNE

LA CONSTATATION

DES

DÉCÈS DANS LES HOPITAUX

EN FRANCE ET A L'ÉTRANGER

ET

Nécessité de la Pratique hâtive

DES

AUTOPSIES

*Diagnostic précoce de la mort réelle permettant la pratique
hâtive des Autopsies*

PAR

Le Docteur Séverin ICARD (de Marseille)

Médecin de l'Administration Municipale des Pompes Funèbres
Vice-Président de la Société de Londres contre le danger des inhumations prématurées
Lauréat de la Société Médicale des Hôpitaux de Paris (Concours 1892)
De l'Académie de Médecine (Concours 1891)
De l'Institut de France (Académie des Sciences, Concours 1895 et 1900)

« C'est dans les hôpitaux que l'on a recueilli les plus nombreux exemples de ces délaissements et de ces ensevelissements précipités. » (Tourdes, in *Dict. des Sciences Méd.* art. Mort).

« On n'a pas l'habitude de faire le diagnostic de la mort, et on n'apprend pas à le faire dans les hôpitaux. » (Brouardel, *La Mort et la Mort réelle*. Paris 1895).

PARIS

A. MALOINE, EDITEUR

25-27, RUE DE L'ÉCOLE-DE-MÉDECINE, 25-27

1911

Ouvrage Couronné par l'Institut de France

(Académie des Sciences, Prix Dusard)

LA CONSTATATION

DES

DÉCÈS DANS LES HOPITAUX

ET

Nécessité de la Pratique Hâtive

DES

AUTOPSIES

PUBLICATIONS DU DOCTEUR ICARD SUR LA MORT APPARENTE
ET SUR LA VÉRIFICATION DES DÉCÈS

La Mort réelle et la Mort apparente. — *Nouveaux procédés de diagnostic et traitement de la mort apparente.* 1 vol. de 300 pages, cartonné, Paris, 1897. Félix Alcan, éditeur. (Ouvrage couronné par l'Institut de France, concours Dusgate. 1900).

Le danger de la Mort apparente sur les champs de bataille. 1 vol. de 150 pages. Paris 1905, A. Maloine. éditeur.

Pour ne pas être enterré vivant. — Brochure. Marseille 1902.

Les prescriptions légales et les mesures administratives en France pour éviter le danger de la Mort apparente. — In *Annales d'hygiène publique et de médecine légale.* novembre 1903, p. 391-423.

De la réalité du danger de la Mort apparente. — In *Presse médicale.* 17 août 1904. n° 66, p. 521-525.

De la constatation des décès en temps d'épidémie pour établir la preuve certaine et précoce de la réalité de la Mort. — In *Annales d'hygiène publique et de médecine légale.* octobre 1904. p. 326-353.

De la limite physiologique du traitement de la Mort apparente. In *Archives générales de médecine.* 1904, p. 2753-2762.

De la vérification des décès dans les hôpitaux. — In *Archives générales de médecine,* 1905, p. 406-424 ; p. 480-498.

Comment on doit procéder à la vérification des décès dans les hôpitaux. — *Archives générales de médecine.* 1905, p. 723-740 ; p. 771-790.

De la vérification des décès dans les cas où la Mort a lieu hors de la famille. — Dans les prisons, dans les hôtels et maisons meublées, dans les chauffoirs publics, asiles de nuit et dépôt de mendicité, sur la voie publique. en cours de route. durant un voyage en mer. dans une armée en marche. in *Nouvelle Revue.* 1905, n° 128, p. 343-360).

Le signe de la Mort réelle en l'absence du médecin. — La constatation et le certificat automatiques des décès à la campagne. 1 vol. de 316 p. avec figures. Paris 1906. A Maloine, éditeur.

La Mort par choc moral, in *Chronique médicale,* 1906, n° 1.

La sincérité de la Mort, in *Nouvelle Revue,* 1906, n° 167, p. 219-240.

Le signe médical et le signe vulgaire de la Mort réelle. — Brochure, Marseille 1906.

Le certificat de décès automatique en l'absence du médecin. — In *Annales d'hygiène publique et de médecine légale.* octobre 1906.

La Mort apparente. in *La Nature,* 9 fév. 1907.

Règlement à suivre pour la constatation des décès à la ville et à la campagne. — In *Archives d'anthropologie criminelle,* 1907. n° 162, p. 413-426.

Autopsiés vivants, in *Chronique médicale,* 1909. n° 5. p. 146-153 ; n° 6, p. 177-187.

BIBLIOTHÈQUE DE DOCUMENTS MÉDICO-LÉGAUX ET DE CRIMINOLOGIE
Du Professeur LACASSAGNE

LA CONSTATATION

DES

DÉCÈS DANS LES HOPITAUX

EN FRANCE ET A L'ÉTRANGER

ET

Nécessité de la Pratique hâtive

DES

AUTOPSIES

*Diagnostic précoce de la mort réelle permettant la pratique
hâtive des Autopsies*

Par

Le Docteur Séverin ICARD de Marseille

Médecin de l'Administration Municipale des Pompes Funèbres
Vice-Président de la Société de Londres contre le danger des inhumations prématurées
Lauréat de la Société Médicale des Hôpitaux de Paris (Concours 1892)
De l'Académie de Médecine (Concours 1891)
De l'Institut de France (Académie des Sciences, Concours 1895 et 1900)

> « C'est dans les hôpitaux que l'on a
> recueilli les plus nombreux exemples de
> ces délaissements et de ces ensevelisse-
> ments précipités. » (Tourdes, in *Dict. des
> Sciences Med.* art. Mort).

> « On n'a pas l'habitude de faire le dia-
> gnostic de la mort et on n'apprend pas à le
> faire dans les hôpitaux. » (Brouardel, *La
> Mort et la Mort réelle*. Paris 1895).

PARIS

A. MALOINE, EDITEUR

25-27, RUE DE L'ÉCOLE-DE-MÉDECINE, 25-27

1910

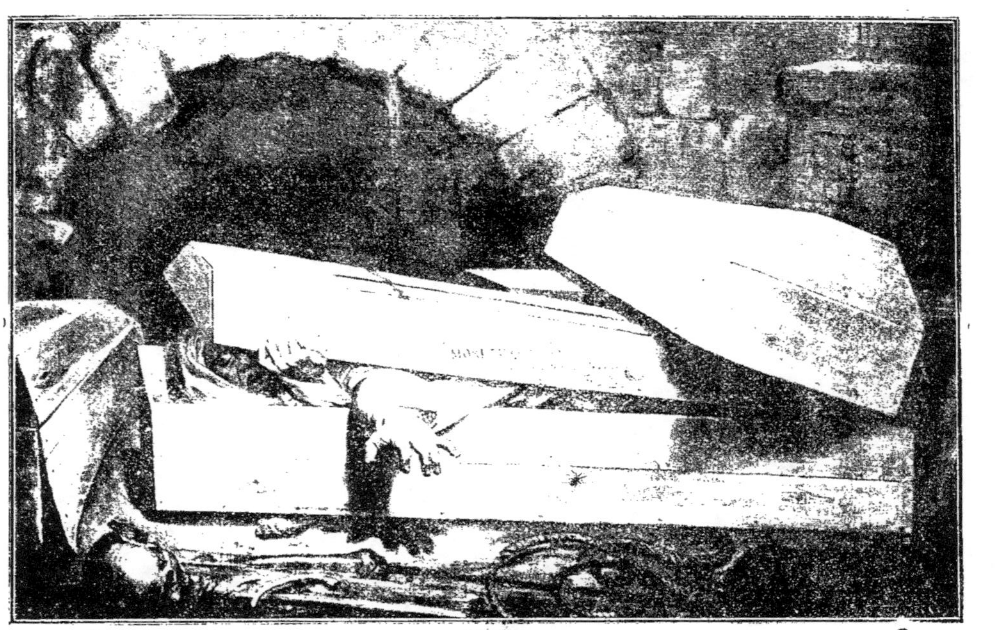

UN ENTERRÉ VIVANT REVENANT A LA VIE DANS LA TOMBE
(Musée de Wiertz, de Bruxelles)

« Un homme qu'on croyait mort a été enterré vivant : quel cri d'horreur soulève les esprits et les consciences chaque fois que cette nouvelle se propage, et comme on songe alors à réclamer des précautions dont plusieurs pays ont donné l'exemple. C'est cette horreur que l'artiste a voulu fixer sur la toile, c'est cette réforme qu'il a voulu plaider avec son pinceau ». *(Extrait de la notice consacrée dans le catalogue du Musée au tableau d'Antonio Wiertz).*

INTRODUCTION

Réalité du danger de la mort apparente. — Notre enquête dans les hôpitaux en France et à l'Etranger. — Négligence apportée dans la vérification des décès dans les hôpitaux. — Triste spectacle de la mort dans une salle d'hôpital. — Les droits de la science et ceux de l'humanité : il faut sauvegarder les uns et les autres. — C'est aux malades de l'hôpital que la science médicale est redevable de ses progrès ! — Celle-ci est l'obligée des pauvres, et, avant de disposer de leurs cadavres, elle leur doit, tout au moins, de s'assurer de la réalité de leur décès. — L'autopsie est d'ailleurs faite trop tardivement, et un diagnostic précoce de la mort aurait encore l'avantage de permettre la pratique hâtive des autopsies.

Les plus sceptiques, eux-mêmes, sont obligés de reconnaitre la réalité du danger de la mort apparente. Et comment, d'ailleurs, nier la possibilité d'un tel danger ? Tous, ne devons-nous pas passer par l'état de mort apparente avant de mourir réellement et définitivement ? La mort est un « *processus* » (Dastre), elle n'arrive pas d'un seul coup, elle a un commencement et une fin. La vie s'éteint lentement, graduellement, alors même que la mort est *subite*, ainsi que nous la qualifions quelquefois : la physiologie cadavérique (1) nous fournit la preuve de la survivance temporaire des tissus ainsi que des fonctions dont ils constituent les organes. Cet état intermédiaire entre la vie et la mort existe toujours : c'est un état normal, physiologique, qui précède la mort, mais qui n'est pas encore la mort. Ce qui distingue cet état de cet autre que nous appelons la *mort apparente*, c'est que, dans le premier cas, l'état de l'agonisant va s'accélérant, empirant toujours, et arrive inévitablement à la mort réelle, tandis que, dans le second cas, l'état du supposé décédé peut rester stationnaire très longtemps et même se terminer par le retour spontané à la vie normale, si toutefois une inhumation précipitée ou une opération fatalement mortelle ne s'oppose pas à cette résurrection.

Quoi qu'il en soit, chaque homme doit inévitablement un jour être déclaré mort, et il est à craindre que cette déclaration, basée sur des signes trompeurs, ne précède le triomphe définitif et complet de la mort. Tout lien peut ne pas être brisé entre nous, et celui que nous considérons déjà comme n'étant plus de ce monde. Ne nous pressons pas trop de ne

(1) Voir Chap. III.

voir en lui qu'un cadavre, c'est-à-dire une matière inerte et sans conscience. Ne nous hâtons point de le traiter comme tel, et, par des propos et des actes intempestifs, ne nous exposons point à troubler ses derniers moments et à précipiter l'heure dernière qui, peut-être, n'a pas encore sonné pour lui.

Il n'y a pas lieu de s'étonner que cet état de vie latente ait donné lieu à de fréquentes erreurs, et bien des personnes ont dû être incinérées ou inhumées comme étant véritablement mortes, qui se sont éveillées sur le bûcher ou dans le tombeau pour mourir enfin réellement de la plus affreuse et de la plus épouvantable des morts.

L'imagination reste frappée de terreur à la lecture des observations qui nous ont été laissées par de nombreux écrivains dont les noms s'échelonnent depuis les temps les plus reculés jusqu'à nos jours. Il est certain que la plupart des auteurs qui ont écrit sur le sujet, ont accepté avec trop de facilité comme sincères des faits dont l'authenticité était plus que douteuse, mais l'exagération de quelques auteurs ne prouve rien contre la réalité du danger : celui-ci existe avec toutes ses terribles conséquences, la peur qu'il inspire est très légitime et se trouve être pleinement justifiée par les faits observés. Il existe, en effet, des cas indéniables, absolument authentiques, qui se présentent avec toutes les garanties scientifiques et se dressent, comme une preuve écrasante, en face de ceux qui, sans raison d'ailleurs, osent encore nier la réalité d'un si redoutable danger.

Nous ne pouvons rapporter ici les nombreux faits que nous avons cités dans nos précédentes publications (1). Le plus sévère contrôle a présidé à l'observation de ces faits dont quelques-uns sont inédits : ils se présentent à nous avec un tel cachet d'authenticité que nous les croyons de nature à porter la conviction dans l'esprit des plus incrédules. Dans trois de ces observations, la mort avait été *officiellement* constatée, et les sujets sont revenus spontanément à la vie juste au moment où, toutes les formalités étant achevées, on s'apprêtait à les porter en terre. Nous avons relevé nous-même, sur les registres des mairies, et nous tenons en main, comme preuve indéniable, les certificats de décès de ces trois pseudo-morts que l'on dut de nouveau déclarer être *revenus à la vie*, et dont l'état-civil porte, de ce chef, la trace indélébile de l'erreur dont ils ont failli être victimes.

Certains auteurs ont essayé de déterminer par des chiffres précis la fréquence du danger de la mort apparente. Consulté sur ce sujet, nous nous sommes personnellement toujours refusé à donner des chiffres. Nous estimons, en effet, qu'en la circonstance on manque d'éléments nécessaires pour asseoir une statistique sérieuse. Les cas de mort apparente bien constatés sont relativement peu nombreux : d'autre part, s'il est permis d'en constater quelques-uns, c'est grâce à des circonstances tout à fait accidentelles, et ces cas — si peu nombreux soient-ils — laissent supposer qu'il en existe beaucoup d'autres qui ont eu pour seuls témoins

(1 Voir plus spécialement notre mémoire : *La Réalité du danger de la Mort apparente*, in *Presse Médicale*, 17 août 1901, n° 66, p. 521-525.

les planches du cercueil : ceux-là on ne les connaîtra jamais. Aucune statistique ne saurait donc être exacte : *peut-être disent-elles trop, peut-être ne disent-elles pas assez*. Et le mieux, croyons-nous, pour prouver la gravité du danger, est de s'attacher à démontrer l'authenticité de quelques cas : c'est ce que nous avons fait ailleurs, et nous ne pensons pas avoir failli à notre tâche.

Qu'importe, en effet, le grand nombre ou le petit nombre des observations ? Ne suffit-il pas, ainsi que l'a fait judicieusement remarquer le professeur Chaussier, ne suffit-il pas d'un seul cas d'inhumation prématurée bien prouvé pour que l'humanité impose le devoir d'employer tous les moyens propres à constater la mort d'une manière indubitable !

Ce n'est pas sans un certain étonnement que nous avons lu, dans un tout récent ouvrage, les lignes suivantes :

« Cette légende de la mort apparente, c'est un peu notre faute, à nous médecins, si elle a pris une telle extension, car nous ne l'avons pas assez combattue. Il est possible que, dans les inhumations précipitées qui suivent une bataille sanglante ou bien au cours des épidémies meurtrières d'autrefois, on ait pu, dans la terreur de la contagion, inhumer des sujets en état de mort apparente. Mais que, dans notre société instruite, en dépit des garanties que donne la surveillance de la famille et des médecins, on puisse enterrer et surtout autopsier un sujet avant sa mort, *cela est impossible, et, du reste, il n'en existe pas un seul exemple*. » (1)

MM. Roussy et Ameuille, auteurs des lignes que nous venons de citer, ont tort de traiter de *légende* le danger de la mort apparente, mais ils semblent avoir raison lorsqu'ils disent « que c'est un peu notre faute, à nous médecins, si cette *légende* a pris une telle extension.» Toutefois, en la circonstance, la faute des médecins n'a pas été de croire et de laisser croire au danger de la mort apparente, la grande faute, la faute impardonnable des médecins, a été surtout de rendre *possible* le danger de la mort apparente et partant d'en augmenter la crainte dans le public *en négligeant d'une façon complète de remplir leur mission de vérificateurs des décès*. Sans doute, la loi et les pouvoirs administratifs ont tout prévu pour écarter le danger de la mort apparente, et nous reconnaîtrons, dans le cours de ce travail, que si les obligations imposées par la loi et les mesures ordonnées par les Pouvoirs publics étaient rigoureusement suivies, on n'aurait pas à craindre le danger de la mort apparente : ce danger deviendrait chimérique et pourrait alors être traité de légende. Malheureusement, les prescriptions de la loi sont lettres mortes : médecins et familles n'en tiennent aucun compte, ignorent même leur existence, si bien que la pratique suivie pour la constatation des décès n'offre aucune garantie contre le danger de la mort apparente. D'une façon générale, la vérification

(1) Gustave Roussy et Pierre Ameuille : *Technique des autopsies et des recherches anatomo-pathologiques à l'amphithéâtre*. Paris 1910. p. 19 et 20.

médicale n'est pas exigée en France, et, si elle a lieu, elle se résume pour le médecin à jeter un vague coup d'œil sur le prétendu cadavre. La plupart des médecins considèrent le certificat de décès comme une pièce administrative au bas de laquelle ils doivent apposer leur signature pour remplir une simple formalité, uniquement pour donner satisfaction à un usage. Le plus souvent même le certificat de décès est délivré sans aucun examen préalable du corps. Une telle incurie de la part des médecins n'est pas particulière à la France : il résulte de l'enquête que nous avons faite à ce sujet, que dans les pays étrangers, l'examen médical n'offre pas une garantie plus grande contre le danger de la mort apparente. Partout, on délivre le certificat de décès sans un examen sérieux du cadavre, voire même sans aucun examen. MM. Roussy et Ameuille, pour nier le danger de la mort apparente, se sont basés sur les garanties qu'offre « la surveillance de la famille et des médecins ». Or cette surveillance n'existant pas, ces deux auteurs n'ont plus aucune raison pour maintenir leur affirmation.

Au surplus, la plupart des auteurs, et, parmi eux, les plus plus compétents en la matière, croient à la réalité du danger de la mort apparente. Avec Jules Rochas, E. Vallin, Ambroise Tardieu, Tourde, Brouardel et bien d'autres professeurs de médecine légale, nous sommes autorisé à répéter : « *La mort apparente est un phénomène incontesté et incontestable. Il est certain qu'elle a donné lieu à des méprises nombreuses et à des inhumations anticipées.* »

Ouvrons le dernier traité de médecine légale paru, le *Précis* du docteur Vilbert. Nous y trouvons les lignes suivantes : « Si rares que soient ces faits, ils sont de nature à jeter l'effroi dans les esprits et à troubler la conscience du médecin appelé à délivrer un certificat de décès, car, il faut bien le dire, parfois c'est un médecin qui a affirmé la mort d'un individu encore vivant. » (1) Et le savant expert près le tribunal de la Seine cite à l'appui de sa thèse, l'erreur relativement récente (1880) du docteur Sikor, professeur de médecine légale : *ce dernier, par deux fois, après un examen sérieux, déclara réellement mort un jeune homme de 26 ans, lequel revint à la vie sur la table de l'amphithéâtre de l'hôpital où le professeur l'avait fait transporter pour y être autopsié.* (2)

Il semblerait que, dans les hôpitaux, la vérification des décès dût offrir, sinon une garantie absolue, au moins une garantie plus sérieuse que partout ailleurs. Les cadavres, le plus souvent, partent rapidement, destinés à l'amphithéâtre, et ils devraient être l'objet d'un examen plus attentif ; d'autre part, le mode de recrutement des médecins dans les hôpitaux est un sûr garant de leur science : un médecin est, d'ailleurs, constamment de garde pour assurer le service : autant de causes qui devraient écarter toute possibilité d'erreur dans les hôpitaux.

Or, Tourdes, le savant professeur de la Faculté de Strasbourg, dans

(1) Ch. Vilbert : *Précis de médecine légale.* Paris 1908. p. 60.
(2) Voir l'observation. chap. II.

son article sur la mort, inséré dans le *Dictionnaire des sciences médicales*, a écrit cette phrase : « *C'est dans les hôpitaux que l'on a recueilli les plus nombreux exemples de ces délaissements et ensevelissements précipités* », et le professeur Brouardel, de son côté, en parlant de la nécessité du diagnostic de la mort, constate « *qu'on n'a pas l'habitude de faire ce diagnostic et qu'on n'apprend pas à le faire dans les hôpitaux* ». (1)

Les affirmations de ces deux éminents professeurs de médecine légale sont-elles l'expression exacte de la vérité? Est-il vrai que l'on ait, dans les hôpitaux, à maintes reprises, considéré comme réellement morts et traité comme tels, des malades qui étaient simplement en état de mort apparente? Telle est la question à laquelle nous devons répondre! Mais nous ne nous contenterons point de dénoncer le danger, nous en rechercherons la cause, et nous indiquerons les moyens que nous croyons les plus propres à faire cesser un état de choses qui n'a que trop duré.

Pour remplir toute notre tâche, une enquête était nécessaire, nous l'avons faite dans tous les hôpitaux de France et dans les principaux hôpitaux des pays étrangers. Nous nous sommes procuré les règlements de chacun de ces hopitaux (*règlement du service intérieur et règlement du service de santé*), nous sommes entré en relations avec leurs directeurs et avec de nombreux professeurs d'anatomie pathologique ; on sait qu'à l'étranger ce sont ces derniers qui sont chargés de faire les autopsies dans les hôpitaux de clinique. Nous nous sommes aussi adressé aux agents du Gouvernement français à l'étranger, et les indications que nous en avons reçues touchant le fonctionnement des hôpitaux sont des plus précieuses.

Mais le règlement représente la *théorie*, et comme, en la circonstance, la *pratique* n'est pas toujours d'accord avec le règlement, de front avec l'enquête officielle, nous avons poursuivi une enquête privée. Cette autre source de renseignements, nous l'avons trouvée chez quelques confrères indépendants, anciens internes des hôpitaux, chez des amis que leur situation commerciale oblige de voyager, et enfin chez des étrangers auprès desquels des négociants ayant des rapports avec l'univers entier ont bien voulu nous servir d'intermédiaires.

Nous avons pu ainsi, grâce à un heureux concours de circonstances et à l'obligeance de nombreux collaborateurs, nous renseigner pleinement non seulement sur tous les hôpitaux de France, mais encore sur les principaux hôpitaux des pays étrangers: à tous ceux qui ont bien voulu nous aider dans notre enquête, nous adressons, ici, un témoignage public de notre reconnaissance.

Le questionnaire que nous avons envoyé aux quatre coins du monde était le suivant :

1° *Comment constate-t-on les décès dans les hôpitaux de...? Cette*

(1 Professeur Brouardel : *La mort et la mort subite*, Paris 1895 p 54.

constatation est-elle faite par le chef de service, par l'interne de garde ou simplement par le surveillant de la salle?

2° Que fait-on, et de quels soins entoure-t-on le cadavre à partir du moment supposé du décès?

3° Combien de temps après le moment supposé du décès, enlève-t-on le cadavre du lit pour le porter au dépôt mortuaire, appelé la Salle des Morts?

4° Le cercueil dans lequel on fait le transport, est-il ouvert?

5° Description de la salle des morts au point de vue de l'hygiène et de la possibilité du retour spontané à la vie en cas de mort apparente. Une photographie de l'intérieur si possible.

6° Que fait-on et de quels soins entoure-t-on le cadavre durant son séjour dans la salle des morts?

7° La grosse toile, dite serpillière, *dans laquelle on roule le cadavre couvre-t-elle le visage?*

8° Le cadavre est-il gardé dans un cercueil couvert?

9° Combien de temps après le moment supposé du décès procède-t-on à l'autopsie ou à la dissection?

10° Combien de temps après le moment supposé du décès procède-t-on à l'inhumation lorsqu'il n'y a ni autopsie ni dissection?

11° Quelle est la façon de procéder en temps d'épidémie? Existe-t-il un dépôt spécial pour les cadavres des personnes mortes de maladies contagieuses?

12° À votre avis, la façon de procéder à l'hôpital de.... expose-t-elle au danger de la mort apparente? Pourriez-vous me citer des faits motivant votre opinion?

13° Si vous avez des renseignements et des faits concernant d'autres hôpitaux, veuillez me les communiquer.

La résistance que nous avons rencontrée auprès de la plupart des confrères pour obtenir des renseignements sur les hôpitaux où ils avaient été internes, contraste singulièrement avec l'empressement que les directeurs ou administrateurs de ces mêmes hôpitaux ont mis à nous répondre. Cette constatation est une excellente preuve en faveur de notre thèse: MM. les Directeurs semblent ignorer le danger, et, pleins de bonne foi, ils nous communiquent le règlement, convaincus que celui-ci est suffisant pour écarter tout danger de mort apparente. Qu'importe, d'ailleurs, que le règlement ne soit pas appliqué dans toute sa teneur, et soit remplacé par une routine séculaire! Le règlement existe, c'est le point essentiel! Les médecins, eux, savent que le règlement n'est pas toujours exécuté, qu'il est le plus souvent lettre morte; mais aucun ne veut prendre l'initiative et assumer la responsabilité de signaler un abus dont la divulgation pourrait les mettre en mauvaise posture vis-à-vis de l'administration, et c'est ce qui explique pourquoi le plus grand nombre des confrères à qui nous avons écrit, ont cru devoir garder un silence prudent.

L'un d'eux nous a répondu : « J'ai gardé de trop bonnes relations avec mes anciens maîtres et les administrateurs de l'hôpital où j'ai été interne pendant plus de trois ans, pour causer des ennuis aux uns et aux autres et à moi tout le premier. Vous comprendrez ma réserve. Tout en reconnaissant votre courage et vos bonnes intentions et *en avouant aussi que vous avez parfaitement raison*, je ne veux pas et ne puis donner aucune réponse à votre questionnaire. »

Que cet ami se rassure, nous n'aurions pas plus livré son nom que nous ne livrerons les noms des quelques-uns qui, plus courageux, n'ont pas hésité à nous signaler ce que, à notre tour, nous allons faire connaître. Nous voulons être le seul à assumer la responsabilité de tout ce que nous avancerons : *nous nous chargeons des péchés de tous.*

Nous n'avons, du reste, rien à dire qui puisse nuire à qui que ce soit. Si les règlements des hospices ne sont pas suffisamment armés contre le danger de la mort apparente, on n'aura qu'à les modifier ; si le danger vient de ce que les règlements, quoique très complets, sont mal appliqués, on veillera à ce que, désormais, ils soient plus scrupuleusement observés : nous ne demandons pas autre chose, et ce livre ne vise pas d'autre but. Notre travail n'a rien de désobligeant ni pour les administrateurs, tous hommes de cœur et de dévouement, ni pour les chefs de service, tous médecins fort instruits et consciencieux, très capables de se rendre à nos raisons, de reconnaître leur erreur et de répéter avec l'illustre accoucheur Philippe Peu, après sa fatale méprise sur une femme en état de mort apparente : « *J'eus une si grande frayeur que je pris alors la résolution de ne plus opérer qu'à coup sûr.* »

Que si notre ferme résolution d'aller jusqu'au bout nous crée des ennuis, nous les supporterons vaillamment, amplement dédommagé par la satisfaction intime que nous éprouverons d'avoir bien mérité de l'humanité et de la science. Nous aurons fait œuvre de bonne philanthropie en apprenant à respecter la vie d'autrui, et nous nous serons aussi montré soucieux des vrais intérêts de la science en permettant de devancer l'heure de l'autopsie. Bien plus, les autopsies seront moins redoutées des familles, les oppositions seront moins fréquentes, et la science s'enrichira ainsi de documents plus nombreux le jour où il sera prouvé que le *diagnostic de la mort réelle est fait avec le plus grand soin dans les hôpitaux et qu'il faut considérer comme irrémédiablement mort celui qui y a été déclaré comme tel.*

Notre enquête a déjà éveillé l'attention de certains administrateurs qui ont été frappés par la nature un peu étrange des demandes que nous leur adressions dans notre questionnaire : on nous a signalé dans certains hôpitaux des améliorations qui nous ont fait le plus grand plaisir et qui nous ont prouvé combien nous avions frappé juste ; témoin la sévère circulaire (mars 1907) du Directeur de l'Assistance publique dénonçant la négligence apportée dans la vérification des décès dans les hôpitaux et indiquant avec quel soin tout particulier doit être faite cette vérification. Nous espérons que les améliorations ne tarderont pas à devenir plus nombreuses, car il y a beaucoup à corriger. Mais c'est surtout aux médecins qu'incombe le soin d'éclairer les administrateurs : ils doivent leur signaler le mal et leur indiquer le remède.

Il résulte de notre enquête — et on le verra par les faits que nous citerons plus loin — que le service de la constatation et de la vérification des décès dans les hôpitaux n'est l'objet d'aucun souci ni de la part du corps médidal ni de la part de l'administration. Les règlements ont changé, mais les procédés suivis vis-à-vis des décédés sont toujours les mêmes et ils ne font certes pas honneur au bon renom de science et d'altruisme dont s'enorgueillit le vingtième siècle ; ces procédés sont aujourd'hui ce qu'ils étaient au moyen âge, ce qu'ils ont d'ailleurs toujours été.

Tout homme au cœur sensible se sent étreint d'une grande tristesse au spectacle de la mort dans une salle d'hôpital : il n'est rien de plus poignant. L'isolement des mourants, la fréquence des décès, l'absence de toute vérification de la mort, l'ensevelissement et l'enlèvement des cadavres toujours rapides, souvent immédiats, le séjour dans le lugubre amphithéâtre, la perspective de l'autopsie et de la dissection, autant de causes qui ne sont pas faites vraiment pour rassurer les esprits et pour dissiper l'appréhension de la mort à l'hôpital. Certains malades sont si effrayés par la vision d'une telle mort que, sentant leur fin approcher, ils demandent à retourner chez eux uniquement pour ne pas mourir à l'hôpital.

Sans doute, on a créé dans les hôpitaux des œuvres utiles, dignes de tout éloge, qui ont pour but de rendre moins triste et moins pénible le séjour des malades dans les asiles de la douleur et de toutes les misères humaines. Le docteur Pozzi a fait orner de peintures riantes et belles les salles de l'hôpital Brocca. Le docteur Terrier, depuis de longues années, admet des fleurs dans son service, et on vient de créer à Paris *l'Œuvre de la Fleur*. Dorénavant, paraît-il, des corbeilles de fleurs seront distribuées dans chaque hôpital deux ou trois fois par semaine : une œuvre semblable existe à Berlin. Nous applaudissons à ces œuvres, et les heureux de cette vie ne sauraient trop se dépenser et s'ingénier pour faire renaître l'espérance au cœur des malades et leur donner un peu de ce bonheur dont ils sont si complètement sevrés. Mais ne serait-il pas également important d'entourer le lit du moribond de plus de sollicitude et de veiller sur son corps avec plus de respect ? Les soins, mieux qu'une gerbe de fleurs ou une belle fresque, seraient de nature à dissiper la terreur que le spectacle de la mort d'un malade à l'hôpital fait naître dans l'esprit de ses compagnons d'infortune.

En mai 1890, une jeune poitrinaire A. M., se mourait dans un hôpital de province. Elle venait de recevoir les derniers sacrements et savait que son heure était proche. Seule, sa sœur cadette, âgée de 15 ans, veillait à son chevet. La mourante lui prit la main : « Promets-moi, lui dit-elle, de rester là auprès de moi afin que l'on ne m'emporte pas dans le caveau avant que je sois bien froide, car je pourrais m'éveiller au milieu des morts et je mourrais de peur. » La pauvre enfant mourut quelques instants après, et tout aussitôt un drap fut jeté sur son visage. C'était vers le matin, il n'y eut aucune constatation du décès, le corps ne fut l'objet d'aucun examen et fut descendu immédiatement à la salle des morts, le *caveau*, comme l'appelaient si bien les malades de l'hôpital. Lorsque les parents se présentèrent au dépôt pour réclamer le corps, ils se trouvèrent en présence de plusieurs sacs allongés sur un lit de camp, il fallut en découdre plusieurs avant de trouver le corps de la jeune fille.

Ce fait s'est passé dans un pauvre hôpital de province, mais le fait suivant, non moins authentique, s'est passé dans un grand hôpital et se répète tous les jours dans chacun des nombreux hôpitaux des villes les plus éclairées du monde civilisé.

Dans le service d'un des plus illustres professeurs de clinique, un malade mourut durant la visite. Le maître passa devant le lit sans accorder la moindre attention au mort, sans se préoccuper de vérifier le décès, laquelle vérification, du reste, ne fut faite par personne. Des infirmiers s'emparèrent à l'instant du cadavre, le roulèrent dans un drap, et, encore tout chaud, le transportèrent à la salle des morts. « Ce fut l'affaire d'une minute, nous dit l'étudiant stagiaire qui nous a raconté le fait : en deux tours de main, les infirmiers, experts en la matière, eurent accompli la lugubre besogne. Je ne pus moi-même contenir mon émotion, et un sentiment de stupeur bien légitime se lisait sur le visage des voisins, témoins de ce départ précipité. » (1).

Pareille façon de procéder est en contradiction formelle avec les intentions de la loi. Les règlements de police dont nous parlerons dans notre premier chapitre, nous disent de quels soins minutieux, dans les familles, on doit entourer le corps des défunts jusqu'au moment de l'inhumation. Or, le pauvre est chez lui à l'hôpital, et il doit s'y trouver comme au sein de sa famille. Ce n'est pas sans raison que certains hôpitaux, à l'étranger, se considérant comme toujours en deuil, entourent d'un liséré noir toutes les pièces officielles administratives. Il existe comme un contrat tacite entre la science et la misère : l'hôpital ne donne aucun soin gratuit et fait largement payer ses services. La rémunération qu'il exige du pauvre est des plus onéreuses, et les soins que ce dernier en reçoit sont pour lui un droit incontestable, droit sacré qu'il a acquis par le don complet qu'il fait de sa personne à la science. Celle-ci est l'obligée du pauvre, et c'est pourquoi nous voyons si souvent, à l'hôpital, les médecins entourer de toutes les douceurs certains malades dont ils ont plus spécialement besoin pour s'éclairer ou dont la maladie fort rare constitue un phénomène curieux à observer.

(1) Il est arrivé que des infirmiers trop pressés n'ont pas attendu la fin de l'agonie pour procéder à l'ensevelissement, voir la note Chap. I.

L'hôpital est une école pratique, et il lui faut des malades! Certains ont dit que l'hôpital est un laboratoire auquel il fallait des victimes.

En 1893, un docteur Koch fit paraître une brochure dont le titre était : « *Expériences médicales sur l'homme vivant* ». Elle avait pour but de démontrer — et on y trouve les références bibliographiques les plus précises — que la vivisection, depuis longtemps, avait franchi les portes de l'hôpital. Le docteur Veressaïef, pseudonyme sous lequel se cache un des médecins les plus en vue de Saint-Pétersbourg, estime qu'aucun médecin ne peut contester l'affirmation générale qui se trouve énoncée dans cette brochure, « en présence, dit-il, du nombre énorme de documents authentiques qui en prouve, hélas! l'exactitude absolue ». Nous citerons, d'après cet auteur (1), quelques exemples en nous bornant plus spécialement à une seule branche de la médecine : les maladies vénériennes (blennorrhagie, chancre mou, syphilis).

Neisser avait découvert, en 1879, le microbe de la blennorrhagie, ses expériences paraissaient concluantes, mais il leur manquait l'inoculation humaine qui, seule, pouvait juger la question en montrant par la contagion acquise la spécificité du virus. Neisser recula toujours devant une telle expérience. Ses élèves ne furent pas aussi scrupuleux, et l'épreuve fut tentée, d'ailleurs avec plein succès, sur des hommes et des enfants malades à l'hôpital par Max Brockardt, Ernest Bumm, E. Wertheim, Gebhardt, Charles Meuge, Finger, Holm et Schlangenharf, qui expérimentèrent sur une très large échelle. Ils pratiquèrent l'inoculation sur 14 hommes, atteints de maladies graves, de tuberculose pour la plupart, et qui tous moururent de trois à huit jours après. Le malade P. D., âgé de vingt-un ans, suivant le texte même de l'auteur, fournit à l'autopsie un sujet histologique très précieux. « Si l'on pense que le processus n'a duré que trois jours, on est frappé de l'intensité qu'il a dû avoir pour produire des transformations histologiques aussi profondes. »

La gonococque de Neisser est la cause de l'ophthalmie purulente des nouveau-nés. Pour le démontrer, E. Frahenkel, Tischendorf ont inoculé des sécrétions blennorrhagiques sur les yeux de nombreux enfants qui allaient mourir : l'un d'eux vécut encore dix jours après l'inoculation. Kroun expérimenta sur les yeux de six aveugles avec des écoulements purulents de nouvelles accouchées.

Les médecins ont trouvé que le derme humain était encore « le milieu nutritif le plus favorable au microbe du chancre mou », et, pour le démontrer, les inoculations ont été si nombreuses qu'il faudrait, dit Veressaïef, des centaines de pages pour les décrire toutes.

Le savant syphiliographe Ricord avait commis une grave erreur en affirmant que la syphilis secondaire n'était pas contagieuse, et il s'était ainsi mépris « parce que, tout en multipliant les inoculations sur des

____

(1) Docteur Veressaïef : Mémoires d'un médecin, traduits par S. M. Persky, Paris 1902.

malades déjà atteints d'affections vénériennes, jamais il n'avait pu se décider à en faire sur ceux qui étaient encore indemnes de ces affections ». Mais d'autres furent plus audacieux! William Wallare tenta l'expérience sur cinq hommes sains qui, tous, contractèrent une syphilis caractéristique. Même tentative, avec même succès, par Kincester, Herbenet et Behrensprung.

D'autres inoculations furent pratiquées pour élucider certains points restés obscurs, touchant la transmission de la syphilis, par Bosner sur la proposition du professeur Gebra, par Basset et par B. Tarnowsky. Les expériences de ce dernier eurent un plein succès. « Pendant l'hiver de 1863, à l'hôpital de Kalniskine, rapporte-t-il, *après dix-huit tentatives* d'inoculation de sécrétions purulentes syphilitiques sur une malade atteinte de polypes variqueux, j'ai pu déterminer la syphilis caractéristique. »

Du reste tous ces auteurs, avant de commencer le traitement, eurent soin de laisser les accidents syphilitiques atteindre le développement le plus net « afin de pouvoir étudier la marche complète de la maladie et de la montrer au plus grand nombre de médecins possible ».

C'est encore grâce aux malades de l'hôpital que la question de la contamination par les accidents syphilitiques tertiaires fut tranchée par la négative. Diday inocula du sang de syphilitiques tertiaires à des sujets sains, et Finger pratiqua plus de trente inoculations de virus de gomme et de périostite.

Nous passerons sous silence les autres essais qui ont été faits sur les malades de l'hôpital pour démontrer certains modes de contamination du typhus exanthémateux, de la scarlatine, de la fièvre jaune, etc., etc.. Veressaïef, à qui nous avons emprunté cette statistique, termine ainsi : « Je suis loin d'avoir épuisé tous les exemples... Les faits que je viens de noter ne sont, comme on le voit, ni exceptionnels ni accidentels; on emploie cette méthode systématiquement, on en publie les résultats en toute tranquilité, sans crainte d'être jugé par les tribunaux, par l'opinion ou sa propre conscience, on en parle comme on parlerait d'épreuves tentées sur des lapins ou sur des chiens. » Et tous ces éminents professeurs prétendent qu'ils ont pu faire ces expériences « *sans enfreindre les lois de l'humanité* ». Notre illustre compatriote, Vidal de Cassis, après avoir décrit les expériences d'inoculation qu'il fit sur ses malades de l'hôpital pour savoir si l'homme, une fois guéri de la syphilis, peut la contracter à nouveau, trouve absurdes les scrupules des savants qui reculent devant de pareilles expériences. « Malheureusement, dit-il, les médecins les plus aptes, ceux qui pourraient rendre le plus de services grâce à la logique de leur raisonnement et à leur habitude d'observation clinique, se refusent à la pratique d'expériences qu'ils trouvent immondes. »

Nous n'avons pas à juger ici la moralité de pareils actes. Sont-ils criminels? Nous ne voulons pas le savoir et nous en laissons toute la responsabilité à leurs auteurs. Nous ne voulons savoir qu'une chose, c'est que certains côtés de la science médicale très obscurs et intéressant au plus haut point la société entière ont été élucidés d'une façon complète grâce au concours des malades de l'hôpital. Il n'y a pas de progrès sans efforts, sans sacrifices, mais reconnaissons que les efforts, les sacrifices dont la médecine a besoin pour progresser, c'est aux malades de l'hôpital qu'elle les demande, et la société, en les soignant *gratuitement*, ne fait que s'acquitter de la dette qu'elle a contractée envers eux : *tout malheureux dont on refuse l'admission dans un hospice est victime d'un déni de justice.*

Sans les pauvres qui viennent se faire soigner *gratuitement* à l'hôpital, livrant leurs corps et pendant leur vie et après leur mort aux investigations scientifiques, la médecine serait réduite à l'impuissance, condamnée à piétiner sur place : la Faculté n'aurait plus qu'à licencier ses professeurs et à fermer ses portes. Si le riche peut appeler à son chevet une célébrité médicale, s'il peut, en toute sécurité, prendre la drogue destinée à lui conserver ou à lui rendre la santé, c'est au pauvre de l'hôpital qu'il le doit ; car c'est de lui que la médecine a tiré toute sa science, et c'est sur lui, après le cobaye ou le chien, qu'a été tentée la première expérience, l'expérience dangereuse. Que de tentatives malheureuses faites à l'hôpital par des chirurgiens hardis avant d'arriver à ces grandes conquêtes chirurgicales qui aujourd'hui soulagent tant d'infirmités, conservent tant d'existences ! Combien d'essais infructueux, quelle longue période d'hésitation avant que la science chirurgicale acceptât ces opérations et pût les classer avec des lois nettes et précises dans les manuels classiques de médecine opératoire !

Tout récemment, un des maîtres de la chirurgie moderne, chef de service dans un hôpital de Paris, décida de tenter sur un de ses malades *l'extirpation de l'œsophage thoracique*, « opération d'une difficulté et aussi, il faut le dire, d'une gravité exceptionnelle », c'est le professeur lui-même qui le déclare. Les expériences faites, au préalable, sur des chiens par un autre maître non moins illustre, semblaient encourager cette audace. Et le professeur devant ses élèves s'exprimait en ces termes : « Si l'on s'en tient à tout ce qui a été écrit sur cette question, l'extirpation de l'œsophage thoracique paraît non seulement hérissée de difficultés, *mais en réalité à peu près impossible* » ; et il continuait : « Il est de toute évidence, Messieurs, que c'est là une opération au cours de laquelle nous devons nous attendre à des accidents. J'espère qu'ils ne se produiront point. Mais si le malheur voulait qu'ils survinssent, je serais prêt à les accepter sans étonnement et à y parer avec énergie. Quoi qu'il en soit, je ferai tout ce qui est en mon pouvoir pour mener à bonne fin cette opération difficile ; s'il le faut, je m'arrêterai, mais j'ai le ferme espoir de pouvoir atteindre mon but, et je suis convaincu qu'une voie nouvelle va être ouverte vers la partie supérieure du médiastin postérieur, et que nous allons pouvoir enfin pénétrer dans ce territoire inaccessible et jusqu'à ce jour inviolé, où nul chirurgien n'a pu encore porter sa main libératrice. »

Quel est le riche, quel est le malade payant son médecin, qui, entendant pareil langage, eût consenti à se livrer aux mains du chirurgien, bien que celui-ci lui affirmât « que cette opération pourrait être entreprise avec de sérieuses chances de succès. »? Nous sommes loin, certes, de faire un crime à ce professeur de sa courageuse tentative que légitimaient, du reste, sa grande compétence et sa haute valeur de chirurgien universellement reconnues : ce n'est qu'avec des hommes de cette trempe que le progrès est possible. Mais encore faut-il à ces chirurgiens un champ ouvert où il leur soit loisible d'exercer leur talent! Et où trouver ce champ d'experiences en dehors de l'hôpital!

Toutes les misères, toutes les infortunes qui viennent tôt ou tard s'échouer à l'hôpital, constituent le fond de réserve de la science médicale, et c'est avec raison que l'illustre Billroth a écrit : « La médecine, pour progresser, doit se frayer un chemin à travers des montagnes de cadavres ». Nécessité cruelle mais inévitable et qui devrait assurer aux pauvres la gratitude des riches, la reconnaissance de l'humanité entière, toute la sollicitude de la science !

Et même après sa mort, le malheureux doit encore servir la science. Dans les hôpitaux, les cadavres non réclamés sont livrés à la dissection, et Dieu sait s'ils sont nombreux les pauvres hères sans feu ni lieu qui meurent inconnus et ignorés de tous! Bien plus, l'administration a le droit, « malgré l'opposition de la famille, d'autoriser l'autopsie sur la demande du chef de service, motivée par un intérêt scientifique ». En pratique, dans tous les hôpitaux aussi bien en France qu'à l'étranger, tous les décédés sont autopsiés ou peuvent l'être au gré du médecin. « Nous saisissons l'occasion de témoigner à notre maitre, M. le docteur Gouguenheim, notre vive reconnaissance pour *la libéralité avec laquelle il a mis ses sujets à notre disposition.* » C'est en ces termes que MM. Jeanselme et Lermoyez remerciaient le médecin de l'hôpital Bichat d'avoir bien voulu leur permettre d'autopsier immédiatement après leur décès des cholériques morts dans son service. Et vraiment l'expression ne pouvait être plus heureuse, car tout malade décédé à l'hôpital est bien le sujet lige du chef de service, et celui-ci peut en disposer comme il l'entend : « Je ne connais pas un seul hôpital, écrit le docteur Veressaïef, où, sur la demande des parents, le corps ait été délivré avant l'autopsie : les parents eux-mêmes ignorent qu'ils ont le droit de s'opposer à cette formalité. »

Nous ne récriminons point contre un tel usage! Ce livre a même pour but de favoriser l'autopsie et d'en demander la pratique hâtive, afin que l'autopsie puisse donner tout son enseignement. Des raisons d'ordre hygiénique et économique, mais surtout des raisons d'ordre scientifique s'opposent à ce que l'on attende, dans les hôpitaux, la manifestation trop tardive du signe de la putréfaction pour acquérir la certitude de la réalité de la mort : de toute nécessité, il faut ici que le diagnostic de la mort

soit précoce, presque immédiat, afin de satisfaire les exigences de l'hygiène, de ménager les deniers de l'hospice et plus particulièrement de
sauvegarder les intérêts de la science. Tout hôpital important poursuit
deux buts: *soigner les malheureux* et *faire des médecins*. Le choix des
moyens à employer dans les hôpitaux pour la bonne marche du service
de la constatation des décès doit s'inspirer de ces deux buts : leur application ne devra pas nécessiter de fortes dépenses ni être contraire aux
lois de l'hygiène, mais cette application devra surtout ne pas s'opposer aux
investigations scientifiques faites sur le cadavre, elle devra même faciliter
ces investigations en permettant de rapprocher le plus possible l'heure
de l'autopsie.

L'application du procédé de diagnostic que nous recommanderons,
remplira pleinement ces conditions. Grâce à son emploi généralisé à tous
les hôpitaux, le cadavre pourra appartenir à la science dès les premiers
instants après la mort, la science pourra alors exercer toutes ses revendi-
cations et n'aura plus à encourir le grave reproche de manquer, en la
circonstance, à son premier devoir qui est de ne point toucher au corps
d'un être humain avant d'avoir acquis la preuve de la réalité de la mort.

La vie du pauvre est une mort de chaque jour. Toute sa vie il agonise!
Que son agonie cesse enfin! N'ayant pas eu le droit de vivre, qu'il ait du
moins le droit de mourir, et, avant de toucher à sa dépouille, laissons à
la mort le soin d'achever son œuvre libératrice.

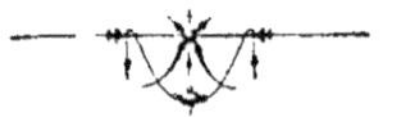

CHAPITRE PREMIER

Les hôpitaux hors la loi commune : Absence de toute vérification des décès dans les hôpitaux en France et à l'Etranger.

Les garanties offertes par la loi à ceux qui meurent au sein de leur famille

La crainte de la mort apparente a toujours préoccupé les chefs de peuples et les chefs de religions. C'est pourquoi les législateurs de tous les temps et de tous les lieux se sont inspirés de ce doute qui accompagne les premiers moments de la mort, pour régler les funérailles : les coutumes qui, chez tous les peuples, président aux suprêmes devoirs que l'on rend aux morts, reflètent cette légitime préoccupation, et nous devons avouer, en toute équité, que les pouvoirs publics, en France, n'ont pas failli à cette tâche.

Nous avons fait connaître ailleurs (1) toutes les garanties que le citoyen français est en droit d'espérer des prescriptions édictées par la loi et des mesures ordonnées par l'Administration en vue d'éviter le danger de la mort apparente. Afin de mieux faire saisir, par comparaison, les graves inconvénients que présente la pratique suivie dans les hôpitaux pour la constatation des décès, nous croyons utile de rappeler ici, simplement sous forme de sommaire, ce que la loi et l'Administration exigent en France pour éviter à celui qui a été enregistré comme mort au bureau de l'état-civil, l'épouvantable malheur d'être enterré vivant.

1. *Les décès doivent être constatés par un médecin vérificateur assermenté, docteur en médecine et non simple officier de santé.* (Arrêté du Préfet de la Seine, comte Frochot, du 21 vendémiaire,

(1) Icard : « *Les prescriptions légales et les mesures administratives en France pour éviter le danger de la mort apparente* » in *Annales d'hygiène publique et de médecine légale*, novembre 1903, p. 391-423.

an IX. Arrêté du Préfet de la Seine, comte Frochot, du 2 juillet 1806, n'admettant pas les simples officiers de santé dans le service de la vérification des décès. Nouvelle instruction du Préfet de la Seine, comte de Rambuteau, sur les vérifications des décès dans la ville de Paris (25 juillet 1844). Arrêté ministériel étendant à toute la France la vérification des décès par un médecin assermenté (26 décembre 1866).

2. *Le corps du décédé doit être toujours examiné d'une manière attentive et complète, et aucun certificat ne devra être délivré par le médecin vérificateur avant qu'il ait constaté la rigidité cadavérique et la putréfaction* (Circulaire préfectorale du 25 juillet 1844 et circulaire ministérielle du 24 décembre 1866).

3. Les médecins vérificateurs doivent être contrôlés par des médecins inspecteurs afin de rendre plus efficace encore la vérification des décès. (Nécessité d'un contrôle de la vérification des décès : *Rapport officiel de Pontonnier au Préfet de la Seine, du 26 novembre 1836.* — Nécessité de la création d'un comité d'inspection : *Mémoire du Préfet de la Seine au Conseil municipal de la Ville de Paris, du 29 mars 1839.* — Commission scientifique nommée par le Conseil municipal de Paris constatant l'insuffisance de la vérification des décès et demandant l'urgence d'un contrôle rigoureux : *Rapport du professeur Orfila, du 12 avril 1834.* — *Arrêté du préfet de la Seine portant création d'un comité d'inspection de la vérification des décès, 15 avril 1839.* — Ne peuvent faire partie de ce comité que les médecins choisis dans les rangs les plus élevés de l'art médical et parmi les praticiens qui jouissent déjà de la confiance du public : considérations qui justifient ce choix : — les fonctions des médecins inspecteurs : les visites spontanées qu'ils doivent faire au domicile des décédés : leur conduite en cas de mort douteuse.)

4. *Le moment où doit se faire la vérification du décès ne doit pas être trop rapproché du moment supposé de la mort afin que le médecin, pour plus de garantie, puisse constater certains signes importants dont la manifestation spontanée n'est pas immédiate.* (Circulaire du Préfet de la Seine du 25 juillet 1844 et Circulaire Ministérielle du 24 décembre 1866. — La vérification du décès ne peut être faite avant l'expiration de six heures à partir de l'heure indiquée à l'État-civil comme étant celle du décès : Circulaire du Préfet de la Seine du 25 décembre 1876).

5. *Le délai légal de 24 heures avant l'inhumation compte à partir du moment de la déclaration du décès à l'état-civil et non à partir du moment supposé de la mort.* (Arrêté du 21 vendémiaire, an IX (13 octobre 1800). — Arrêté du 15 février 1832. — Arrêté du 25 janvier 1841. — En réalité le délai légal à garder avant l'inhumation n'est pas de vingt-quatre heures, mais bien de trente heures au moins.)

6. *Jusqu'à l'expiration complète du délai légal, il est défendu de procéder à l'ensevelissement et à la mise en bière.* (Arrêté du 21 vendémiaire an IX (13 octobre 1800). — Arrêté du 25 janvier 1841 et Circulaire du 25 juillet 1844 assimilant à l'inhumation même l'ensevelissement et la mise en bière. — Tout ensevelissement avant l'expiration complète du délai légal doit être l'objet d'une rigoureuse répression : Circulaire du 24 août 1846. — Instruction préfectorale du 1er mai 1860 et Circulaire ministérielle du 24 décembre 1860).

7. *Jusqu'à l'expiration complète du délai légal, il est défendu de procéder à l'autopsie et à toute opération susceptible de transformer la mort apparente en mort réelle.* (Instructions au sujet de l'ouverture des corps avant le délai légal de vingt-quatre heures, adressées aux Maires de la Seine par le Préfet, comte Frochot, les 21 ventôse et 8 germinal an XII. — Ordonnance du 6 septembre 1830. — Arrêté du Préfet de la Seine du 21 janvier 1841. — Instructions préfectorales du 25 juillet 1844. — Dans aucun cas, il n'est permis de procéder à l'autopsie tant qu'il n'y a pas eu vérification légale du décès : Arrêté du Préfet de la Seine, Chabrol, en date du 24 décembre 1821).

8. *Jusqu'à l'expiration complète du délai légal, le décédé doit être simplement supposé décédé : il doit être considéré comme un malade et traité comme tel.* (Lettre du Ministre de l'Intérieur du 5 ventôse an VIII : Opinion de l'Institut sur les moyens à employer pour protéger le corps de l'homme contre les fausses apparences de la mort et la coupable indifférence des vivants. Arrêté du 21 vendémiaire an XII. — Arrêté du 21 janvier 1841. — Instructions préfectorales sur les soins à donner aux décédés (25 juillet 1844). — Ordonnance du Préfet de police du 1er mai 1860. — Circulaire ministérielle du 24 décembre 1866).

9. *Les pouvoirs publics, pour rendre encore moins fréquent le danger de la mort apparente, ont voulu que les familles fussent instruites des soins dont elles doivent entourer le corps*

de toute personne déclarée décédée jusqu'à l'expiration complète du délai légal. (Instruction du Préfet. comte Frochot. du 8 germinal an XII. — Arrêté préfectoral du 15 avril 1839. — Instructions préfectorales du 25 juillet 1841).

10. *Le délai légal doit être abrégé dans certains cas* (épidémies. décès par maladies contagieuses). *mais à condition que le décès ait été constaté avec le plus grand soin et qu'il ait été prouvé que la mort est bien réelle.* (Circulaire du 21 ventôse an XII et autres. — Circulaire du 21 avril 1881. - Circulaire du 2 juillet 1881. — La loi municipale du 5 avril 1881. — La loi sur la protection de la santé publique du 4 février 1902. — La loi et les règlements administratifs qui exigent l'ensevelissement rapide et l'inhumation hâtive. exigent aussi que l'on constate la réalité de la mort. (Ordonnance de police du 14 messidor an XII (3 juillet 1804) — Instruction du 21 ventôse an XII. — Circulaires préfectorales du 21 août 1813 et du 25 juillet 1841. -- Instruction du Préfet de police. Boitelle, du 1ᵉʳ mai 1860. — Opinion des jurisconsultes sur l'obligation plus rigoureuse encore de constater les décès en cas d'inhumation hâtive : ce qu'en dit M. Breuillar. substitut du Procureur Général de la Cour d'Aix).

Telles sont les garanties offertes par la loi à tout citoyen français, et nous trouvons ces mêmes garanties dans les pays étrangers.

Il est certain que si les obligations imposées par la loi et les mesures ordonnées par les pouvoirs publics étaient rigoureusement suivies, on n'aurait pas à craindre le danger de la mort apparente. La loi a voulu que l'on ne pût disposer d'aucun corps *(autopsie. embaumement. incinération. inhumation)* avant que l'on eût acquis la preuve certaine de la réalité de la mort. C'est dans ce sens que les pouvoirs publics ont interprété le Code, et ils ne se sont point mépris sur la portée de la véritable intention de la loi : ceci ressort nettement du texte que nous venons d'indiquer.

Les règlements de police sont empreints. comme la loi. d'un caractère de précaution et de prudence qui témoigne de toute la sollicitude de l'administration centrale : « Celle-ci est entrée dans tous les détails, elle ne confie la vérification des décès qu'à des médecins éprouvés, dont le savoir lui garantisse que le fait de la mort sera bien constaté: elle a dicté leurs opérations. les circonstances qu'ils doivent observer. jusqu'aux expressions dont ils doivent se servir, elle n'a rien oublié, dans ses instructions, qui puisse intéresser l'humanité, la justice ou la science, et, dès lors, on se croit en droit de penser que la société jouit de toutes les garanties contre le danger de la mort apparente. »

Mais ces règlements où domine un si grand respect de la vie d'autrui, franchissent-ils la porte des hôpitaux ? Trouvons-nous ici la même sauvegarde qu'au sein de la famille, et la pratique suivie dans les hôpitaux pour la vérification des décès met-elle complètement à l'abri du danger de la mort apparente ?

Un grand nombre de cas de mort apparente ont été observés dans les hôpitaux. Pareille constatation surprend tout d'abord, mais l'étonnement du lecteur cessera pour faire place à un sentiment de pitié et de légitime indignation, lorsqu'il aura lu ce qui suit, lorsqu'il connaîtra la négligence complète, la coupable incurie dont les médecins et les commissions hospitalières font preuve pour tout ce qui a trait à la vérification des décès dans les hôpitaux.

§ 1. — **Il est nécessaire qu'il y ait des règlements spéciaux pour les hôpitaux, mais il faut que la mort à l'hôpital offre autant de garantie que la mort au sein de la famille : tel est l'esprit de la loi.**

Sans doute les mesures administratives dont nous venons de parler, ne peuvent point être appliquées telles que, dans leur forme, aux établissements hospitaliers. Il faut à ceux-ci des règlements spéciaux qui facilitent leur but philanthropique et n'apportent aucune entrave à la bonne marche des services. Tous néanmoins nous devons bénéficier des avantages de la loi, et si l'application de celle-ci n'est pas possible dans les hôpitaux suivant la lettre, elle doit y être possible, obligatoire même, suivant l'esprit, et il faut que les malades qui meurent dans les établissements publics, loin de leurs familles, trouvent dans la pratique suivie pour la constatation de leur décès, une sauvegarde complète contre le danger de la mort apparente. La loi exige que « *l'on ne rende le corps à la terre qu'après la certitude absolument acquise de la mort* » (1) et cette loi n'est pas une loi de convention, mais une loi de nature que nul pouvoir ne saurait abroger et qui doit être appliquée partout dans les hôpitaux comme au sein de la famille, en France comme à l'étranger.

Le *Règlement modèle des hôpitaux et hospices* s'exprime en

(1) Instructions préfectorales du 25 Juillet 1841 sur les vérifications des décès.

ces termes : « Les décès dans les hôpitaux sont constatés conformément aux dispositions de l'article 80 du code civil et immédiatement notifiés aux familles. » Or, voici ce que dit cet article : « En cas de décès dans les hôpitaux militaires ou civils, les administrateurs seront tenus d'en donner avis dans les vingt-quatre heures à l'officier de l'Etat-civil, qui s'y transportera pour s'assurer du décès et en dresser l'acte... sur les déclarations qui lui auront été faites et sur les renseignements qu'il aura pris. Il sera tenu en outre dans les dits hôpitaux... des registres destinés à inscrire ces déclarations et ces renseignements. » Le même article 80 prescrit à l'officier de l'Etat-civil d'envoyer l'acte de décès à l'officier de l'Etat-civil du dernier domicile de la personne décédée. Mais il convient qu'immédiatement après la mort, l'administration hospitalière notifie le décès à la famille, afin que celle-ci puisse rendre au défunt les derniers devoirs et prendre les mesures que comporte la circonstance. Cette notification doit être faite par les voies les plus rapides.

Dans certaines villes, d'ailleurs peu nombreuses, la constatation des décès survenus à l'hôpital reste à la charge des médecins de l'Etat-civil. Nous ne connaissons, en France, que la seule ville de Tarbes où cet usage soit en pratique. A Bruxelles, à Liège, à Malines et à Namur, il n'est pas permis de disposer d'un cadavre s'il ne porte pas l'estampille du médecin de l'Etat-civil. Cet examen a lieu à la salle des morts : pour avoir toute sa valeur, il devrait être fait dans la salle des malades, avant le transfert des corps. Le médecin de l'Etat-civil se rend aussi dans les hôpitaux de Venise. A Jassy, en Roumanie, on se contente de faire contresigner par le médecin de l'arrondissement ou le médecin de la commune l'acte de décès dressé par le médecin de l'hôpital.

En France le médecin de l'Etat-civil dans les hôpitaux est le médecin traitant à qui l'officier ministériel délègue son mandat de vérificateur de décès que lui confère la loi. La circulaire du Préfet de la Seine, le sénateur Hérold, en date du 19 mars 1881, constate que ce procédé, au point de vue légal, est certainement irrégulier. « L'article 77 du code civil, dit cette circulaire, charge, en effet, l'officier de l'Etat-civil personnellement de se transporter auprès du défunt pour s'assurer de la réalité du décès, et les médecins de l'Etat-civil qui, le plus habituellement, font cette constatation ne peuvent agir qu'en vertu d'une réquisition spéciale de l'officier de l'Etat-civil, contenue et mentionnée dans le mandat de visite qui leur est commis à cet effet. Or, aucun mandat de cette nature

n'est conféré par l'officier de l'Etat-civil aux médecins et chirurgiens
des établissements hospitaliers qui constatent les décès d'office,
sans délégation du maire et sans déclaration préalable à la mairie
du fait du décès. »

Le Préfet estime néanmoins qu'il y a lieu de maintenir cet
usage, mais à condition de le régulariser, c'est à-dire d'attribuer
aux médecins et chirurgiens des hôpitaux et hospices ou à leurs
suppléants le caractère de représentants de l'officier de l'Etat-civil
au moyen d'une délégation qui le désigne nominativement pour
vérifier les décès survenus dans ces établissements. Et la raison
principale que fait valoir le Préfet pour justifier cette mesure,
c'est que « en ce qui concerne la *constatation de la certitude* et de
la cause du décès, cet usage offre par la *haute compétence des
sommités médicales* qu'il fait intervenir, toutes les garanties de
sûreté désirables. » Nous devons voir dans cette raison invoquée
par le Préfet, le corollaire de l'arrêté du Préfet de la Seine, comte
de Rambuteau, en date du 15 avril 1839, portant création d'un
comité d'inspection de la vérification des décès, et aux termes
duquel les membres de ce comité « *ne devaient être choisis que
dans les rangs les plus élevés de l'art médical et parmi les
praticiens expérimentés qui jouissent déjà de la confiance du
public.* »

L'incident suivant nous montrera toute l'importance que les
pouvoirs publics attribuent au fait de la constatation des décès
dans les hôpitaux par les chefs de service eux-mêmes.

En juillet 1880, M. le docteur Joffroy, chargé d'un service de
varioleux à l'hôpital St-Antoine, à Paris, sollicite du directeur
de l'Assistance publique l'autorisation de pratiquer, au bout de
12 heures seulement, l'autopsie des malades morts dans son
service : M. Joffroy se fondait sur la rapidité de la décomposition
des corps par les temps de chaleur et sur le danger que présentait,
au point de vue de la contagion, leur séjour dans le dépôt
mortuaire de l'hôpital. M. Quentin, alors directeur de l'Assistance
publique, apprécia la valeur de cette demande, mais il crut devoir
en référer au Préfet de police. Ce dernier, en considération des
travaux spéciaux sur la variole auxquels se livrait le docteur
Joffroy, et de la rapidité avec laquelle, par la température du
moment, les cadavres des varioleux entraient en putréfaction,
consentit à accorder au pétitionnaire l'autorisation qu'il sollicitait,
mais à titre temporaire et aux conditions expresses suivantes :

1º L'autopsie des corps des varioleux ne pouvait avoir lieu

*qu'après la certitude de la mort constatée par M. Joffroy
lui-même.*

2° Aucune autopsie de ces corps ne pouvait être commencée
que par M. Joffroy ou par un de ses élèves et *en sa présence*.

Il n'y a donc pas de méprise possible et il ressort, nettement
des textes officiels que nous venons de citer que les pouvoirs
publics, chargés d'interpréter et de faire respecter la loi, ne se
reposent du soin de la constatation et de la vérification des décès
dans les hôpitaux que sur les chefs de servic ceux-mêmes opérant,
en personne, et non sur les élèves des services, internes ou
externes.

§ 2. — Le danger de la mort apparente semble être ignoré dans les hôpitaux : ce danger ne préoccupe ni les administrateurs ni les médecins.

À l'exception des malades qui, maintes fois, expriment leur
crainte à ce sujet, nul ne se soucie de la possibilité du danger de
la mort apparente dans les hôpitaux, et les administrateurs pas
plus que les médecins ne paraissent s'en occuper.

C'est en vain que nous avons consulté avec le plus grand
soin les ouvrages qui traitent de l'administration et de la législation des établissements hospitaliers. Nous avons lu très attentivement le *Traité de l'Administration hospitalière* de Gabriel
Cros-Mayrevieille, la *Législation charitable* de 1790 à 1863 ou
*Recueil des lois, arrêtés, ordonnances, avis du Conseil d'État,
instructions, décisions,* etc... du baron Ad. de Waterville, le
Traité théorique et pratique de l'Assistance publique (1900) de
MM. de Derouin, Gorg, et Worms. Nous nous attendions à
trouver dans ces auteurs, qui font autorité en la matière, des
documents intéressants, nous avons été complètement déçu : il
y est question de tout, et très longuement, excepté de la possibilité
du danger de la mort apparente. La crainte d'un pareil danger
n'y est pas même indiquée, alors que, dans les instructions
émanant du pouvoir central et ayant trait à la mort en dehors de
l'hôpital, il est constamment question de la possibilité d'un pareil
danger et des moyens qu'il faut employer pour l'éviter.

Le Recueil des lois, ordonnances et décrets applicables à
l'Administration générale de l'assistance publique à Paris, publié
par le Directeur E. Peyron (1887) ne renferme aucun texte qui
témoigne de la sollicitude de l'Administration au sujet de la

possibilité du danger de la mort apparente dans les hôpitaux. Il est vrai que la question qui nous occupe, doit être réglée plutôt par un règlement de police intérieure, règlement qu'il appartient à chaque administration de voter et sur l'application duquel elle doit veiller elle-même.

Or, les règlements particuliers des hôpitaux, répétant le texte du *Règlement modèle des hôpitaux et hospices* (1), se contentent de dire : « Les décès dans les hôpitaux sont constatés conformément aux dispositions de l'article 80 du code civil et immédiatement notifiés aux familles ». Ils insistent avec profusion de détails, sur le respect de la mort, sur la décence que l'on doit garder dans les autopsies, mais aucun ne se préoccupe du danger de la mort apparente et n'insiste sur la nécessité de l'obligation de constater et de vérifier sérieusement les décès. Cet oubli ou plutôt cette négligence contraste singulièrement avec le souci obsédant que ces mêmes règlements semblent affecter pour des questions de détail et sûrement de moindre importance.

Parcourez les règlements de nos grands hôpitaux, des hôpitaux de Paris, de Lyon, de Marseille, de Bordeaux, de Toulouse, de Lille, etc.., vous serez dans l'admiration : ces règlements sont des modèles du genre, et vous ne serez que plus surpris de ne pas y trouver les mots de *mort apparente* : la possibilité d'un pareil danger n'y est pas même signalée, elle n'y est pas même soupçonnée. Nous avons constaté la même incurie dans les règlements des hôpitaux étrangers, et, à part quelques exceptions que nous indiquerons plus loin, aux yeux de l'Administration, à l'Étranger comme en France, tout corps, sorti de la salle des malades et transporté à la salle des morts, est bien un cadavre et peut être traité comme tel.

Bien plus, dans certains règlements, en France plus spécialement, il n'est même pas parlé de la constatation des décès : c'est ainsi que le règlement de service intérieur des hospices civils de Marseille qui n'a omis aucun détail et a poussé la minutie jusqu'à énumérer les instruments qui doivent se trouver dans la trousse de l'externe (art. 68), n'a pas consacré le moindre article touchant le service de constatation des décès.

Dans la question de la mort à l'hôpital, les règlements semblent ne vouloir rechercher qu'une chose : *éviter tout conflit avec la*

(1) Publié le 15 décembre 1889 sur l'ordre du Ministre de l'Intérieur par M. Monod, Directeur de l'Assistance publique.

famille. Cette préoccupation apparaît à chaque ligne dans les articles des règlements qui traitent de la salle mortuaire, du respect du cadavre, de la décence des autopsies: quant au mort lui-même, l'Administration n'en a cure, elle ne doute nullement de la réalité des décès, et elle n'a à craindre de ce côté-là aucune protestation: *les morts ne parlent pas*. Si le visage n'est pas couvert, si l'ensevelissement n'est pas complet, si le cercueil n'est pas fermé, ce n'est pas par crainte d'asphyxie et par peur de transformer une mort apparente en mort réelle, mais seulement pour favoriser la reconnaissance du cadavre: *c'est écrit textuellement dans plusieurs règlements*. Si on attend quelques heures après la mort pour autoriser l'autopsie, c'est uniquement pour donner aux ayants droit le temps nécessaire de faire leurs réclamations, et non point pour arracher le supposé décédé à la terrible éventualité d'être disséqué vivant. Pour ne citer qu'un seul texte, voici ce que nous lisons dans le règlement de l'hôpital de Birmingham: « L'autopsie n'est faite que douze heures après le décès pour donner le temps aux parents de présenter des objections. »

L'absence de toute préoccupation relative au danger de la mort apparente se fait aussi remarquer dans les plans qui ont présidé, en Allemagne surtout, à la construction des Instituts pathologiques modernes. Ces bâtiments, annexes des hôpitaux et des Facultés de médecine, sont affectés à la pratique des autopsies et à l'enseignement de l'anatomie pathologique. On y trouve tout le matériel utile, tout le confort nécessaire au progrès de la science, mais rien n'y rappelle qu'on ait, un instant, songé que les corps amenés à l'Institut pour y être autopsiés puissent conserver un reste de vie. On n'y a ménagé, en effet, aucune salle d'observation destinée à garder provisoirement les corps jusqu'à la manifestation du signe certain de la mort réelle, et ceux-ci sont déposés tout nus dans des caves obscures, froides, munies souvent de glacières, afin de retarder l'apparition de la putréfaction. Ce n'est pas que nous critiquions ces dispositions: elles ont au contraire toute notre approbation et notre vœu est qu'elles se réalisent le plus tôt possible dans tous les hôpitaux. Mais il faudrait, avant de descendre les corps dans ces sépulcres provisoires, que le *diagnostic de la mort fût établi d'une façon absolument certaine*, et c'est pourquoi nous avons cru devoir signaler ce fait qui est une preuve évidente de l'indifférence administrative vis-à-vis du danger de la mort apparente.

Par contre, dans ces mêmes Instituts, toute la sollicitude de l'Administration éclate au grand jour lorsqu'il s'agit de se montrer agréable aux familles et de mériter des faveurs du public. Après l'autopsie, les corps soigneusement suturés, nettoyés, revêtus de leurs vêtements, sont déposés dans un cercueil et soumis à l'examen de la famille. Cette exposition se fait dans une salle spéciale à laquelle est ordinairement annexée une chapelle avec sacristie. « Dans ces salles d'exposition, dit Firket, on s'attache non seulement à maintenir la plus stricte décence, la plus rigoureuse propreté, mais on cherche à y introduire, par l'emploi de peintures, de vitraux de couleur, de draperies, etc., un certain luxe, une certaine pompe religieuse, témoignant du respect que l'on a pour les corps des défunts et pour la douleur des familles. » Sous ce rapport, la salle d'exposition de Friedrichshainespital, à Berlin, est des plus remarquables. Certes, nous ne blâmons point un tel zèle, mais nous pensons que ce serait être agréable aux vivants aussi que de s'occuper un peu des morts, alors surtout qu'on peut craindre que ces supposés morts ne soient encore au nombre des vivants.

De même que le pouvoir central se repose sur l'Administration hospitalière et lui laisse le soin de sa police privée, de même l'Administration, à son tour, se repose elle-même sur le service médical et laisse aux seuls médecins traitants le soin de la constatation et de la vérification du décès de leurs malades. C'est là une bonne excuse! Mais puisque c'est au médecin traitant qu'incombe en dernier lieu toute la responsabilité, demandez à ce dernier quelques renseignements touchant le service de la constatation des décès dans les hôpitaux. Posez-lui des questions précises, nettes, et vous constaterez avec douleur que lui-même est complètement étranger à ce service, il en ignore tous les détails, il sait simplement que, lorsqu'il perd un malade, il appose sa signature sur un papier administratif. Et si vous poursuivez votre enquête, vous trouverez que, seuls, les infirmiers peuvent vous renseigner à ce sujet, car ce sont eux qui, en réalité, sont les seuls vérificateurs des décès dans les hôpitaux. Jusque dans ces derniers temps, les manuels d'autopsie signalaient la possibilité du danger de la mort apparente et recommandaient la pratique de certaines épreuves afin de s'assurer de la réalité de la mort avant de donner le premier coup de scalpel. Un récent ouvrage paru sur ce sujet, le remarquable traité de M. Letulle, n'en dit pas un seul mot : l'auteur semble ignorer qu'un pareil péril puisse exister.

Le docteur Veressaïef, dans son ouvrage si documenté, « *Mémoires d'un médecin* », a consacré un long et très émouvant chapitre aux misères de l'hôpital. Il nous peint la pudeur offensée de la femme obligée de s'exhiber toute nue devant de nombreux étudiants, la douloureuse résignation du malade qui, déjà mourant, doit se prêter à des examens longs et minitieux et dont il ne doit retirer aucun soulagement ; il nous a dit l'audace de certains chirurgiens oubliant qu'ils expérimentaient sur des êtres humains et non *in anima vili* ; il nous a montré la foule des pauvres femmes qui attendent, en pleurant, pendant des heures l'interne de service pour le supplier de leur rendre, avant l'autopsie, le corps de leur enfant, de leur mari ou de leur mère ; mais cet auteur, qui a si bien analysé toutes les pénibles sensations du malade à l'hôpital, a négligé, lui aussi, de signaler l'incurie qui règne dans le service de la constatation des décès et a omis de nous décrire l'effroi légitime du malade qui voit emporter, sans avoir été l'objet d'aucun examen, le corps encore tout chaud de son voisin de lit. Parlant d'un chef de service qui n'avait pas su déterminer une mère à laisser son enfant à l'hôpital, en lui promettant qu'en cas de mort l'autopsie n'aurait pas lieu, Veressaïef dit : « Et certes le médecin de service n'était ni un *sauvage* ni un *homme cruel*, mais la pensée ne lui était pas venue de faire cette promesse à la mère. » Et de nombreux actes, en apparence inhumains, presque barbares et que le public, avec quelque semblant de raison, mais très injustement, reproche aux médecins, sont ainsi accomplis d'une façon réflexe, par habitude, inconsciemment. L'insouciance que le médecin affecte pour le danger de la mort apparente est de cette nature : la fréquentation quotidienne et le spectacle permanent des mourants et des morts le familiarisent avec ce danger et ainsi s'explique l'indifférence des médecins en face de la mort et l'oubli de Veressaïef lui-même, pourtant si attentif et toujours si observateur.

Il s'est formé récemment à Londres, sous l'impulsion de deux éminents philanthropes, William Tebb et Vollum (1), une société contre le danger des inhumations prématurées. Cette société poursuit deux buts : l'étude scientifique de la mort apparente et la vulgarisation parmi le public et dans le corps médical de la connaissance des différentes causes qui peuvent déterminer la mort apparente. Or, cette société a élaboré un long règlement

(1) Les deux auteurs du remarquable ouvrage : *Premature burial*. Londres 1896.

destiné à corriger et à compléter la loi sur les décès en Angleterre. Tout est prévu dans ce sage règlement, il entre dans les détails les plus minutieux, et sûrement son application offrirait une garantie complète, mais n'est-il pas étrange de constater que ce même règlement qui étend sa sollicitude à tous les citoyens, riches ou pauvres, et à tous les points du royaume, villes ou campagnes, ne consacre pas le moindre petit article, ne dise pas un seul mot des décès dans les hôpitaux et oublie complètement les malheureux qui meurent hors de leur famille.

L'étude de la mort apparente est d'un intérêt si palpitant que nul sujet n'a tenté un plus grand nombre d'écrivains. Il existe, à notre connaissance, plus de mille ouvrages, mémoires ou articles de journaux consacrés à cette importante question. L'ouvrage de Félix Ganal (1868) renferme quatorze pages de bibliographie, celui plus récent de MM. William Tebb et Vollum (1896) vingt pages d'une impression ténue et serrée. Nulle bibliographie, dans *l'Index medicus*, n'occupe une plus large place que celle consacrée au danger de la mort apparente. Or, aucun de ces travaux ne s'occupe plus spécialement de ce danger dans les hôpitaux, et le sujet semble n'avoir paru digne d'aucun écrivain. Avions-nous raison de dire que, sur ce point, les malades des hôpitaux sont complètement oubliés et par l'Administration, et par les médecins, et par les sociétés philanthropiques, et par tous les auteurs qui, justement émus d'un tel danger, se sont appliqués à le combattre mais seulement au sein de la famille : l'hôpital, pourtant, est le foyer de tous ceux qui n'en ont point, et les malades doivent s'y trouver comme au sein de leur famille.

§ 3. — Il n'y a aucune vérification médicale des décès dans les hôpitaux : la mort est déclarée réelle sur la simple affirmation d'un infirmier.

Il ressort des textes cités plus haut que, légalement, le chef de service a seul qualité pour constater les décès : mais, en réalité, c'est le surveillant de garde, un simple infirmier, qui exerce, sans aucun contrôle médical, les fonctions si délicates et si difficiles de la vérification des décès.

Bon nombre d'établissements hospitaliers, se conformant aux intentions de la loi, ont écrit dans leurs règlements que les *décès doivent être constatés par le médecin de service dans lequel le malade est décédé;* or, l'administration, en votant un pareil article, savait fort bien qu'il n'était pas réalisable, et elle agissait ainsi uniquement pour la forme et pour donner satisfaction en apparence au désir de la loi. Comment les chefs de service pourraient-ils constater les décès, ainsi que l'exigent certains règlements, puisque ces mêmes règlements exigent aussi que les corps soient descendus à la salle des morts *immédiatement ou quelques heures* après la constatation du décès? Il y a incompatibilité entre ces deux articles: un malade meurt après la visite du chef de service, dans le cours de l'après-midi, par exemple, pensez-vous que le chef de service sera prié de se rendre à l'hôpital pour vérifier le décès de son malade? Ce serait vraiment un peu trop demander, et l'article du règlement qui veut que le corps soit descendu à la salle des morts immédiatement ou quelques heures après le décès sera appliqué sans que le médecin traitant ait visité le décédé.

Le règlement des hôpitaux de Paris semble avoir prévu cette difficulté. C'est pourquoi il est plus explicite sur ce point et porte textuellement que « les chefs de service doivent se rendre chaque matin à la salle des morts pour y constater les décès des malades de leurs salles qui y auraient été portés pendant leur absence » (1) C'est beaucoup plus net, mais nous ne sachions pas que pour cela le règlement en soit mieux appliqué, et nous avons des raisons pour dire qu'il n'en est tenu aucun compte.

Nous affirmons qu'*aucun décès dans aucun hôpital* n'est constaté par le chef de service, et, en cela, nous ne serons contredit, tellement la chose est notoire, ni par les administrations hospitalières, ni par les chefs de service eux-mêmes, ni par les élèves des hôpitaux, ni par quiconque a un peu fréquenté les établissements hospitaliers: on pourra bien nous opposer le texte du règlement, mais nous répondrons par les faits.

Quand les règlements disent que les décès sont constatés par les chefs de service, ils veulent dire sans doute que les chefs de service signent la constatation des décès. C'est ainsi du moins qu'en pratique on interprète les règlements: ceux-ci d'ailleurs ne parlent pas de vérification, mais simplement de constatation de décès signée par le médecin traitant. Ouvrons, au hasard, deux règlements choisis l'un en France l'autre à l'Etranger. Voici ce que nous y lisons: « Dès que le malade est décédé, le médecin

____

(1) Arrêté du 12 février 1845 et article 72 du règlement actuellement en vigueur.

signe la constatation du décès, et la déclaration est faite aussitôt après à la mairie.» *(Hôpitaux civils et militaires de Montpellier).* « Les certificats de décès sont établis par les professeurs, chefs de service, et sont contresignés par les chefs de clinique de garde qui, en la circonstance, remplissent les fonctions de médecins légistes. » *(Hôpital provincial de Madrid).* Et si nous rapprochons ces textes de ceux que nous citerons plus bas où il est dit que « les décès sont constatés par le médecin traitant *sur l'affirmation ou les indications données par l'infirmier,* » n'aurons-nous pas la conviction intime que tout le rôle du médecin chef de service, dans la constatation des décès, consiste à apposer sa signature sur un papier administratif? En réalité, le chef de service ne fait aucune vérification ni dans la salle ni au dépôt, et toute la preuve qu'il a de la réalité de la mort de son malade, c'est le vide complet qu'il constate au moment de sa visite en passant devant le lit du décédé: celui-ci est déjà, depuis de longues heures, dans le caveau des morts, déposé tout nu sur une froide dalle de marbre, peut-être même dans une glacière, peut-être déjà enseveli et même enfermé dans le cercueil, peut-être aussi déjà autopsié. Le chef de service signe le bulletin de sortie ou de décès des malades comme le proposé aux entrées signe leur bulletin d'admission. L'article 62 du règlement de service intérieur des hospices civils de Marseille est, sur ce point, on ne peut plus net : « Les médecins et les chirurgiens doivent dresser, pour chacun des malades de leurs services, un bulletin individuel sur lequel sont inscrits tous les faits de médecine ou de chirurgie concernant ces malades. A la sortie ou au décès des malades, ces bulletins sont signés par les chefs de service et envoyés à la commission administrative ». On ne pouvait indiquer d'une façon plus claire le rôle effacé du médecin dans la vérification des décès : ce rôle est celui d'un simple scribe qui enregistre un fait.

La même négligence existe dans les hôpitaux étrangers : quelques règlements portent bien que les décès doivent être constatés par les chefs de service, mais, ici comme en France, l'obligation imposée par le règlement de descendre le corps le plus tôt possible à la salle des morts ne permet pas d'attendre la visite du médecin traitant et met ce dernier dans l'impossibilité matérielle de remplir ses fonctions de médecin vérificateur des décès. Nous n'avons trouvé que deux règlements qui nous paraissent très explicites sur ce point : ce sont les règlements des hôpitaux de Kharkow en Russie et de Gand en Belgique. Dans

le règlement de Kharkow, il est spécifié en toutes lettres que
« les décès doivent être constatés *personnellement* par le médecin
traitant ». et, dans celui de Gand. il est dit : « Les décès sont
constatés dans les salles mêmes par les internes de service. Le
chef de service *inspecte le corps à son tour* avant de signer la
déclaration du décès. »

Un très grand nombre d'administrations, du reste, reconnaissant l'absolue inutilité de l'intervention du chef de service.
intervention indiquée dans les règlements uniquement pour la
forme. ont confié à l'interne de garde ou à l'interne de service le
soin de constater et de vérifier les décès. Certes. l'interne a toute
la science nécessaire pour remplir cette fonction. mais nous
sommes déjà loin de la circulaire préfectorale du 19 mars 1881.
laquelle ne trouvait une garantie suffisante pour la constatation
des décès que dans la seule science du chef de service. (1) A
l'Etranger, les chefs de service sont remplacés par les médecins
assistants ou les médecins résidents.

Malheureusement ce que nous avons dit de la constatation
du décès supposée faite par le chef de service, s'applique à la
constatation confiée à l'interne. et le rôle de celui-ci se résume.
comme le rôle de celui-là. à apposer sa signature sur le billet de
décès : les exemples que nous citerons, ne permettent de laisser
aucune illusion à ce sujet. Le professeur Tourdes, dans son article
Mort du Dictionnaire des sciences médicales. n'hésite pas à
reconnaître cette coupable incurie. « Le corps d'une personne
décédée. écrit-il. est un triste spectacle pour les malades. on se
hâte de le faire disparaître : l'examen préalable par l'interne de
garde est une garantie *qui n'existe pas partout et le diagnostic
immédiat offre des difficultés.* » Nous avons fait appel au
souvenir des anciens internes des hôpitaux et nous leur avons
demandé si. durant leur internat. ils vérifiaient régulièrement
les décès : la réponse a été unanime. aucun n'a jamais vérifié
un seul décès. Personnellement. durant notre passage dans les
hôpitaux de Marseille, nous le déclarons en toute sincérité et à
notre honte, nous n'avons jamais examiné un seul décédé avant
de certifier la réalité de sa mort. et pourtant nous avons été
dans un service de cholériques où l'on enregistrait jusqu'à
16 décès par jour.

(1) Un arrêté du Préfet de la Seine, en date du 2 Juin 1896, interdit aux simples
officiers de santé la vérification des décès.

Il semblerait même, d'après le texte de certains règlements, que l'Administration ne demande pas plus à l'interne qu'au chef de service, et une simple signature semble lui suffire. « Les décès, dit le règlement des hospices civils et militaires d'Aix-en-Provence (art. 31), sont constatés conformément à l'article 8 du code civil : *les élèves internes signent le billet de décès.* » Cet article est répété textuellement dans le règlement de plusieurs autres hôpitaux.

Certaines dispositions spéciales des règlements nous permettent d'ores et déjà, sans qu'il soit nécessaire de nous en rapporter aux exemples que nous citerons plus bas, de supposer que l'Administration s'est contentée de voter un règlement sans se soucier de la possibilité pratique de son application. Le règlement de l'hôpital des cliniques de Fribourg-en-Bresgau, qui confie à l'interne de service la constatation des décès sous la surveillance du professeur de clinique, dit que « si les décès ont lieu pendant la nuit, les corps sont transportés de grand matin à la salle des morts ». Cet article est répété dans les règlements de plusieurs autres hôpitaux, aussi bien en France qu'à l'Étranger. Mais alors, quand un décès survient pendant la nuit dans ces hôpitaux, on irait réveiller l'interne, ainsi que le veut, dans la même occasion, le règlement des hôpitaux de Marseille ? Inutile de dire que jamais un interne, dans aucun hôpital, n'est réveillé dans la nuit pour constater un décès.

En réalité, les décès dans les hôpitaux *ne sont vérifiés par personne.* Le chef de service ou l'interne s'en rapportent au diagnostic porté par les religieuses, l'infirmier ou le surveillant de la salle. D'ailleurs certains règlements n'hésitent pas à reconnaître le fait et admettent officiellement l'intervention du personnel subalterne du service médical auquel est réservée, en dernier ressort, la délicate et difficile mission de constater les décès.

Citons quelques exemples :

Châteauroux : décès constaté par les médecins traitants *sur les indications données par le personnel des salles.* — 7 février 1903.

Mâcon : décès constaté par le médecin de service sur l'affirmation de la surveillante de la salle. — 7 février 1903.

Nevers : décès constaté par le directeur et par l'économe. — 10 février 1903.

Périgueux : décès constaté par le médecin traitant et le secrétaire de la commission administrative. — 31 mars 1903.

Valence : décès constaté d'abord par les personnes de service de la salle et ensuite par le médecin quand il fait sa visite. — 7 mars 1903.

Athènes : « La pratique est des plus simples, ainsi que j'en ai été plusieurs fois témoin, nous écrit le docteur Karandjidès à la date du 21 janvier 1903. Les décès sont *annoncés* au chef de service par le surveillant de la salle, et peu de temps après le moment du décès supposé, on enlève le corps. » Il n'y a donc pas de vérification médicale.

Buenos-Ayres : dans les hôpitaux argentins, les décès sont constatés par les infirmiers qui les communiquent à l'interne de garde. — 15 avril 1903.

Calcutta : les décès sont constatés et enregistrés par le sous-directeur. — 30 mars 1903.

Constantinople (hôpital national grec) : la constatation des décès est faite presque toujours par l'infirmier ou le surveillant de la salle. — 15 janvier 1903.

Damas (hôpital de la Mission protestante anglaise) : les décès sont constatés par le médecin en chef, son adjoint ou, en leur absence, par *l'infirmier.* — 6 mars 1903.

Edimbourg : les décès sont annoncés par le chef infirmier au portier en chef, qui prend les dispositions pour le transport à la salle des morts. Le chirurgien ou médecin résidant certifie la cause du décès, mais ne vérifie pas la réalité de la mort — 21 janvier 1903.

Glascow : les décès sont constatés par les employés des dépôts mortuaires. — 23 février 1903.

Lucerne : les décès sont constatés par les gardes-malades, quelquefois aussi par les médecins — 26 février 1903.

Manchester : les décès sont constatés par les sœurs de garde de la salle où ils se sont produits. — 12 février 1903.

Ile Maurice : la personne de service (infirmier ou religieuse) chargée de la salle dans laquelle meurt le malade, s'assure toujours elle-même que le malade est réellement mort avant l'envoi du corps à la salle des morts. — 23 avril 1903.

Oxford : il n'y a pas de constatation médicale : si, au moment du décès, aucun des parents du décédé n'est présent, le chef infirmier de garde envoie sur-le-champ un messager à l'ami le plus proche du décédé. — 10 février 1903.

Québec : la loi n'oblige pas que les décès soient constatés par un médecin. — 31 mars 1903.

Enfin, dans un très grand nombre d'hôpitaux, les règlements, sans reconnaître que les décès soient vérifiés par les infirmiers. le laissent pourtant très nettement à entendre lorsqu'ils disent que le *certificat de décès* est établi par le médecin traitant ou l'interne sur l'avis du personnel de la salle dans laquelle est décédé le malade.

Sans doute, le médecin le plus consciencieux et le plus instruit, s'il s'en tient à l'emploi des seuls moyens recommandés jusqu'ici, ne peut arriver à établir un diagnostic certain de la mort réelle immédiatement après le moment supposé du décès, mais il y a pourtant grand intérêt à ce qu'il procède lui-même à la vérification du décès. Et d'abord son expérience, sans être infaillible, sera toujours plus sûre que celle d'un infirmier ne possédant aucune science médicale, et ensuite s'il ne constate pas de signe de mort infaillible, il pourra peut-être constater des signes de vie non douteux, tandis que le simple infirmier ne saura même pas reconnaître ces signes ou se méprendra sur leur interprétation : il ne saura dire du supposé décédé ni s'il est mort. ni s'il est vivant, alors même qu'il y aurait encore quelques signes de la persistance de la vie : dans le cours de ce travail, nous citerons des faits, qui sur ce point nous donnent pleinement raison, entre autres le fait du professeur Morache (de Bordeaux), qui fut témoin, dans une salle d'hôpital. de la résurrection d'un malade dont la mort avait été annoncée à l'interne par l'infirmier comme certaine.

Dans un grand hôpital — peut-être le plus grand hôpital de France — l'infirmier constate le décès par le procédé vulgaire du miroir maintenu pendant quelques instants devant la bouche du supposé mort, procédé absolument incertain et trompeur, dont la pratique devrait être bannie d'un hôpital. A l'hôpital national grec de Constantinople. l'infirmier se fie, pour baser son opinion, sur *l'état de la respiration, du pouls et de la température.* Mais nous savons que l'absence de la respiration et du pouls constatée même par un médecin est un signe de peu d'importance. Le signe fourni par la température du corps est sûrement d'une plus grande valeur. mais encore faut-il se trouver dans les conditions nécessaires pour constater ce signe, et surtout faut-il laisser à celui-ci le temps de se manifester d'une façon nette pour qu'il n'expose à aucune erreur. Or, dans ce même hôpital où l'infirmier surveille le refroidissement progressif du décédé, les règlements exigent que le corps soit *aussitôt enveloppé dans un linceul jusqu'à la tête* et qu'il soit descendu à la salle des morts *une demi-heure après*. Le Directeur d'un hôpital de France nous écrit, à la date du 9 février 1903, qu'on laisse les décédés dans leur lit jusqu'à ce qu'ils soient froids. et il estime à un quart d'heure, vingt minutes, le temps nécessaire pour la manifestation complète de ce signe, et c'est avec de telles théories et par de tels procédés que les infirmiers constatent la réalité de la mort.

« La constatation des décès est faite par l'infirmier, rarement par l'interne, presque exceptionnellement par le chef de service », voilà ce que nous écrit en toute franchise le directeur de l'hôpital national grec de Constantinople. Nous tenons, d'autre part, du directeur d'un hôpital français. l'hôpital de Mâcon, l'aveu suivant: « Les décès sont constatés par le médecin de service *règlementairement*, mais il faut dire que *pratiquement*, lorsque le malade est mort en l'absence du médecin et qu'il a été transporté à la salle des morts, *ce qui est le cas le plus ordinaire*, le médecin se contente de *l'affirmation de la surveillante de la salle et ne va point constater le décès de visu.* » L'enquête que nous avons faite nous autorise à appliquer ces deux formules à tous les hôpitaux aussi bien en France qu'à l'Etranger, et, ce faisant, nous sommes encore très optimiste : telle est l'exacte vérité.

§ 4. — Tout hospitalisé déclaré mort est immédiatement traité comme tel : l'ensevelissement, le transfert à la salle des morts et souvent la mise en bière ont lieu tout aussitôt.

Mais peut-être que la sollicitude, la vigilance active et les soins constants dont on entoure ultérieurement le corps des décédés corrigent dans une certaine mesure la négligence que l'on apporte dans les hôpitaux à la vérification des décès, et écartent de ce chef tout danger de mort apparente. L'intention de la loi, en effet, est que tout supposé décédé soit considéré comme un vivant et traité comme tel jusqu'à l'expiration complète du délai dont elle a fait une obligation.

Les *Instructions* du Préfet de la Seine sur ce point sont nettement explicites : « Le corps doit rester dans toutes les conditions de chaleur et d'air susceptibles de faciliter le retour à la vie. On doit donc se garder de procéder à l'ensevelissement, à la mise en bière et à toute autre opération analogue (arrêté du 25 janvier 1841, art. 3) ; et toutes ces prescriptions doivent être observées pendant le délai de vingt quatre heures, à partir de la déclaration du décès faite à la mairie. Si donc le médecin vérificateur, à son arrivée, constate quelque infraction aux dispositions réglementaires qui viennent d'être indiquées, il doit adresser à cet égard des recommandations à la personne présente. Si, par exemple, il trouve le corps déjà enseveli, il doit prescrire le désensevelissement et le faire effectuer sous ses yeux. En général les médecins vérificateurs devront rappeler aux familles toutes leurs obligations à l'égard des individus déclarés pour morts et leur faire observer que pendant le délai de vingt-quatre heures, on doit prendre autant de soin d'une personne présumée décédée que s'il s'agissait d'un malade. » (1)

L'observation des faits prouve que ces précautions ne sont point inutiles. De nombreux cas de retour spontané à la vie se sont manifestés durant l'intervalle qui sépare le moment présumé de la mort de celui de l'inhumation. Josat en a rapporté quatorze exemples, nous en avons nous-même cité quelques-uns, et il est certain que l'on n'aurait pu enregistrer ces résurrections inattendues, si ceux qui en ont été l'objet avaient été immédiatement traités comme étant irrémédiablement morts : rien pourtant ne faisait supposer qu'ils pussent être encore en vie.

Or, les mesures prescrites dans les hôpitaux sont en contradiction formelle avec les intentions de la loi si nettement exprimées dans la circulaire mentionnée ci-dessus.

Les corps sont descendus à la salle des morts rapidement, quelquefois même immédiatement après le décès. Parmi les hôpitaux où le transfert est immédiat, nous signalerons plus spécialement les hôpitaux des villes suivantes : Angers, Avignon, Carcassonne, Digne, Dijon, Lille, Limoges, Melun, Montauban, Moulin, Nevers, Quimper, et l'hôpital de la Guadeloupe. D'une façon générale, les règlements portent que le corps du décédé doit rester deux heures environ dans la salle. En pratique, il n'est tenu aucun compte de ce délai réglementaire, et le transfert a lieu suivant les exigences du service, mais plutôt hâtivement que tardivement.

A l'Étranger, le délai est le même qu'en France, et le transfert est tantôt immédiat, tantôt retardé jusqu'à deux heures après le décès.

Mais vous pensez probablement que l'on garde ainsi le décédé dans la salle où il est mort pour le surveiller plus attentivement

(1) *La vérification des décès dans la ville de Paris* : Nouvelles instructions du Préfet de la Seine, comte de Rambuteau, en date du 25 juillet 1841.

afin de surprendre les moindres traces, les traces les plus fugitives de la vie, dans le cas où celle-ci ne serait pas complètement éteinte. Détrompez-vous ! Si l'on garde ainsi le corps du décédé, ce n'est pas pour le tenir en observation, mais uniquement pour que les infirmiers aient le temps de l'ensevelir. « Les corps, dit le règlement de l'hôpital civil d'Alençon, sont transportés à la salle des morts après le temps matériel pour les ensevelir, environ deux heures après le décès. »

« Si le décès a lieu le jour, dit le règlement des hôpitaux de Lyon, l'ensevelissement se fait une heure après et le corps est descendu au dépôt ».

L'ensevelissement, contrairement aux intentions de la loi, est donc immédiat ou presque immédiat ; et cette pratique, en usage dans le plus grand nombre des hôpitaux, pour ne pas dire dans tous les hôpitaux, peut avoir pour résultat de précipiter et d'achever l'œuvre incomplète de la mort. En règle générale, dès qu'un malade est supposé décédé, les infirmiers commencent leur besogne : ils s'emparent du corps, et, en un tour de main, le dépouillent complètement et le roulent dans la serpillière, étoffe grossière qui sert à l'ensevelissement. Cette étoffe est fortement serrée autour du corps sur lequel elle est retenue à l'aide de quelques points faits rapidement avec une grosse aiguille et de la ficelle. Quelquefois la serpillière est remplacée par un drap de lit ; très rarement les corps sont revêtus des vêtements que le malade portait à son entrée à l'hôpital. (1)

Bien plus, l'ensevelissement souvent est complet et comprend même le visage. A Fribourg-en-Brisgau, à Sébastopol, à Bakou, le visage est compris dans la serpillière que l'on serre autour du corps, et cet usage persiste encore en France dans plusieurs petits hôpitaux de province : nous avons conté l'histoire d'une jeune fille qui, se rendant à l'hôpital pour reconnaître le cadavre de sa sœur, dut faire retirer la serpillière du visage de plusieurs cadavres avant de retrouver celui qu'elle venait voir pour la dernière fois. Nous connaissons un hôpital où les cadavres, immédiatement après la mort *déclarée*, sont mis dans un sac que l'on serre par-dessus

(1) On a coutume, dans les hôpitaux, de procéder à l'ensevelissement avec une telle hâte qu'on a cité des cas où les infirmiers n'ont pas attendu la fin de l'agonie, et ont enseveli des moribonds, et cela non par erreur, non parce qu'ils croyaient que la mort était réelle, mais uniquement parce qu'ils étaient convaincus que le malade allait bientôt rendre le dernier soupir et qu'ils pouvaient, dès lors, commencer leur lugubre besogne : nous tenons d'un membre de la Commission des hospices qu'un fait de ce genre s'est passé récemment dans un hôpital de Marseille.

la tête. D'ordinaire, pour faciliter la reconnaissance des cadavres, le visage est couvert par un pan flottant de la serpillière et quelquefois encore à l'aide d'un linge spécial. Les règlements de quelques hôpitaux portent pourtant que le visage doit rester libre, mais il est alors exposé aux insultes des mouches et autres insectes.

Le transfert des corps à la salle des morts s'opère dans une caisse à bras, sorte de civière, vulgairement appelée *domino*. Cette caisse est presque toujours hermétiquement close à l'aide d'un couvercle à charnières : l'air n'y circule pas et l'intérieur est souvent souillé par des écoulements cadavériques. On ne s'occupe même pas, ne serait-ce que pour la décence des yeux, de faire disparaître les taches de sang, témoin la civière de l'hôpital de Liège dont le docteur Firket nous a dépeint l'état de malpropreté repoussante. Nous n'avons trouvé qu'un seul hôpital, celui de Nevers, où l'on ait soin de garnir la civière d'une feuille de caoutchouc permettant les lavages. Lorsque l'Institut pathologique se trouve éloigné de l'hôpital, tel celui de Lyon, le transfert se fait dans un chariot fermé, traîné à bras ou par des chevaux. Dans les hôpitaux peu importants où les décès sont peu nombreux, le corps reste enfermé dans la caisse qui a servi au transfert. jusqu'au moment de l'autopsie ou de l'inhumation. Quelquefois. et ceci arrive dans les hôpitaux des villes qui avoisinent un centre universitaire, les corps sont retirés de la civière et déposés tout aussitôt dans un cercueil fermé prêt à partir dans quelques heures par le train prochain, destinés à la Faculté de médecine trop pauvre pour tirer de ses propres ressources les éléments nécessaires à l'enseignement anatomique.

Les corps, à la salle des morts. reposent sur un lit de camp, sur des dalles de pierre ou sur des tables spéciales recouvertes d'une feuille de zinc, légèrement inclinées et creusées en gouttières pour permettre l'écoulement des liquides. A Trieste, les tables mortuaires sont en verre. Dans quelques hôpitaux de province (Albi, Caen), les corps sont couchés dans un lit avec matelas, draps et couvertures. Cette literie doit être fréquemment souillée, et il nous paraît bien difficile qu'on puisse la tenir toujours dans un état de propreté irréprochable. Des appareils particuliers sont en usage dans certains hôpitaux : nous signalerons le sarcophage des hospices de Versailles, la table mortuaire des hôpitaux civils de Troyes, le cercueil commun de l'hôpital-hospice de Guéret et la table mortuaire modèle de l'hôpital cantonal de Berne.

Le sarcophage de Versailles se compose d'un bâti en bois blanc léger que l'on pose sur le cadavre, celui-ci reposant sur une dalle inclinée. La partie supérieure est à trois pans percé chacun d'une fenêtre vitrée, à hauteur de la tête. Des prises d'air sont ménagées dans les parois latérales et sont munies de toiles métalliques s'opposant à l'introduction des mouches. Le bâti, pour plus de légèreté, offre quelque vide, et le tout est recouvert d'une toile peinte donnant plus de rigidité à l'ensemble. La table mortuaire de Troyes est munie d'un couvercle en osier revêtu d'une étoffe noire. L'établissement possède cinq tables semblables disposées perpendiculairement à l'un des murs de la salle. Au dessus de chacune de ces tables, à la tête, se trouve un robinet à eau servant à les nettoyer : une légère pente du sol sur lequel ces tables reposent fait que l'eau s'écoule tout le long et s'échappe par un orifice situé à l'extrémité opposée et présentant un tuyau d'évacuation. A Guéret, les corps sont habillés et enveloppés dans un drap : ils reposent dans un cercueil commun destiné à ce service et qui reste ouvert jusqu'au moment de l'inhumation : à ce moment, les corps sont placés dans le cercueil, dans lequel ils doivent être portés au cimetière. Nous dirons un mot, plus bas, des conditions hygiéniques défectueuses qu'engendre l'emploi de ces trois appareils spéciaux servant à tous les cadavres. Dans la salle des morts de l'hôpital cantonal de Berne, les corps sont couchés sur des tables mobiles, munies d'un couvercle en tissu métallique pour protéger les corps contre tout dommage, plus spécialement contre les rats qui viennent de dehors par les égouts.

Dans certains hôpitaux, les corps reposent complètement nus à la salle des morts ; c'est dans cet état que se trouvent les corps dans le sarcophage de Versailles et sous le couvercle en toile métallique de la table mortuaire de Berne. A Vienne, à Brünn, à Prague, à Varsovie, les corps sont déposés côte à côte sur un lit de camp, sans cercueil, sans drap, le visage découvert, absolument nus. Dans un plus grand nombre d'hôpitaux, les corps, nus sur la pierre, sont simplement recouverts d'un drap.

A Kiew, en hiver, les corps reposent sur la table même où l'on fait l'autopsie : en été, *ils sont déposés dans des glacières*, et notez que cette opération se fait immédiatement après la constatation du décès. L'usage des glacières est très répandu dans les dépôts mortuaires des hôpitaux d'Allemagne. C'est dans les caves froides et humides des Instituts pathologiques, à Berne, à Bâle, à Heildelberg, à Nuremberg et ailleurs, que nous retrouvons seuls

et abandonnés, attendant l'heure de l'autopsie, les cadavres de
ceux qui sont morts dans les hôpitaux. A Grenoble, les corps
sont descendus dans une cave, à Nancy dans un souterrain.

Fréquemment aussi, les corps sont déposés immédiatement
dans le cercueil qui doit les accompagner au cimetière. Les cercueils restent ouverts, quelquefois on les recouvre d'un drap et
trop souvent, hélas ! on les ferme provisoirement, par la simple
application du couvercle sur la caisse, et même définitivement si
l'autopsie ne doit pas avoir lieu et si l'on est sûr que le cadavre
ne sera pas réclamé. Nous trouvons ce regrettable usage, en
France, dans les hôpitaux d'Angers, de Grenoble, de Marseille,
de Valence, etc., et à l'Étranger dans les hôpitaux d'Athènes, de
Kœnisberg, de Londres, dans l'hôpital turc de Smyrne, etc...
Notons que dans certains de ces hôpitaux, comme ceux d'Angers
et de Valence, comme ceux d'Athènes, de Londres et de Smyrne,
les règlements exigent que les corps soient descendus à la salle
des morts immédiatement après le décès, si bien que nous retrouvons, enfermé dans un cercueil, un malade qui, quelques instants
auparavant, était encore vivant dans son lit. Nous voudrions que
MM. les Administrateurs des hospices lisent l'éloquent réquisi-
toire écrit par le bon Thierry (1), il y a déjà longtemps, contre la
funeste habitude de recouvrir prématurément les cercueils. « Rien
de plus extravagant, s'écrie-t-il, de plus opposé aux véritables
principes, rien de plus cruel que ces cercueils fermés. On peut
ainsi faire enterrer une bûche au lieu d'un corps (2)... Dans la
foule des mourants, ceux qui, à la fin de l'agonie, entrent dans
l'état intermédiaire, forment le très grand nombre : il ne s'agirait
que de les laisser achever leur mort en paix : mais comme il faut
plus ou moins de temps à la mort pour achever son ouvrage, nous
ne craignons pas d'assurer que, par l'effet de pernicieuses coutumes, la mort est très souvent violente, et il n'y a aucun doute
que le cercueil fermé, à lui seul, ne détruise un très grand nombre
de vies. »

(1, Thierry P. — *La vie de l'homme respectée et défendue dans ses derniers moments* ou *Instructions sur les soins qu'on doit donner aux morts et à ceux qui paraissent
l'être*. Paris 1787.

(2) A Marseille, on a porté au cimetière, dans un cercueil, la corniche en marbre d'une cheminée à la place d'un cadavre : on a enterré un corps à la place d'un
autre, erreurs qui furent reconnues par les familles et qui, à l'époque, firent grand
bruit. De notre temps, le garçon d'amphithéâtre de l'hôpital de la Conception ne se
souciait nullement de la restitution des pièces après l'autopsie ou la dissection, et
on le vit mettre, dans le même cercueil, la tête d'un nègre sur le corps d'un blanc.

Telles sont les manipulations dont est l'objet dans les hôpitaux le corps de tout décédé immédiatement après le moment supposé de la mort : on reconnaîtra, sans peine, qu'elles ne peuvent avoir pour résultat de ranimer et d'activer la vie dans le cas où celle-ci persisterait encore cachée sous les apparences de la mort. Et pour que l'on ne croie pas que nous poussons à l'exagération et que nous prenons plaisir à charger de couleurs noires ce tableau déjà bien sombre, nous tenons à citer M. Brouardel lui-même. Le savant professeur parle de la mort au sein de la famille qu'il met en opposition avec la mort à l'hôpital : « Dans la famille, l'individu reste dans son lit de mort : ses matelas, ses oreillers, sa couverture gardent sa chaleur pendant un temps plus ou moins long, et le refroidissement du corps est réduit au minimum. A l'hôpital au contraire l'individu qui meurt est emporté au bout d'une heure ; on le met, enveloppé d'une serpillière, dans la salle des morts, sur une table de fer ou sur une dalle de marbre ; la rapidité du refroidissement est portée au maximum. Entre ces deux épreuves le désaccord est parfait (1). »

Le professeur Tourdes fait la même constatation : « Dans les hôpitaux, dit-il, l'enlèvement du corps est rapide : il passe du lit chauffé à la dalle de l'amphithéâtre ; ici au moins a-t-on la garantie d'un examen sommaire (bien sommaire en effet, si toutefois cet examen a lieu !) Que de fois la médecine doit protester contre ces pratiques de la routine (2). » Et cet auteur constate avec juste raison que cette façon de procéder ne tient aucun compte de la *mort intermédiaire*. Déjà Thierry avait dit : « Gardons-nous de considérer comme de vrais cadavres les sujets morts depuis peu. » Josat insiste longuement sur cet état de *mort intermédiaire* qu'il distingue de la mort apparente, état caractérisé par certains phénomènes vitaux qui persistent bien que le décès soit irrévocablement accompli : il attribue à cet état intermédiaire entre la vie et la mort une durée moyenne de douze heures. « D'autres fois, dit-il, pendant cette période, la vie générale, plutôt épuisée que finie, simule la mort. Quelques traces de vie se manifestent de loin en loin pendant plusieurs heures : un mouvement respiratoire, un battement

(1) Brouardel : *La Mort et la Mort subite*. Paris 1895, page 119.

(2) Tourdes : art. *Mort*. in Diction. des sciences médicales de Dechambre, 2ᵐᵉ Série. T. IX. page 589.

du cœur, une contraction musculaire se manifestent encore chez des individus qui semblaient avoir rendu le dernier soupir. »

Au surplus, les infirmiers chargés du service des morts, ignorent cet état intermédiaire : ils ne voient plus qu'un *macchabée* dans celui que le certificat du médecin leur désigne comme mort, le décès ne remonterait-il qu'à quelques minutes, le corps serait-il encore tout chaud. Ils ont soin de ne pas faire mentir le proverbe : *assueta vilescunt.* Ils s'acquittent de leur devoir avec une désinvolture, une hâte, un sans-gêne, que l'on serait tenté souvent d'appeler de la brutalité, lorsqu'on voit l'insistance mise par les règlements à parler du respect dû aux morts.

Pour être complet, il nous reste à parler de la salle des morts elle-même, de l'état des lieux, de leurs conditions hygiéniques défectueuses, du manque absolu de surveillance, et les constatations que nous allons faire, achèveront de nous édifier.

§ 5. — Les salles où sont déposés les corps sont vraiment des salles de morts et non des salles d'observation : l'état déplorable de leurs conditions hygiéniques.

Les salles des morts sont restées à Paris ce qu'elles étaient autrefois « également défectueuses au point de vue de l'hygiène, de la conservation des cadavres et de l'aspect froid, désolé, qu'elles présentent, aspect bien fait pour raviver dans le peuple cette terreur qu'inspire la mort à l'hôpital. » Le jugement que nous transcrivons textuellement est celui de Firket, médecin belge, qui a écrit une étude très documentée sur « *le but et l'organisation des services d'autopsie* (1). Et, pour ne pas être accusé de ne voir que les défectuosités de l'organisation des services des autopsies en France, l'auteur cite l'opinion du docteur Cornil à qui il s'est adressé pour avoir des renseignements. Or, l'opinion du regretté professeur d'anatomie pathologique est que les salles des morts dans les hôpitaux de Paris sont *une véritable pourriture.* »

Et s'il en est ainsi dans les hôpitaux de la capitale, que trouverons-nous dans les hôpitaux des petites villes de province? Ici la routine et les vieilles traditions règnent en souveraines maîtresses et constituent tout le règlement : la salle des morts a été gardée telle que l'ont léguée les siècles passés. Elle repré-

---

(1) In *Annales de la Société médico-chirurgicale de Liège 1883.*

sente l'annexe de l'hôpital la plus humide, la plus froide, la plus obscure, si toutefois on peut considérer comme une annexe un réduit abandonné, une cave, un sous-sol quelconque, dans lesquels les cadavres sont abandonnés comme dans un tombeau. Les hôpitaux étrangers, si nous croyons Firket, n'ont rien à envier aux hôpitaux français : voici, à titre d'exemple, le tableau que cet auteur nous trace de la salle des morts de l'hôpital de Bavière à Liège :

« De l'autre côté du jardinet dont nous avons parlé, s'ouvre la salle des morts : celle-ci est absolument défectueuse. Les murs blanchis à la chaux sont couverts en hiver d'une humidité froide, et sur le sol, revêtu d'asphalte, inégalement déprimé, s'étalent en dessous des lits, pour peu qu'un corps gonflé par l'hydropisie y séjourne quelques jours, de larges flaques fétides. Les cercueils mal joints de l'adjudication à 4 francs laissent suinter un liquide sans nom, et quand on les emporte, sans même les recouvrir d'un drap mortuaire, à travers les corridors de l'hôpital, à l'heure de la consultation, parfois ils laissent sur leur passage une trace dégoûtante (1).

« Comme ornement, la salle possède un crucifix peint, dont le bras détaché du corps et le nez écrasé laissent voir par autant de plaies le blanc du plâtre : à ses côtés, deux images plaqués de grandes taches, jaunies de moisissures, s'étalent dans des cadres dont le verre est brisé, sur une table sans tapis, mais non sans tache, traîne un vieux pot d'étain veuf de son anse ! il a jadis contenu de l'eau bénite, aujourd'hui il sert de réservoir à la poussière et de tombeau à quelques mouches. Comme luminaire, une veilleuse, trop souvent vide d'huile ou de mèche, entourée d'un verre fendu, et pendant au plafond par un fil de fer tout tordu et tout bossué : enfin un trépied de fer, où les cierges, payés parfois par la pitié des familles, ont pleuré de grosses larmes de cire jaunâtre, formant, avec les bouts d'allumettes, un magma couvert de poussière.

« En face, représentant à lui seul l'hygiène, un robinet d'eau alimentaire, qui sert à laver l'asphalte à certains jours : l'eau s'écoule alors, d'une part, dans le jardinet dont nous avons parlé et va s'évaporer sous les fenêtres de l'amphithéâtre d'opérations; d'autre part, on la conduit tant bien que mal, à grands coups de

______

(1) Le transport de ces cercueils est tellement répugnant qu'on a vu les employés des pompes funèbres refuser de continuer leur besogne.

balai, dans un canal dont l'orifice reste longuement ouvert à
l'un des bouts de la salle, et où l'eau stagne, fétide, à dix centimètres du niveau du sol. Pour aérer, il y a deux fenêtres donnant
sur la rue, les gamins n'y ont pas laissé une vitre entière, et,
malgré le grillage de bois, les passants peuvent venir voir la
salle et ses tristes hôtes. Deux lucarnes ouvertes dans le toit
complètent la ventilation, et, par leurs ouvertures, la pluie et la
poussière pénètrent à la fois et ont tracé sur le mur de longues
traînées noirâtres. Mais du moins ces fenêtres et ces lucarnes,
toutes défectueuses qu'elles puissent être au point de vue des
convenances et de la propreté, ont le très grand avantage
d'assurer un renouvellement continuel de l'air, bien nécessaire
en présence de la bouche d'égout qui s'ouvre dans la salle.
Comme meubles, rien que les quatre lits de bois : pas une chaise,
pas un banc où l'on puisse prier ou s'asseoir : seulement, deux
civières de bois brut, portant en taches rougeâtres la trace du
transport des cercueils mal joints. Voilà notre salle des morts !
C'est là que les parents viennent pleurer, épiés par les regards
curieux des gamins de la rue, qui se haussent aux barreaux des
fenêtres et appellent leurs compagnons pour leur montrer ce
spectacle. Je n'ai dressé qu'un inventaire, scrupuleusement
exact, je ne veux pas épiloguer sur les faits : mais vraiment
n'est-ce pas perdre deux fois les siens que de les retrouver ici ! »

Cette description date de 1883. C'est dans ce dépôt mortuaire que fut observé le cas de mort apparente dont nous donnons
plus bas (Chap. II) la tragique relation : la description que nous
trouvons dans cette observation correspond assez bien à celle
faite par l'auteur que nous venons de citer. Nous ne savons si
depuis, l'administration de l'hôpital de Bavière s'est rendue aux
raisons de Firket, et si cet hôpital possède enfin une salle
mortuaire digne de la ville de Liège et plus respectueuse de la
mort. Quoi qu'il en soit, alors même que cette description ne
s'appliquerait plus au dépôt mortuaire actuel de l'hôpital de
Bavière, il était bon de la citer, car elle peut s'appliquer, dans
toute son exactitude, à bon nombre d'hôpitaux en France et à
l'Étranger.

Il faut reconnaître pourtant que ces salles des morts ont
disparu dans plusieurs hôpitaux et ont été remplacées par des
bâtiments plus appropriés aux besoins des services anatomiques
et où les lois de l'hygiène sont mieux observées. Un immense
progrès a été réalisé surtout dans les villes universitaires,

sièges d'un enseignement médical. Dans la plupart de ces villes, plus spécialement en Allemagne, on a construit des *Instituts pathologiques* où les exigences de la science et les nécessités de l'hygiène n'ont pas fait oublier la décence et le respect que l'on doit à la mort.

Nous avons déjà dit un mot de ces Instituts. On y a réuni tout ce qui peut intéresser et favoriser l'étude scientifique du cadavre, tout ce qui peut permettre d'en tirer les meilleurs enseignements possibles : nous y trouvons réunis les amphithéâtres d'anatomie, les laboratoires de recherches microscopiques, les laboratoires de bactériologie, de chimie pathologique et de pathologie expérimentale, différents ateliers pour la préparation et un musée pour la conservation des pièces recueillies à l'autopsie. Dans une annexe séparée de l'Institut, quelquefois dans l'Institut même, se trouve la salle d'exposition des corps (nous en avons donné plus haut la description), la salle d'attente pour les familles, la chapelle pour le service religieux, le logement du gardien et souvent le logement du professeur et celui de ses assistants. Ainsi, dans ces instituts pathologiques, tout a été prévu pour sauvegarder les intérêts de la science et pour ménager les susceptibilités des familles, afin d'obtenir de celles-ci le plus grand nombre d'autopsies. Quant aux morts eux-mêmes, nul n'a pensé qu'ils pouvaient être encore vivants : ils sont morts et bien morts.

« Dès qu'un individu meurt à l'hôpital, dit Firket, il est transporté à l'Institut pathologique et déposé dans une salle spéciale. Cette salle est d'ordinaire dans les souterrains de l'Institut (Leichenkeller) et sa construction est combinée de façon que la température y reste toujours bien basse, parfois même les corps sont placés dans des niches entourées de glace, du moins en été. » Un monte-charge permet l'ascension et le transport rapides des cadavres à la salle d'autopsie. Dans ces mêmes caves, se trouve ordinairement la salle de macération, la grenouillière et les chenils pour les animaux destinés à l'étude de la pathologie expérimentale. Dans l'exposé des réformes que le professeur Cornil demande pour la salle des morts des hôpitaux de Paris, nous lisons : « Il nous faudrait ici des caves à glacière pour le dépôt des morts dans les hôpitaux : c'est la première réforme qui soit nécessaire. » Nous nous joignons au professeur Cornil pour demander cette réforme, elle est urgente, mais à condition qu'elle soit précédée d'une autre réforme plus importante et sans laquelle la première ne doit point être réalisée : nous demandons que l'on fasse d'abord le diagnostic de la mort réelle afin que l'on puisse conserver les corps dans les glacières en toute sécurité et sans aucune crainte possible de congeler un vivant. Firket lui-même, bien que partisan des salles frigorifiques, reconnaissait le danger et déclare « que la possibilité d'une mort apparente ne doit jamais être perdue de vue à un tel moment. » C'est pourquoi il ne veut pas que la température descende au-dessous de 10 à 12 degrés, température qu'il estime satisfaire à toutes les conditions sans exposer à aucun inconvénient par le dépôt *immédiat* dans le cas où la mort ne serait pas réelle. (1) Il nous faut avouer que la possibilité de la mort apparente a été complètement perdue de vue non seulement dans les plans qui ont présidé à la construction des Instituts pathologiques, mais encore dans les règlements qui en régissent les différents services : les corps gisent nus dans des caves glaciales, alors que quelques minutes auparavant, ils reposaient encore tout chauds dans leur lit : ils ne sont l'objet d'aucune surveillance, et nul ne songe à les visiter pour essayer de surprendre un reste de vie : à peine a-t-on pensé, comme à Berne, à les protéger contre les morsures des rats qui, en nombre, habitent ces lieux humides où ils trouvent à leur voracité un aliment facile et abondant.

Si, dans les Instituts pathologiques, on ne se préoccupe pas du danger de la mort apparente, on s'y préoccupe grandement de l'application rigoureuse des lois de l'hygiène la plus sévère. Or, ces lois ne sont jamais observées et se trouvent complètement négligées non seulement dans les vieilles salles des morts des hôpitaux des petites villes, mais souvent aussi dans les salles des morts des villes très importantes. Le *Règlement modèle des hôpitaux* recommande aux commissions administratives l'installation de chambres mortuaires *décentes et hygiéniques* : « La salle des morts, qui ne peut pas être une chapelle puisqu'elle doit recevoir les morts de tous les cultes, doit être simple, toute nue, facilement nettoyée et assainie. » La salle d'autopsie doit toujours être distincte de la salle de dépôt : cette règle est généralement gardée bien que le plus souvent les deux salles soient contiguës, communiquant par une porte presque constamment ouverte. Mais il arrive souvent que les corps, au lieu d'être déposés à la salle de dépôt, sont portés directement à la salle d'autopsie. C'est

(1) Firket, *loc. cit.* page 371

une habitude regrettable qui est, du reste, consacrée par les règlements de certains hôpitaux. A Kiew, en été, les corps sont déposés dans des glacières ; en hiver, on les couche immédiatement, simplement recouverts d'un drap, sur la table où l'on fait l'autopsie. A Athènes, à l'hôpital communal de l'Espérance, les corps destinés à l'autopsie sont déposés directement sur la table de dissection, couverts entièrement par un drap ; les autres, vêtus de leurs propres habits, sont couchés dans des cercueils *immédiatement fermés.*

On ne tient aucun compte, dans les hôpitaux, de la nature infectieuse de la maladie qui a déterminé la mort : il n'y a pas de dépôt mortuaire spécial. M. Joffroy, dans sa lettre au Directeur de l'Assistance Publique, signale la contagion possible par les varioleux dans le dépôt même. A l'époque où nous faisions notre enquête (mars 1903), une forte épidémie de variole sévissait à Marseille : il y avait 120 malades dans le service des varioleux à l'hôpital de la Conception. Or, pour le plus grand dommage de l'hygiène et tout à l'avantage de la contagion, les cadavres des varioleux étaient traités de la même façon que les cadavres des malades morts de maladies non contagieuses : ils n'étaient point gardés dans un dépôt spécial et on ne procédait à leur inhumation que 24 heures après le décès ! Il en est d'ailleurs partout ainsi, et, seuls, certains hôpitaux de l'Orient (Sébastopol, Constantinople) possèdent une salle mortuaire spéciale pour les victimes de la peste. Nous devons pourtant faire exception pour les hôpitaux où les cadavres, avant d'être transportés au dépôt mortuaire, séjournent pendant quelque temps dans une salle d'observation : généralement on n'admet pas dans ces salles (Lisbonne) les corps des malades morts de maladie contagieuse.

Après autopsie, les corps, en entier ou en partie, sont rapportés à la salle des morts. Prenons un hôpital où l'autopsie n'est autorisée que 24 heures après le décès, l'hôpital d'Alger par exemple : un malade meurt à une heure avancée de la soirée, l'autopsie ne pourra être faite que le surlendemain matin, et le corps ne réintégrera le dépôt que dans la matinée. Or, comme à l'hôpital d'Alger, les corps non réclamés sont transportés au cimetière de Mustapha à la première heure du jour, le corps de notre autopsié devra rester jusqu'au lendemain matin pour attendre le nouveau convoi, et, par les fortes chaleurs, un cadavre, au troisième jour, présente ordinairement un état de putréfaction très avancée.

Cette cause d'infection est encore plus fréquente et plus active : il est d'usage, en effet, dans certains hôpitaux, de garder un très long intervalle entre le moment supposé de la mort et celui de l'inhumation : 36 à 48 heures au Havre, Tours ; 48 heures à Amiens, Guéret, Laval, Lille, Anvers, Lausanne : 2 à 3 jours à Constantinople, Édimbourg, Malines ; 3 jours à Lucerne : 2 à 4 jours à Oxford ; 4 jours à Kœnisberg : 4 à 6 jours à Christiania ; 5 à 7 jours à Copenhague ; en Allemagne, le délai est en général de trois fois vingt-quatre heures. Dans certains hôpitaux pourtant, les corps, après l'autopsie, ne peuvent être réintégrés à la salle des morts, mais sont déposés dans une salle spéciale où ils attendent le départ pour le cimetière : nous avons trouvé cet excellent usage à Lisbonne, à Vienne et à Rouen, où il existe un ensevelissoir différent de la salle de dépôt.

« Il convient, dit le *Règlement Modèle des Hôpitaux*, d'avoir, à côté de la salle mortuaire, une petite pièce où les parents des défunts puissent veiller leurs morts », et le Directeur de l'Assistance publique signale à l'attention des Commissions hospitalières certains établissements, entre autres l'hospice général de Rouen, où le dépôt mortuaire comporte une veille à demeure. Nous avons vainement recherché ces établissements, et depuis longtemps la traditionnelle et pieuse coutume de veiller les morts a disparu de l'hôpital général de Rouen. Nous n'avons trouvé qu'un seul règlement, celui des hospices civils de Laon, où il est dit que « l'on fait au dépôt de fréquentes visites ». Ce dépôt, d'ailleurs, si nous en croyons la description qui nous en a été donnée par un ancien interne, M. Forestier, se trouve dans un état lamentable au point de vue hygiénique.

Les règlements donnent bien un gardien à la salle des morts, mais tout le service de celui-ci se résume à tenir soigneusement fermé le dépôt dont on lui a confié la clef, et les véritables gardiens de ces tristes demeures, légitime effroi des malades, sont les rats, les mouches et autres insectes qu'attire la chair en putréfaction, et même les oiseaux de nuit.

Qu'on ne nous accuse pas de faire verser la mesure : ce que nous disons est l'expression exacte de la réalité. Il y a un demi-siècle environ, Josat visitait les maisons mortuaires des villes de l'Allemagne : il les trouva dans un tel état de malpropreté qu'à ses yeux ces dépôts lui parurent destinés à assurer la mort de ceux qu'on aurait pu y porter encore vivants. Aujourd'hui, ces dépôts ont été complètement transformés : on en jugera par le somptueux monument qui constitue la maison mortuaire de la ville de Munich. Or. les salles mortuaires.dans la plupart des hôpitaux, à l'heure actuelle. sont ce qu'étaient les maisons mortuaires des villes d'Allemagne lorsque Josat nous en donnait une si lugubre description. Il est vrai que, dans certaines villes universitaires, la vieille salle des morts de l'hôpital a été remplacée par les constructions toutes récentes de l'Institut pathologique où sont appliquées. ainsi que nous l'avons dit plus haut. les lois de la plus rigoureuse hygiène. Mais si. dans la vieille salle. on meurt par manque d'hygiène. dans le moderne *Institut Pathologique*. on meurt par excès d'hygiène : dans l'une comme dans l'autre. on manque absolument de soins en cas de mort apparente, et ceux qui y entrent avec un reste de vie. sont sûrs de ne pas en sortir vivants.

O voi ch' intrate. lasciate ogni speranza.

Ce n'est pas, certes. que nous condamnions les *Instituts pathologiques* : nous voudrions, au contraire. les voir s'édifier sur les mêmes plans et avec les mêmes règlements dans toutes les villes où siège une Faculté ou une Ecole de Médecine. Ce livre a pour but — et nous ne cesserons de le répéter pour qu'on ne se méprenne pas sur nos intentions — ce livre a pour but de rendre possible la pratique hâtive des autopsies et de favoriser. dans la plus large mesure. les études cadavériques. Mais encore faut-il. pour qu'un corps soit considéré et traité comme un cadavre. que l'on ait porté auparavant et d'une façon infaillible le diagnostic de la mort réelle.

§ 6. — Le délai légal de vingt-quatre heures avant l'autopsie n'est pas toujours gardé : la science exige, d'ailleurs, des autopsies plus hâtives.

Certains auteurs ont prétendu que la loi n'avait fixé aucun délai à garder avant l'autopsie, et. d'après eux. cette opération pouvait être pratiquée en France dès que la constatation du décès avait été faite. Ceux qui acceptent une pareille interprétation. se méprennent étrangement sur les véritables intentions de la loi. Nous reviendrons.du reste. sur cette question dans le Chapitre III de ce livre. lorsque nous parlerons de la nécessité scientifique de pratiquer hâtivement les autopsies : les textes officiels que nous citerons alors nous montreront que l'article 77 du Code civil. en interdisant de procéder à aucune inhumation avant vingt-quatre

heures à dater du décès, contient bien implicitement la défense
de procéder à l'ensevelissement et à la mise en bière, à l'autopsie,
à toute opération, en un mot, susceptible de transformer une
mort apparente en une mort réelle. Toutes les instructions
préfectorales et ministérielles relatives à l'ouverture des corps
signalent le grave danger auquel peut exposer une autopsie
hâtive « *en déterminant irrévocablement une mort encore incer-*
taine. » Le délai de vingt-quatre heures est d'ailleurs celui qui a
été fixé par le ministre de l'Intérieur dans le *Règlement Modèle*
des Hôpitaux, délai qui a été considéré comme offrant seul les
garanties nécessaires et a été accepté par les règlements particuliers de presque tous les hôpitaux.

Au surplus, que nous importe ici la loi écrite et les règlements votés par les commissions hospitalières ! Le respect de la
vie d'autrui, le droit de chaque homme à défendre son existence
font un devoir rigoureux de ne pas traiter comme un mort celui
qui peut être encore vivant. Et puisque, dans les hôpitaux, on
commet la grave faute de ne faire aucune vérification sérieuse
des décès, on ne saurait tolérer d'abréger encore le délai qui est
la dernière sauvegarde du supposé décédé contre le danger de la
mort apparente. Une lettre de la Commission administrative des
hôpitaux de Liège au Directeur de l'hôpital de Bavière, en date
du 25 août 1878, fait remarquer que le délai de vingt-quatre
heures est un délai minimum *qui a pour objet de prévenir les*
autopsies anticipées.

Et que l'on ne nous parle pas des intérêts supérieurs de la
science, car si on en comprenait bien les véritables intérêts, on
commencerait d'abord par établir un diagnostic absolument
certain de la mort réelle, diagnostic qui permettrait alors, en
toute sécurité, la pratique hâtive des autopsies. On s'est demandé
souvent pourquoi les dispositions de l'ordonnance du 6 septembre
1839 sur la pratique des autopsies, d'après l'article 6 de cette
même ordonnance, ne sont pas applicables aux autopsies faites
dans les hôpitaux et hospices et dans les amphithéâtres de
dissection légalement établis. Est-ce que la loi ferait des exceptions et aurait moins de sollicitude pour le pauvre qui meurt
abandonné dans une salle d'hôpital que pour le riche qui s'éteint
dans son foyer entouré de tous les siens ? Certes non, et la
réponse à cette disposition en apparence anormale, nous l'avons
déjà donnée : elle se trouve dans la circulaire du préfet de la
Seine, Herold, sur *la constatation des décès dans les hôpitaux*

et hospices de Paris, en date du 19 mars 1881, circulaire qui « *reconnait toutes les garanties de sécurité désirables dans la haute compétence des sommités médicales appelées à constater les décès dans les hôpitaux.* » L'autopsie, au point de vue du danger de la mort apparente, doit être assimilée, avons-nous dit plus haut, à l'inhumation. Or, lorsque la loi pour un motif d'hygiène, ordonne l'inhumation hâtive, elle prescrit en même temps une constatation sévère du décès, sans laquelle l'inhumation ne saurait être autorisée. Lorsque le Directeur de l'Assistance publique autorisa M. Joffroy à pratiquer l'autopsie des varioleux douze heures après le décès, il lui fit une obligation de constater par lui-même la réalité de la mort et ne voulut pas qu'il se déchargeât sur ses élèves du soin de l'autopsie : il devait y procéder lui-même.

Nous connaissons certains hôpitaux à l'Etranger, ceux de Port-au-Prince, de Lisbonne, de Jassy et autres, où, par tolérance et dans un but scientifique, on devance quelquefois l'heure de l'autopsie, mais il est nettement indiqué dans le règlement de ces mêmes hôpitaux que « le diagnostic de la mort réelle doit auparavant être établi d'une façon absolument certaine ». En Autriche, les règlements en vigueur stipulent que l'autopsie ne peut être pratiquée moins de vingt-quatre heures ni plus de quarante-huit heures après la mort, ce dernier chiffre représentant le terme fixé pour l'inhumation : mais de même que l'inhumation est retardée au delà des limites légales pour les corps soumis aux études d'anatomie normale, de même, en fait, l'autopsie est le plus souvent pratiquée avant l'expiration des vingt-quatre premières heures. C'est surtout le cas en été, mais alors « le prosecteur, agissant ici comme médecin de l'Etat-civil, *doit déclarer que les signes de la putréfaction sont assez avancés pour démontrer la réalité de la mort.* » (1)

D'après l'esprit de la loi, en France comme à l'Etranger, l'autopsie ne peut donc être permise si on n'a pas au préalable la preuve de la certitude de la mort. Mais comme dans les hôpitaux il n'existe aucune vérification des décès, *jusqu'au jour où un diagnostic de la mort réelle sera rigoureusement exigé des règlements*, nous devons considérer comme attentatoire au droit primordial de l'homme toute autopsie pratiquée avant le

(1 Firket. *loc. cit.* page 290 et 291.

délai de vingt-quatre heures : ce n'est pas que ce délai soit une garantie absolue, mais il diminue d'autant les chances de mourir victime de la plus coupable des négligences.

Or, ce délai, unique sauvegarde des malheureux, n'est pas même respecté ! Le plus souvent, on passe outre aux règlements, et, en fait, lorsque l'intérêt de la science l'exige, l'autopsie est pratiquée au moment le plus favorable, et les familles, en réclamant les corps, ne font que hâter presque toujours l'heure de l'autopsie. Maintes fois l'autopsie est pratiquée avant l'apparition des signes de la rigidité, et lorsque les parents sont admis à voir le corps, l'autopsie est un fait accompli.

Nous n'aurions que l'embarras du choix si nous voulions fournir des preuves de la violation constante du règlement touchant le délai légal à garder avant l'autopsie. Nous parlerons dans notre prochain chapitre de certains travaux spéciaux d'anatomie pathologique qui réclament nécessairement des autopsies faites dix heures, deux heures et même une heure après la mort. Ouvrez les journaux de médecine et les traités d'anatomie pathologique, vous y trouverez le compte rendu d'autopsies pratiquées dans les hôpitaux quelques heures après la mort. A. Kelsch, étudiant les affections du foie en Algérie et les variations de l'urée, faisait à l'hôpital militaire de Constantine des autopsies dix heures et même huit heures après le moment supposé de la mort (1). MM. Jeanselme et Lermoyez, lors de l'épidémie cholérique de 1884, pour mener à bonne fin des recherches d'ailleurs fort intéressantes, pratiquèrent l'autopsie de neuf malades morts à l'hôpital Bichat, presque immédiatement après la mort, « soit, disent-ils, de vingt minutes à une demi-heure après la mort. » (2)

Récemment, le professeur J. Hobbs, de Bordeaux, publiait une très curieuse observation de tuberculose latente, « l'autopsie, écrivait-il, faite moins de vingt heures après la mort, vint confirmer notre diagnostic. » (3)

Les observations que nous trouvons dans les auteurs étrangers nous prouvent qu'il en est de même partout ailleurs : nulle part le règlement n'est respecté dans toute sa teneur. Le docteur Estappey, pour se rendre compte de certains phénomènes cadavériques, n'hésita pas à jeter dans le bassin de la fontaine de l'hôpital, *quinze minutes seulement après le*

---

(1) A. Kelsch, in *Progrès médical* n° 50, 11 décembre 1880, p. 1012.
(2) Jeanselme et Lermoyez, in *Archives de physiologie* 1885, VI p. 110.
(3) J. Hobbs, in *Presse Médicale* n° 16, 25 février 1903, p. 190.

moment supposé de la mort, le corps d'un vigneron *mort subitement* à la suite d'une méningite aiguë : il l'y maintint pendant 15 heures, la température de l'eau était à deux degrés centigrades. « Il m'a été impossible, dit-il dans son observation, de l'y laisser plus longtemps pour des raisons que l'on comprend. » (1)

Ces raisons étaient l'arrivée de la famille venant le lendemain matin reconnaître ou réclamer le corps, et celle-ci, en contemplant une dernière fois les traits du mort, ne dut point se douter du bain prolongé qu'on lui avait fait prendre.

Il existe au sujet de la question qui nous occupe une telle indifférence de la part de l'administration et de la part des médecins aussi qu'un confrère, à qui nous avons demandé des renseignements touchant un grand hôpital des colonies où il avait exercé pendant deux ans les *fonctions officielles de médecin inspecteur des morts*, n'a pu nous donner aucune indication précise sur le délai exigé avant l'autopsie.

Même la dissection est pratiquée souvent avant l'heure réglementaire. Les étudiants recherchent des cadavres frais, et la connivence intéressée des garçons d'amphithéâtre leur permet de les obtenir. Certains exercices de médecine opératoire et de physiologie cadavérique ne peuvent être tentés que si le cadavre est presque encore chaud. Des étudiants se disposaient à pratiquer l'opération de la cataracte sur un cadavre d'enfant dont la mort remontait à peine à deux heures lorsqu'ils constatent avec stupeur des mouvements fibrillaires au niveau de la région cardiaque : ils auscultent, le cœur battait encore : nous donnerons plus bas cette observation. (Chap. III).

D'ailleurs, les règlements de certains hôpitaux en France autorisent les autopsies avant le délai de vingt-quatre heures. A Valence, le médecin est seul juge soit pour pratiquer l'autopsie sans délai, soit pour attendre quelques heures après le décès. A Troyes, l'autopsie a lieu *aussitôt après le transport du corps à la salle des morts*, c'est-à-dire six heures après le décès. A Perpignan, on attend seulement quelques heures ; à Auxerre, douze heures après le décès, et à Grenoble, vingt heures après le décès.

Si, dans certains hôpitaux, comme au Havre et à Épinal, on retarde l'heure de l'inhumation pour ne pas devancer l'heure de

(1) Estappey in *Bulletin de la Société médicale de la Suisse romane* 1870, p. 405 et 437.

l'autopsie, dans d'autres, comme à Rodez et à Avignon, les règlements autorisent que l'autopsie se fasse dans l'intervalle : c'est d'ailleurs l'usage suivi dans le plus grand nombre des hôpitaux. Certains règlements, tels ceux des hôpitaux de Bordeaux (art. 279), de Rouen, de Mustapha (art. 209) laissent au chef de service toute latitude pour abréger ce délai en déclarant l'urgence de l'autopsie.

A l'Etranger, le délai est encore davantage et plus souvent raccourci. Voici, d'après notre enquête, à quel moment l'autopsie est faite dans les hôpitaux dont les noms suivent :

Immédiatement après la mort : Bonn, Iéna, Nuremberg. *Le plus tôt possible* : Margburg, Oxford, et à Smyrne, lorsque le décédé est mulsuman ou israélite. *Quand le médecin le juge convenable* : Colombo. *D'après entente entre le professeur d'anatomie pathologique et les médecins traitants* : Berne et Genève. *Une demi-heure après la mort* : Budapest, Tubinge. *Une heure* : Kiel (l'autopsie de tous ceux qui meurent avant 8 heures du matin est faite entre 9 heures et midi). *Trois à quatre heures* : Bakou (en été). *Quelques heures* : Asuncion (République du Paraguay), *Quatre heures* : Prague. *Six heures* : le Caire, Calcutta, Lucerne, Montevideo. Port-au-Prince par tolérance, à l'époque des fortes chaleurs, à condition que les signes de la mort soient bien constatés. *Sept à huit heures* : Bakou (en hiver), Lausanne. *Huit heures* : Francfort-sur-l'Oder. *Dix heures* : Berne, Cassel, Utrecht. *Douze heures* : Bâle, Birmingham, Brême, Buenos-Ayres, Christiania, Edimbourg, Francfort-sur-le-Mein, Hambourg, Hanovre, Kichenew (en été), Lubeck, île Maurice, Munich (quelquefois plus tôt), Postdam, Scheffield, Tournai. *Quinze heures* : dans tous les hôpitaux de Smyrne lorsqu'il s'agit de toute autre personne que turc ou israélite. *Le jour du décès* : Brunswick, Munster, Varsovie. *Le lendemain du décès* : Brüm, Copenhague, Dresde, Dublin, Londres, Manchester, Vienne (sur la demande du prosecteur, l'autopsie peut être faite trois à quatre heures après la mort). *De vingt à vingt-quatre heures* : Gand. *Dans les premières vingt-quatre heures* : Fribourg-en-Brisgau.

Il nous faut reconnaître pourtant que le délai de vingt-quatre heures est le plus commun, réglementairement, sinon de fait. Nous le trouvons dans les hôpitaux d'Amsterdam, Berlin, Coïmbre, Gênes, Glascow, Karkow, Lisbonne, St-Pétersbourg, Rome, Wurtzbourg et autres villes importantes. Nous devons faire exception pour l'Allemagne où. en général. le délai entre la mort et l'autopsie est réduit à un minimum qui atteint rarement vingt-quatre heures.

Il est certain que la pratique hâtive des autopsies. si elle n'est pas précédée d'un diagnostic sérieux de la mort réelle. expose au danger d'homicide. Bourneville et T. Bricon dans leur *Manuel de technique des autopsies*. Firket dans son *Etude sur le but et l'organisation des services d'autopsies*, sont obligés d'en convenir. et. par les précautions qu'ils recommandent, reconnaissent la possibilité d'un pareil accident. Le travail de Firket se rapporte surtout aux hôpitaux allemands : l'épreuve sanglante que cet auteur préconise pour s'assurer de la réalité de la mort. est-elle pratiquée en Allemagne ? Nous ne le pensons pas. En tout cas, les règlements sont muets sur ce point. et les directeurs des hôpitaux.les professeurs d'anatomie pathologique, qui ont bien voulu nous donner des renseignements. n'auraient pas oublié de nous signaler cette pratique si elle était d'un usage courant dans les amphithéâtres d'Allemagne.

Nous ne connaissons que le règlement de l'hôpital de Sainte-Catherine, à Stuttgard. qui exige un deuxième examen à l'amphithéâtre. au moment de l'autopsie.

§ 7. — Le délai légal de vingt-quatre heures avant l'inhumation n'est pas toujours gardé : l'hygiène, d'ailleurs, exige l'inhumation hâtive en temps d'épidémie.

Il ne saurait être ici question des inhumations précédées d'autopsie : dans ce cas, évidemment. la difficulté est radicalement tranchée.Mais l'autopsie n'a pas toujours lieu en temps d'épidémie et même en temps ordinaire : dans certains petits hôpitaux de province. elle n'est jamais pratiquée. En Orient.l'autopsie est interdite pour les mulsumans et les iraélistes. et l'inhumation y est très hâtive.bien que la constatation du décès soit loin d'offrir des garanties suffisantes.Dans les hôpitaux de Smyrne.l'inhumation est immédiate : elle est retardée de quelques heures (10 à 12) si la mort a été subite. On attend 6 heures dans les hôpitaux du Caire, et 12 heures dans les hôpitaux d'Alexandrie. Dans les hôpitaux de l'Annam. du Tonkin, de la Cochinchine et dans la plupart des hôpitaux de l'Extrême-Orient. l'inhumation est très rapide. Le délai est de 6 heures à Montevideo. de 12 heures à Buenos-Ayres et à Guatemala. Nous ne critiquons point cet usage : il est commandé par les ardeurs du climat, mais on devrait dans ces mêmes hôpitaux, en prévision d'une telle nécessité, porter une plus grande attention à l'examen du corps.

En temps d'épidémie, l'hygiène exige qu'on se débarrasse le plus tôt possible des cadavres, et les pouvoirs publics ont agi sagement en faisant une obligation de cette pénible nécessité. La loi ne devait pas même faire une exception pour les établissements hospitaliers, et nous sommes heureux de constater que, à l'exception de quelques-uns seulement, les règlements des hôpitaux ordonnent l'inhumation immédiate ou du moins très hâtive en cas de mort par maladie épidémique ou simplement contagieuse. (1).

Mais l'obligation de procéder hâtivement à l'inhumation doit nécessairement comporter de la part du médecin une autre obligation non moins rigoureuse, celle de procéder à un examen plus attentif du corps du décédé : les règlements de police administrative sont très explicites sur ce point. Nous avons vu plus haut le directeur de l'Assistance publique à Paris, en permettant temporairement à M. Joffroy de devancer l'heure de l'autopsie des varioleux décédés dans son service, lui faire une obligation expresse et lui imposer comme condition « de constater lui-même la certitude de la mort » afin d'éviter toute méprise. Cette obligation évidemment devrait être encore plus sévère pour l'inhumation que pour l'autopsie, celle-ci laissant encore une dernière chance de salut en cas de mort apparente,

Or, nous ne sachons pas que, dans les hôpitaux, les corps destinés à une inhumation hâtive soient l'objet d'un examen plus attentif de la part du médecin : la négligence apportée dans la constatation du décès est la même toujours : le fait de mourir dans un hôpital, et même dans un hôpital spécialement affecté aux contaminés, est loin d'être une garantie suffisante contre le danger de la mort apparente. Les observations que nous citerons dans le cours de ce livre, les faits dont nous avons été témoin à l'hôpital des cholériques du Pharo, nous prouvent qu'il en est dans les hôpitaux en temps d'épidémie comme en temps ordinaire : la constatation des décès n'y fait l'objet d'aucun souci de la part du personnel médical, et le plus souvent on procède à l'autopsie ou à l'inhumation hâtive sans que le diagnostic de la mort réelle ait

(1, Icard : *De la constatation des décès en temps d'épidémie pour établir la preuve certaine et précoce de la mort, permettant l'inhumation hâtive* in *Annales d'hygiène publique et de Médecine légale.* octobre 1901, p. 326-356.

été sérieusement établi. Les médecins savent pourtant combien sont fréquentes les syncopes dans les états infectieux! Une épidémie sévit à l'hôpital militaire de Krems (Basse-Autriche): le moment arriva où la salle des morts devenant insuffisante, on accumulait les cadavres dans une cour *en les précipitant par une fenêtre.* « On ne redoutait du reste, dit un témoin, aucun inconvénient de la présence de ces cadavres en cet endroit, *car on était au milieu d'un hiver rigoureux,* et ils n'y séjournaient que le court espace de temps qui les séparait du moment de l'enterrement ». Un officier fut reconnu vivant au moment où on allait le jeter de la fenêtre; sa mort pourtant avait été déclarée certaine par le médecin chef de service. Le cholérique de l'Hôtel-Dieu de Paris qui revint à la vie sous les yeux de Trousseau, avait aussi été reconnu mort, *et sa pancarte, signée de l'interne, portait : « Décès constaté ».* Tourdes parle d'un cholérique dont le cœur battait encore à l'autopsie.

§ 8. — **En réalité, il n'y a dans les hôpitaux, touchant la constatation des décès et les soins à donner aux morts, aucun règlement dont on suive les prescriptions, mais seulement une routine et de vieux usages : exemples.**

Les règlements des hôpitaux, alors même qu'ils seraient appliqués dans toute leur teneur, n'offriraient pas une garantie suffisante contre le danger de la mort apparente : nous croyons avoir donné la preuve de cette affirmation. Or, ces règlements eux-mêmes ne sont pas toujours appliqués, et le plus souvent se trouvent être remplacés par de vieux usages traditionnels. On fait comme on a toujours fait, et il suffit d'avoir quelque fréquentation des hôpitaux pour constater l'opposition presque constante qui existe entre la pratique et le règlement.

Tous les règlements, nous l'avons dit plus haut, sont unanimes à insister sur la décence qu'il convient de garder dans les autopsies et sur le respect avec lequel on doit traiter les restes des décédés. « Après l'autopsie, les corps seront lavés avec soin, sous la surveillance du délégué à l'autopsie et réintigrés décemment au dépôt : les organes soumis à l'examen seront remis à leur place, et le tout proprement recousu ou ajusté avec du diachylum ou du collodion » (1).

Voilà certes de très louables recommandations, malheureuse-

(1) La plupart des règlements en France contiennent cet article.

ment elles ne semblent avoir été votées que pour figurer dans le règlement, afin qu'elles puissent témoigner auprès des familles de toute la sollicitude et de tout le souci de l'administration. Nous croyons inutile d'insister pour démontrer que sous ce rapport l'application du règlement laisse beaucoup à désirer.

Dès l'année 1842, dans une lettre adressée au préfet de la Seine, le Ministre de l'Intérieur se plaint « des abus qui sont assez fréquents et qui ont excité souvent de légitimes plaintes. »

Le chef de service, seul délégué autorisé pour faire l'autopsie, se fait presque toujours remplacer par l'interne, lequel, à son tour, charge le garçon d'amphithéâtre d'accomplir la besogne. A Lisbonne, jusqu'en 1871, l'ouverture des corps était faite par le garçon d'amphithéâtre, et le professeur ne touchait à aucune pièce ; il indiquait au garçon où et comment il devait faire une section. (1)

Du reste, les infractions sont si fréquentes que les administrations vraiment soucieuses de leurs devoirs se voient souvent obligées d'intervenir pour rappeler le service des autopsies au respect du règlement. Nous en trouvons une preuve dans les archives des hôpitaux de Lyon. Le 11 septembre 1888, le Préfet du Rhône dut écrire au président du conseil général d'administration des hospices civils de Lyon pour l'informer « que des plaintes avaient été faites sur la façon dont on procédait aux autopsies. » Le Préfet rappelle que le règlement exige un délai de 24 heures et la présence du chef de service à l'opération qui doit se faire avec toute la décence convenable. Il termine en déclarant qu'il serait obligé de sévir si des infractions au règlement lui étaient de nouveau signalées.

Et comment le règlement sera-t-il respecté dans les autres hôpitaux, s'il ne l'est pas, d'une façon complète, dans les hôpitaux de Lyon, reconnus universellement comme des hôpitaux modèles, et qui méritent vraiment cette bonne réputation ! Et comment les autres points du règlement sur lesquels l'Administration ne fait que passer, seraient-ils observés, si l'on n'observe même pas les articles sur lesquels l'Administration insiste avec tant de persistance et dont l'exécution lui tient tant à cœur !

Un scribe quelconque, chargé de rédiger la réponse à la lettre que nous avions adressée à l'administration d'un grand hôpital de France pour obtenir des renseignements, nous disait « que

(1) Bourneville et P. Bricon, loc. cit. p. 25.

les corps des décédés étaient descendus à la salle des morts immédiatement après la mort. » L'administrateur de service, lisant cette lettre au moment de la signer, modifia par une rature le renseignement fourni et indiqua que les corps restaient deux heures dans les salles. Le scribe, simple employé, nous avait répondu d'après ce qu'il voyait faire, l'administrateur nous avait répondu d'après l'article du règlemsnt. Et c'est d'ailleurs un fait constant, nous l'avons vérifié chaque fois que nous avons essayé de contrôler les renseignements officiels par des renseignements officieux : toujours une contradiction flagrante existait entre les uns et les autres.

Dans l'hôpital de L... (France), le règlement est comme celui de la plupart des hôpitaux : constatation du décès par l'interne, séjour de deux heures dans la salle des malades, autopsie vingt-quatre heures au moins après le décès. Mais combien diffère la pratique, si nous en croyons un confrère qui a été interne pendant plusieurs années dans cet hôpital ! Le décès n'est jamais constaté par l'interne, celui-ci se contente de signer le certificat de décès sur l'indication de l'infirmier ou de l'infirmière, et ne visite jamais le corps du supposé décédé : le cadavre est transporté immédiatement à la salle des morts, laquelle se trouve dans un état de délabrement et d'abandon complets ; aucun délai n'est gardé avant l'autopsie, dont le moment est fixé au gré et à la fantaisie des internes. Jusque dans ces derniers temps, les cadavres étaient portés au cimetière dans des cercueils dont le fond était à claire-voie : souvent des débris de cadavre s'échappaient à travers les fentes du cercueil, et c'est à la suite de plusieurs plaintes motivées que l'Administration s'est enfin décidée à employer des cercueils un peu plus soignés. Dans ce même hôpital, vers le milieu de la nuit, un malade se jette du deuxième étage dans la cour. On informe l'interne de garde de l'accident : « Le malade est mort », lui dit-on. « S'il est mort, répond l'interne, qu'on le transporte au dépôt », et il continue de dormir. C'est ce qu'on appelle dans les règlements faire constater le décès par l'interne.

Un de nos amis est resté malade pendant plusieurs semaines à l'hôpital militaire de P... « J'ai vu mourir à côté de moi, nous a-t-il affirmé, plusieurs de mes camarades, j'ai même aidé maintes fois à transporter les corps à l'amphithéâtre. Les décès n'étaient jamais constatés : dès qu'un malade était jugé mort, et même avant qu'il fût mort, pour le soustraire aux regards des voisins, on couvrait son visage. Immédiatement on le roulait dans le drap de lit où il était mort, on le descendait à l'amphithéâtre et on le déposait sur une dalle de pierre légèrement creusée en cuvette. »

Un ancien infirmier, aujourd'hui docteur en médecine, a été témoin plus de cent fois, nous dit-il, de la mort de militaires dans un hôpital très important, et il n'a jamais vu une seule fois que le décès fût constaté par un médecin. Un soldat rendait le dernier soupir durant la nuit : l'infirmier de garde réveillait son camarade, allait au poste prévenir l'infirmier major de service, celui-ci montait dans la salle, et précédant le lugubre cortège avec une lanterne, séance tenante, sans aucune vérification de la réalité de la mort, faisait descendre le corps à l'amphithéâtre.

En ce qui regarde les hôpitaux de Marseille, nous prions le lecteur de s'en rapporter à notre propre témoignage. Nous avons été comme élève dans chacun de ces hôpitaux, et nous affirmons à nouveau n'avoir jamais nous-même constaté un décès, et nous n'en avons jamais vu constater ni par les internes, ni par les chefs de service : ce soin incombait à la religieuse de garde ou à l'infirmier.

Durant l'épidémie cholérique de 1884, alors que nous étions élève à l'hôpital du Pharo, nous avons vu partir, pour être immédiatement autopsiés ou mis en terre, jusqu'à 16 cadavres par jour, et cela sans aucun examen, sur la seule déclaration du surveillant de la salle : dès qu'un cholérique était supposé décédé, il était immédiatement descendu dans une salle des sous-sols transformée en dépôt, et le médecin, chef de service, signait à sa prochaine visite, mêlé à toutes les autres pièces administratives, le certificat de décès de celui dont le corps avait peut-être déjà été porté au cimetière.

Ces infractions au règlement sont si communes, et l'Administration y ajoute si peu d'importance, qu'elle ne fait souvent aucune difficulté de reconnaître elle-même toute la différence qui existe entre la pratique et le règlement. Nous avons vu plus haut le directeur de l'hôpital de Mâcon avouer, en toute franchise, que les décès qui, *réglementairement*, doivent être constatés par le médecin, *pratiquement*, ne sont constatés que par la surveillante de la salle.

Nous avons de sérieuses raisons pour croire qu'à l'Étranger les règlements ne sont pas mieux observés. Citons un exemple. Les questions relatives aux décès dans l'hôpital de Bavière à Liège, hôpital affecté plus spécialement au service des cliniques, sont régies par un règlement datant de 1869. L'article 16 de ce règle-

ment dit que les morts *doivent être veillés* dans la salle mortuaire.
et l'article 212 est ainsi conçu : « Après la mort dûment constatée
par l'un des chefs du service de santé ou par l'élève de garde, le
cadavre sera enlevé et transporté dans la salle dite *des morts*. Il
y sera déposé sur un lit et recouvert d'une couverture de laine.
un cordon correspondant à la sonnette placée à l'extérieur sera
attaché à l'un de ses bras pour donner l'éveil dans le cas où la mort
n'aurait été qu'apparente. » Or, nous savons par la description
que nous avons donnée plus haut de l'état lamentable dans lequel
se trouvait le dépôt mortuaire de l'hôpital de Bavière en 1883.
que depuis longtemps les articles si humanitaires du règlement
sont tombés dans l'oubli le plus complet. Nous avons vu plus
haut comment, au mépris de tous les règlements, le docteur
Estappey, dans un but scientifique, jeta dans le bassin de l'hôpital
le corps d'un malade qui venait de mourir et l'y garda pendant
15 heures.

Dans les hôpitaux du Tonkin, de la Cochinchine et de
l'Annam, les choses se passent de la façon suivante (les renseignements nous ont été fournis par un de nos amis, sous-officier
de l'infanterie coloniale, qui a passé par les hôpitaux de Saïgon,
d'Haïphong, d'Hanoï, de Hue, de Mitho, de Tourane, etc., et qui
a pu étudier de près la façon de procéder dans ces hôpitaux) :

Les décès doivent être constatés par le médecin de garde.
mais ordinairement la constatation en est faite par l'infirmier de la
salle. Dès que la mort est constatée, la sœur ou l'infirmier ferme
les yeux du décédé et lui met une pièce de toile sur le visage ;
le corps, roulé dans un des draps de lit, est enlevé aussitôt et
descendu à la salle des morts dans un cercueil fermé par un
couvercle à charnières : le corps reste dans le cercueil ainsi fermé
jusqu'au moment de l'autopsie qui a lieu généralement 5 à 6
heures après le décès. quelquefois plus tôt. Il n'est d'ailleurs
l'objet d'aucun soin ni d'aucune surveillance, et, une fois sorti
de la salle des malades, il reste seul, abandonné dans la salle des
morts jusqu'au moment de l'inhumation. qui a lieu, pour les cas
ordinaires, 12 heures environ après le décès : s'il s'agit d'une
maladie contagieuse. le corps est mis en terre deux heures après
dans un fossé rempli de chaux vive.

Nous n'en finirions plus, si nous voulions donner tous les
renseignements particuliers que nous avons pu nous procurer
touchant la pratique suivie dans les hôpitaux pour la constatation
des décès. Tous ces renseignements légitiment pleinement notre

affirmation du début, à savoir que, dans les hôpitaux, il n'y a aucune vérification des décès. Nous en avons, comme dernière preuve, la sévère circulaire (mars 1907) du directeur de l'Assistance publique constatant que, dans les hôpitaux de Paris, la vérification des décès est faite par de simples infirmiers. Le passage mérite d'être cité : « *Il m'a été signalé*, écrit M. Mesureur, *que, dans la plupart des établissements hospitaliers, les corps des administrés décédés seraient transportés dans la salle des morts, sur les seules instructions de la surveillante de service, sans qu'aucune personne compétente, chef de service ou interne en médecine, n'ait été appelé à constater le décès.* » Après un tel aveu émanant du directeur même de l'Assistance publique pourra-t-on nous taxer d'exagération et douter encore de la triste réalité des faits que nous avons avancés !

Nous demandions récemment à un chef de service d'un très grand hôpital de province comment il vérifiait les décès alors qu'il exerçait les fonctions de chef interne dans ce même hôpital. Notre question parut tout d'abord le surprendre : on accorde à la vérification des décès si peu d'importance dans les hôpitaux qu'il ne se rappelait plus avoir jamais été appelé à constater un décès. Puis, précisant ces souvenirs, il reconnut, en effet, que la constatation des décès figurait parmi les attributions du chef interne, mais il n'avait jamais fait une seule vérification de décès, se contentant de signer, sans aucun examen, le billet que lui présentait l'infirmier, et il ajoutait : « A l'heure actuelle, on ne procède pas autrement ! »

Nous citerons encore un petit incident en apparence sans importance, mais qui confirme à merveille tout ce que nous avons dit jusqu'ici sur la complète indifférence des médecins touchant la constatation et la vérification des décès dans les hôpitaux. Notre ami, M. le docteur Louge, chirurgien des hôpitaux de Marseille, étant membre du jury pour le concours de l'internat, crut devoir mettre dans l'urne, comme question de garde, le sujet suivant : « *Diagnostic de la mort réelle.* » Etonnement des autres membres du jury, qui ne trouvèrent pas à ce thème le caractère essentiellement pratique que doivent présenter les questions dites *de garde !* Et, pourtant, lorsqu'un malade, dirigé sur l'hôpital, paraît avoir rendu le dernier soupir au moment où l'interne de garde est appelé à l'examiner, il nous semble qu'il y a un certain intérêt pratique à ce que l'interne puisse se prononcer sans hésitation et ne commette pas la faute irrémédiable d'envoyer à la salle des morts, pour y mourir définitivement, un malade qui, soumis au traitement de la mort apparente, eût pu reprendre l'usage de ses sens (1).

Cette incurie complète dans le service de la vérification des décès existe dans tous les hôpitaux, à Paris comme en province, à l'Étranger comme en France.

Le directeur d'un hôpital étranger, répondant à notre questionnaire, nous écrivait que le danger de la mort apparente n'était pas à craindre dans son établissement *puisque tous les décédés* y étaient soumis à l'autopsie, et il semblerait en effet que cette suprême épreuve fût la dernière ressource qui restât aux pauvres pour échapper à l'épouvantable malheur d'être enterré vivant. Il ne faut point oublier pourtant que l'autopsie est une fin et non un moyen : on ne doit point faire l'autopsie pour s'assurer du décès, mais on doit s'assurer du décès pour faire l'autopsie.

Nous terminerons par la lettre que nous écrivait le comte Michel de Karnice-Karnicki, un grand philanthrope, qui a voué sa vie à la solution du problème de la mort apparente et qui est très au courant de ce qui se passe dans le monde entier, en Russie plus spécialement, touchant la constatation des décès : « Vous désirez connaître, nous disait-il, les règlements, prescriptions ou instructions au sujet de la constatation des décès dans les hôpitaux. Ceci varie suivant les provinces et les villes de notre énorme empire, mais ce qui ne varie certainement pas, c'est qu'on ne constate absolument rien. On attend impatiemment le sujet à livrer à la dissection. C'est beau pour la science ! Mais on oublie que la science est faite pour l'individu, et l'individu disparaît en présence d'une troupe d'élèves en médecine avides d'apprendre ! Triste chose et comment en sortir ? »

Que le lecteur veuille bien maintenant se reporter aux deux textes qui servent d'épigraphes à ce livre, et il comprendra mieux combien les professeurs Tourdes et Brouardel avaient raison de porter un jugement aussi sévère sur le service de la constatation des décès dans les hôpitaux. Mais nous voulons édifier d'une façon complète la religion du lecteur à ce sujet, et nous espérons qu'il partagera entièrement notre conviction lorsqu'il connaîtra les faits dont nous allons étayer notre thèse dans le chapitre suivant.

1) Voir les observations que nous citons chap. II et chap. V.

CHAPITRE II

Opérations post mortem sur des vivants
Le danger de la mort apparente dans les hôpitaux
démontré par les faits

L'absence de toute constatation des décès, l'ensevelissement immédiat, l'abandon et le délaissement complet des morts dans les salles de dépôt exposent sûrement au danger de la mort apparente dans les hôpitaux. Nous croyons avoir suffisamment démontré la légitimité de nos craintes à ce sujet: voyons si nos funestes prévisions sont confirmées par les faits.

Évidemment, nous ne pouvons répondre de la véracité de chacune des observations que nous avons recueillies çà et là dans la littérature médicale, mais on conviendra qu'ici les faits ont un cachet d'authenticité qu'on ne trouve pas toujours ailleurs: ces faits ont été publics et se sont produits généralement devant une nombreuse assistance. Ils ont été d'ailleurs le plus souvent racontés par des médecins d'un grand renom scientifique, d'une parfaite bonne foi, et par ceux-là mêmes qui ont assisté au tragique événement (tels Winslow, Philippe Peu, Louis, Deschamps, Frank, Josat, Portal, Bouchaud, Depaul, Trousseau, Andral, Brouardel, Morache, etc., etc.)

§ 1. — Opérations post mortem (autopsie et dissection, embaumement, opération césarienne) pratiquées sur des personnes en état de mort apparente.

Sue, à propos des autopsies, de l'opération césarienne et des embaumements, dans un très curieux ouvrage (1), tient à mettre en garde l'opérateur contre toute erreur possible. « Il est aussi très à propos, dit-il, en quelque circonstance que ce soit, de

(1) Sue : *Anthropotomie ou l'art d'injecter, de disséquer, d'embaumer et de conserver les parties du corps humain.* Paris 1765.

s'informer des parents, des amis ou autres personnes, si le défunt ou la défunte n'étaient pas sujets de leur vivant à tomber dans des syncopes léthargiques. Ces circonstances ne doivent pas être négligées surtout dans les premiers moments du trépas; car des auteurs dignes de foi nous rapportent une infinité d'exemples de personnes rappelées à la vie, quoiqu'elles fussent depuis longtemps dans un état de véritable mort.» Nous allons rapidement, dans ce premier paragraphe, citer quelques observations se rapportant aux opérations *post mortem* pratiquées sur des personnes en état de mort apparente.

a) AUTOPSIE. — L'histoire a gardé le souvenir d'un certain nombre de cas d'autopsies pratiquées par erreur sur des vivants.

Le plus ancien et aussi le plus célèbre de ces cas, est celui qui faillit coûter la vie à l'illustre anatomiste Vésale : « L'histoire dit qu'un gentilhomme espagnol mourut en 1564 à la suite d'une maladie dont les causes avaient échappé à Vésale. Il sollicita de la famille de faire l'autopsie, ce qui lui fut accordé non sans difficulté; or, au moment où le cadavre fut ouvert, les assistants crurent voir le cœur palpitant encore. Saisis d'épouvante et sans examen aucun, ils coururent chez la famille. Bientôt Vésale parut devant le tribunal de l'Inquisition, accusé d'homicide ou d'impiété, et des juges impitoyables ou fanatiques prononçaient contre lui la peine de mort. Ce ne fut que par les prières de toute la cour et aussi par l'autorité du roi Philippe, (et surtout du grand inquisiteur dont il était le médecin), qu'on obtint que la peine fût commuée en un voyage expiatoire à la Terre Sainte. » (1)

Le cardinal Mazarin se serait éveillé pendant une autopsie, commencée par erreur, achevée par politique (Tourdes). L'abbé Prévost, l'auteur de *Manon Lescaut*, aurait expiré sous le scalpel d'un chirurgien de village qui, le croyant mort, aurait prématurément pratiqué son autopsie. Ces faits, dénués de tout contrôle, ne nous paraissent pas suffisamment authentiques pour être classés parmi les observations vraiment scientifiques.

Nous citerons plus bas deux autres observations de supposés décédés dont l'un se réveilla durant les préparatifs de l'autopsie et dont l'autre revint à la vie dans l'amphithéâtre de dissection

(1) Dezeiméris, in *Dictionnaire historique de la médecine ancienne et moderne*. Paris 1839 — *Horret animus meminisse Vesalium eo negligentia sua faisse perductum ut,* etc. Lancisi, *de subit mortib* lib. 1 cap. XV. Schienchius qui a rapporté, ainsi que Lancisi, ce fait d'après A. Parel, dit de la femme que Vésale a ouverte...... *inexpiabili et famoso errore occisa est,* lib. 1 — obs. 289.

au milieu d'un grand concours d'élèves. Des faits analogues sont signalés par sir John Forber, M. D, et d'autres auteurs dans *l'Encyclopédie de médecine pratique*, 1867, T. I. p. 548-549.

G. Bernutz, dans le long travail qu'il a consacré à l'étude de l'hystérie (1), semble pourtant croire à l'authenticité du fait de Vésale : « Vésale et J.-P. Franck (2), dit-il, sont deux grands noms en médecine ; l'erreur qu'ils ont commise tous deux doit être d'un grand enseignement et mettre tout médecin en garde, chez les hystériques, contre les prétendus signes infaillibles de mort, s'il veut s'éviter l'amer remords qui a été la cause indirecte de la triste fin de Vésale. »

« Des faits incontestables, dit Winslow, prouvent encore que des sujets livrés trop brusquement au couteau anatomique ont donné par leurs cris des marques certaines de vie, lorsqu'ils en ont senti le tranchant, à la honte éternelle de l'anatomiste imprudent, honte égale à l'indignation de la famille du survivant. » (3)

Il est certain que des cas d'autopsie et de dissection hâtives durent être enregistrés à l'époque où médecins et étudiants, pour faire de la dissection, devaient acheter des bourreaux les cadavres des suppliciés. Les sentences criminelles portaient bien « *pendu et étranglé jusqu'à ce que mort s'ensuive* », mais le plus souvent le bourreau se fiait aux apparences, et, si nous en croyons les auteurs, il leur arriva maintes fois de livrer aux anatomistes des corps chez lesquels la vie n'était pas encore complètement éteinte. Voltaire, dans le passage suivant de *Candide*, fait allusion à cet accident : « Il est vrai, dit Panglos, que vous m'avez vu pendre : je devais naturellement être brûlé ; mais vous vous souvenez qu'il plut à verse lorsqu'on allait me cuire : l'orage fut si violent qu'on désespéra d'allumer le feu, je fus pendu parce qu'on ne put mieux faire ; un chirurgien acheta mon corps, m'emporta chez lui et me disséqua. Il me fit d'abord une incision cruciale depuis le nombril jusqu'à la clavicule... Je respirais encore. L'incision cruciale me fit jeter un si grand cri que mon chirurgien tomba à la renverse, et, croyant qu'il disséquait le diable, il s'enfuit en mourant de peur, etc... »

Agrippa prétend que, de son temps, la chirurgie, à cause » de

(1) In *Nouveau dictionnaire de méd. et de chirurg.* de Jaccoud, T. 18, p. 524.

(2 Voir plus bas le fait relatif à l'erreur commise à l'Hôpital de Vienne par ce célèbre professeur.

3) Winslow (J.-B.): *An mortis incertæ signa minus incerta a chirurgicis quam aliis experimentis.* Paris, 1740, p. 15.

sa sanglante cruauté », était « tenue pour infâme ». Il ajoute :
« Toutefois l'anatomie la surpasse en cruauté, qui est une publique
boucherie pour les uns et les autres, tant médecins que chirurgiens,
par laquelle jadis les criminels condamnés à mourir estoyent avec
très cruels torments descoupés tous vifs et retenans encore l'esprit.
Mais à présent, pour la révérence de nom et religion chrestiennes,
l'on est devenu un peu plus humain : car l'homme est premiè-
rement occis, ou par leurs mains, ou par la main de l'officier... » (1)

Cœsalpin dit avoir connu plusieurs personnes qui avaient
été rappelées à la vie après avoir subi le supplice du gibet.
Morgagni en rapporte aussi quelques exemples.

Un garçon de ferme avait été pendu. Les pénitents blancs, à
la confrérie desquels appartenait le supplicié, le détachèrent de
la potence dès que l'exécuteur l'eut abandonné. Ils le portèrent
dans leur chapelle où on le saigna trois fois dans l'espace de
deux heures : il fut rappelé à la vie, mais il succomba à la fin du
jour.

Anne Green, exécutée à Oxford le 14 décembre 1650, était
restée attachée au gibet durant une demi-heure. Elle était déjà
dans le cercueil, et on se disposait à la porter en terre, lorsqu'on
s'aperçut qu'elle présentait certains mouvements alternatifs de la
poitrine. Les docteurs Plyty, Villis, Bathurst et Clarck lui donnèrent des soins, et elle revint à la vie.

Un meunier des environs d'Abbeville, passant près d'un
endroit où était exposé un voleur qui avai été pendu la veille,
crut remarquer que le supplicié n'était pas mort. Un mouvement
de compassion l'engagea à éclaircir son doute qui, d'ailleurs, se
trouva bien fondé. Il détacha le corps à l'aide de son charretier,
le mit sur sa charrette et l'emmena chez lui ; au bout de quelques
jours, le pseudo-mort était complètement sur pied.

Horstius rappelle l'histoire d'une femme qui, deux heures
après avoir été descendue du gibet, accoucha de deux jumeaux
pleins de vie. Il est permis d'admettre, pour des raisons que nous
donnons plus bas (p. 79) que cette femme vivait encore au moment
où elle fut détachée du gibet comme étant vraiment morte.

Le 14 mars 1853, un condamné à mort subissait à Turin le
supplice de la corde. Son corps, détaché de la potence et déposé
dans une bière, avait été porté au cimetière suivant l'usage : mais
un éclat de toux étant parti du cercueil, on s'aperçut que le pendu

____

(1) Agrippa : *De incertitudine et vanitate scientiarum*, Anvers, 1530.

n'était pas mort. Immédiatement. il fut transporté dans la demeure du chapelain où tous les secours lui furent prodigués. Il revint à la vie pour mourir définitivement quelques heures après.

Marin Bunoust cite le fait suivant: « Une fille de 23 ans. servant en qualité de domestique à gages à....., accusée d'avoir soustrait des effets, mise en prison. convaincue de vol, fut condamnée à être pendue. Le jugement reçut son entière exécution; elle fut pendue. mais on la dépendit peu de temps après pour conduire son cadavre à l'école de chirurgie. comme on avait l'habitude de faire de tous les corps des suppliciés. Le cadavre fut placé sur une table : déjà le professeur se disposait à ouvrir l'abdomen, quand il s'aperçut que le corps était encore chaud. ce qui le détermina à engager les élèves à seconder ses soins, à redoubler de zèle et de patience pour rappeler cette fille à la vie. Ils se rendirent volontiers à cette philanthropique invitation, et leurs soins furent couronnés du plus grand succès, car vingt minutes étaient à peine écoulées qu'on aperçut quelques mouvements respiratoires; quelques frémissements du cœur se firent sentir: on pratiqua une saignée à la veine jugulaire. après laquelle la malheureuse fille fit entendre quelques soupirs entrecoupés : quelque temps après elle ouvrit les yeux et s'écria d'une voix assez forte pour être facilement entendue, en s'adressant au professeur : Vous le savez. grand Dieu, si je suis coupable. » (1)

Tous ces faits justifient l'opinion de Sue que nous citions au début de ce chapitre. et aussi l'opinion de Riolan par laquelle nous terminerons. Cet auteur insiste longuement sur le danger qu'il y a à pratiquer de trop bonne heure l'autopsie des suppliciés: « *Quamdiu calet corpus. si parum distat a suspendio. incidi non debet. quoniam humanitas et pietas a nobis exigunt ut*, si quis vitæ nondum extintæ spiritus effulgeat. *omni arte suscitetur ut vitæ misero restituatur ad pænitentiam agendam* » (2)

Le conseil de Riolan engageant les anatomistes à traiter avec moins de précipitation les corps des suppliciés, bien que vieux de plusieurs siècles. est tout d'actualité avec l'emploi de *l'électrocution* comme moyen de dernier supplice. Le plus souvent l'électrocuté n'est qu'en état de mort apparente, et c'est dans cet état qu'il est livré à la dissection « Les déboires de l'électrocution

---

1. Marin Bunoust : *Vues philanthropiques sur l'abus des enterrements précipités ; précautions à prendre pour que les vivants ne soient pas confondus avec les morts,* Arras. 1826 p. 94 et 95.

(2) Joannis Riolandi : *Anthropographia*, Paris 1618. in 8.

ne se comptent plus, et c'est aujourd'hui une notion sur laquelle il est oiseux d'insister. Mais ce qu'on ignore davantage, c'est que certains condamnés ont dû être « *achevés* » par les médecins à l'aide de doses énormes de chloroforme. *D'autres condamnés ne sont morts que sous le couteau de l'autopsie auquel on fait appel presque aussitôt après l'exécution.* (1)

Voici ce que nous lisons, dans *l'Année électrique*, sous la plume si autorisée du docteur Foveau de Courmelles :

« Un médecin américain, le D' Peter Gibbons, vient d'adresser au directeur de la prison de New-York une étrange requête. Il lui demande l'autorisation de ressusciter un criminel quelconque exécuté à l'aide de la fameuse chaise électrique qui, là-bas, sert aux exécutions. Le docteur prétend que pas un des criminels qui furent transportés au cimetière après avoir passé par la chaise d'exécution, n'avait été tué par le courant électrique. *Ils trouvèrent,* assure-t-il, *la mort sous le scalpel du chirurgien ou furent asphyxiés par la chaux vive.* »

Après le docteur Gibbons, le docteur Georges Shrady est venu en 1909 renouveler les mêmes affirmations. Le docteur Georges Shrady est inspecteur des morts de la ville de New-York, et il a assisté, dans la prison de Sing-Sing, à l'exécution par électrocution de sept condamnés à mort. Ses déclarations ont ému au plus haut point l'opinion publique aux Etat-Unis. « L'exécution par l'électricité, dit Georges Shrady, ne tue pas, *et la mort n'est produite que par le couteau du médecin.* » Il maintient que, dans presque tous les cas, il serait possible de ranimer les personnes qui sont soumises au courant électrique dans la prison de Sing-Sing, et que celles-ci diraient alors les tortures qui leur ont été infligées. Il cite l'exemple d'un criminel, un nommé Taylor, qui revint à lui après avoir reçu le choc électrique, et que les médecins achevèrent en lui faisant respirer du chloroforme à haute dose. Chez un autre, William Kremmler, le premier choc ne produisit aucun effet mortel : un second passage du courant brûla effroyablement le malheureux, et les *signes de la vie subsistaient lorsque les médecins sectionnèrent le cerveau.* Le docteur Shrady se promet d'assister à d'autres exécutions, et lorsque les médecins auront déclaré que la mort est survenue, il prouvera qu'il est possible de rappeler la vie (2).

<hr>

(1) Voir *Gazette des Hôpitaux de Toulouse*, 1909, p. 176.

(2) Foveau de Courmelles in *Année électrique* 1908, p. 160 et *Année électrique* 1909, p. 155.

b). EMBAUMEMENT. — Au dire des auteurs, le cardinal Spinosa et le cardinal Somaglia auraient été tués par des chirurgiens qui auraient pratiqué leur embaumement alors qu'ils étaient en état de mort apparente. Le 4 janvier 1858, la célèbre actrice Rachel passa pour morte durant une crise de léthargie : elle s'éveilla au moment même où l'on allait procéder à l'embaumement de son corps.

A l'armée du Potomac, pendant la guerre de Sécession américaine, un industriel qui embaumait les corps, avait mis ses affiches dans le camp. « Cet aventurier, émule de Ganal, sauva la vie d'un colonel qu'un évanouissement prolongé, causé par un éclat d'obus, avait fait regarder comme mort, et qui, mis à part pour être embaumé, revint à la vie pendant l'opération. » (1)

On sait que les embaumements, à l'heure actuelle, sont d'une pratique courante en Amérique. Or, un auteur américain s'est attaché à faire des recherches sur ce sujet à New-York, et il déclare sur son honneur « qu'une quantité considérable de gens sont tués annuellement en Amérique par les procédés des embaumements » : d'après lui, ces décès sont assez nombreux pour attirer l'attention de l'opinion publique et des pouvoirs constitués. (2)

Tous les journaux ont relaté le très curieux cas suivant de catalepsie qui aurait été constatée au Canada, en 1906 : « Une jeune femme de 25 ans, Mme Shartoog, habitant Wisconsin, non loin de Montréal, s'affaissait subitement entre les bras de son mari qu'elle venait d'épouser. Les médecins déclarèrent qu'elle était morte, et on la plaça dans un cercueil, en attendant qu'on vînt pour l'embaumer. Les parents de la jeune femme se tenaient, pendant la nuit, dans une chambre voisine de celle de la défunte quand ils entendirent du bruit semblant provenir du cercueil. Ils se levèrent tremblants d'émotion, pénétrèrent dans la chambre mortuaire et constatèrent que la morte avait conservé sa rigidité cadavérique. Ils retournèrent à leur place. Une demi-heure après ils perçurent des gémissements très distincts ; terrorisés, les hommes s'enfuirent ; plus courageuses, les femmes s'approchèrent du cercueil, et l'une d'elles s'aperçut que le suaire s'agitait faiblement. A ce moment, l'embaumeur apparut, et tandis qu'il

---

(1) Cité par Tourdes, in article : Mort, du *Dictionnaire des sciences médicales*, 2me série, Tom. IX, p. 613.

(2) Cité dans les brochures de la *Société de Londres contre le danger des enterrements prématurés*.

se disposait à commencer l'opération. celle que l'on croyait morte se dressa brusquement et s'assit dans le cercueil secouant le suaire qui la recouvrait. Elle déclara que depuis plus de vingt-quatre heures. elle entendait tout ce qui se disait autour d'elle sans pouvoir crier ni faire comprendre son horrible situation. »

c). OPÉRATION CÉSARIENNE. — Cette opération, d'après certains auteurs. aurait été souvent pratiquée sur des femmes que l'on croyait mortes et qui n'étaient qu'en état de mort apparente. Van Swieten et Baudelocque citent trois observations de femmes sur lesquelles on se disposait à pratiquer l'opération césarienne. lorsqu'elles revinrent de leur syncope.

Trinchinetti parle d'un cas plus malheureux : l'incision abdominale fut faite, le sang artériel fut dardé contre le chirurgien au moment où il ouvrit la matrice, et la femme mourut pendant l'opération (1). Le narrateur n'a pas été témoin du fait. on est donc autorisé à conserver quelques doutes sur son authenticité, mais il ne saurait en être ainsi du fait de Philippe Peu. Cet auteur rapporte lui-même la fatale mésaventure qui faillit lui arriver. Une femme. parvenue au terme de sa grossesse. venait de succomber ; le grand accoucheur est appelé à pratiquer l'opération césarienne pour sauver l'enfant. Les voisins affirmaient que la femme était morte : « Je le crus aussi. dit-il. et portant l'instrument pour faire une incision. je vis cette femme faire un tressaillement accompagné de grincements de dents et de remuement des lèvres, dont j'eus une si grande frayeur que je pris alors la résolution de ne plus opérer qu'à coup sûr » (2). D'Outrepont. au dire de Tourdes, faillit pratiquer l'opération césarienne sur une femme qui ne présentait ni pouls, ni battement de cœur et qui cependant revint à la vie.

Cangiamila. dans son traité d'*Embriologie sacrée* (3). le docteur Debreyne. dans son traité de *Mœchialogie*. pour montrer la nécessité de pratiquer toujours l'opération césarienne, quel que soit le temps écoulé depuis le moment supposé de la mort, citent l'un et l'autre plus de cinquante observations d'enfants qui ont pu être retirés sains et saufs du sein de leurs mères, bien que la mort de celles-ci remontât à de très longues heures, quelquefois même à plusieurs jours. « Et encore. ajoute Debreyne. nous passons sous silence une foule de faits rapportés par les anciens

(1) Trinchinetti. in *Journal génel. de médecine*. tom. 60.
(2) Philippe Peu : *La pratique des accouchements*, Paris 1694. p. 333.
(3) Traduit en français et abrégé par l'abbé Denouard.

auteurs pour arriver tout de suite aux naissances posthumes plus modernes et moins contestables. » Les faits sont là, conclut-il, qui prouvent la possibilité du succès après un intervalle de *vingt-quatre heures, de deux jours et même de trois jours.* » (1)

Certains physiologistes ont réduit à un quart d'heure et même à quelques minutes à peine le temps pendant lequel le fœtus contenu dans l'utérus pouvait survivre à la mère. Ceux ci sont peut-être dans l'erreur, mais il est impossible, physiologiquement, d'admettre la longue durée de survie acceptée par les auteurs théologiques. Il est probable que lorsque le succès a couronné l'opération pratiquée à une heure aussi tardive, la mort de la mère ne devait être qu'apparente ou du moins n'était devenue réelle que peu de temps avant l'opération. Cette interprétation des faits résulte de l'analyse même des observations rapportées par les auteurs sacrés: nous ne citerons que les deux suivantes qui nous donnent entièrement raison.

Une dame mourut à Bruxelles, le jeudi à dix heures du matin ; le samedi suivant, à dix heures du matin, elle accoucha d'un enfant de 7 mois vivant. Une consultation, signée de Riolan et de plusieurs autres médecins célèbres de la Faculté de Paris, déclara que *très probablement* la mort réelle n'avait eu lieu que le vendredi soir au moment où l'on avait observé des mouvements du ventre et un *vagitus* interne fort distinct.

Rigaudaux fut appelé, en 1740, pour accoucher une femme aux environs de Douai. Il ne put se déplacer immédiatement et, lorsqu'il arriva, la femme était morte: depuis deux heures déjà, elle était ensevelie. Néanmoins, il se mit en devoir de la délivrer artificiellement, et amena un enfant mort-né. La besogne terminée, jugeant sa présence inutile, il se retira, mais bientôt il fut rappelé: l'enfant avait donné des signes de vie, et, lorsque Rigaudaux arriva, il le trouva pleurant avec autant de force que s'il était né heureusement. Etonné de ce fait, il veut visiter la mère une seconde fois: on l'avait encore ensevelie. Il fait enlever tout l'appareil funèbre, et, après un examen attentif, il la juge morte comme après la première inspection. Il recommande néanmoins, en partant, de l'entourer de certains soins et de la laisser sur son lit : deux heures après, la mère était pleine de vie (2).

Ces deux observations, et plus spécialement celle de Rigau-

(1) Debreyne : *Méchialogie : combien de temps le fœtus peut-il continuer de vivre de la vie ultra-utérine après la mort de sa mère ?* P. 447 à 456.

(2) Cité par le *Journal des Savants*, 1749.

ne sont-elles pas de nature à nous laisser supposer qu'il y a eu erreur et que la mort était loin d'être certaine dans les faits si nombreux de survie de fœtus rapportés par Debreyne et Cangiamila ? Ces mêmes observations ne nous autorisent-elles pas à affirmer qu'il pourrait y avoir danger non seulement pour l'enfant mais peut-être aussi pour la mère à laisser pratiquer l'opération césarienne par une personne étrangère à la médecine *immédiatement après le moment supposé de la mort ?* Debreyne lui-même, malgré son ardeur à défendre la thèse qu'il faut avant tout assurer le baptême de l'enfant, est obligé d'admettre ce danger, et donne, comme moyen pour le prévenir, d'avoir recours tout d'abord à des incisions cutanées superficielles, surtout à la plante des pieds : ce moyen malheureusement n'est d'aucune valeur : « Mais enfin, dit-il, on nous objectera : si par hasard la femme n'était que dans un état de léthargie ou de syncope, en un mot dans un état de mort apparente, une main incompétente ne déterminerait-elle pas la mort réelle et immédiate ? » Et il répond : « Sans doute, la chose est possible, même sous la main la plus compétente et la plus exercée. C'est ici une de ces fatalités malheureuses, de ces éventualités néfastes, inhérentes à la difficulté de la matière, comme disent les théologiens, et qui fort heureusement sont extrêmement rares ». Pas si rares pourtant si les faits de survie que rappellent Debreyne lui-même et Cangiamila sont vraiment authentiques (1).

§ 2. — Persistance des battements du cœur constatés à l'autopsie

On trouvera dans notre livre un certain nombre d'observations empruntées à des auteurs réputés anciens. La médecine moderne semble ne tenir aucun compte de ces observations, et ne leur accorde aucun crédit, comme si les anciens étaient doués de moins de perspicacité et avaient moins de clairvoyance que nous. Nous avons cité plus haut l'opinion de Riolan au sujet du danger qu'il y avait à disséquer trop tôt les suppliciés. Or, voici que l'opinion du vieil auteur se trouve pleinement justifiée par des observations toutes récentes et dont l'authenticité ne saurait être mise en doute.

Quelques amis, étudiants en médecine, se trouvaient réunis dans l'amphithéâtre de l'Hôtel-Dieu de Marseille, pour pratiquer

(1) Voir plus bas deux observations d'enfants trouvés vivants dans le sein de leur mère au moment de l'autopsie.

des exercices de médecine opératoire. Comme il s'agissait d'opérations à faire sur l'œil, ils avaient eu soin de se procurer un cadavre frais. On sait, en effet, que les yeux s'altèrent rapidement après la mort, et il y a avantage, afin de se trouver dans les meilleures conditions les plus normales, à pratiquer les exercices sur ces organes le moins longtemps possible après la mort. Grâce à un bon pourboire, on avait le sujet désiré : le cadavre d'un enfant dont la mort remontait à peine à deux heures. Les exercices avaient commencé, déjà les deux yeux avaient été opérés de la cataracte, lorsqu'un des étudiants crut apercevoir des mouvements fibrillaires du côté de la région précordiale. Surpris, il applique aussitôt l'oreille et constate, avec étonnement, que le cœur battait encore. Chacun des étudiants, à tour de rôle, applique l'oreille, et tous reconnaissent la persistance des battements cardiaques. La stupeur se peint sur le visage des témoins, ils se consultent, hésitent et, dans leur trouble, ne savent quelle décision prendre. Avant de se déterminer, ils auscultent une dernière fois, ils trouvent alors que le cœur s'était arrêté : les battements avaient complètement cessé. Ce fait s'est passé il y a environ vingt ans. Il nous a été certifié authentique par un des témoins, aujourd'hui médecin.

Le professeur Goupil rapportait dans ses cours qu'étant élève, il reçut un jour l'ordre de faire une autopsie à un moment très rapproché de la mort : le péricarde ouvert, il saisit le cœur quand il crut sentir cet organe se contracter : la brusque section d'un gros vaisseau mit un terme au doute cruel qui s'éleva dans l'esprit du jeune médecin !

Le même fait, d'après Tourdes, aurait été constaté dans un cas de choléra !

« Un nouveau-né est retiré de la rivière d'Ill avec le placenta et le cordon intact : un médecin procède presque aussitôt à l'autopsie : un témoin oculaire, digne de foi, nous a affirmé que, le péricarde ouvert, il avait encore vu le cœur battre. » (1).

Les deux faits qui suivent ont été observés par des médecins et nous devons les admettre comme absolument certains dans tous leurs détails. C'est ainsi que les considère M. le Professeur Brouardel à qui nous les empruntons : « Ces deux faits, dit-il, ne permettent aucun doute. »

Le premier est dans la thèse de Parot. Il s'agit d'un condamné

(1) Tourdes, *loc. cit.* p. 614.

qui fut pendu à Boston, en 1858, et qui fut observé par les docteurs Clarck, Ellis et Schaw. Le supplicié était resté pendu pendant vingt-cinq minutes, et, lorsqu'on fit cesser la suspension, il n'y avait plus ni bruit ni impulsion cardiaques, la pupille était dilatée, la mort, en un mot, paraissait ne faire l'objet d'aucun doute aux yeux des médecins. Mais voilà qu'à onze heures trente minutes, c'est-à-dire une heure et demie après le commencement du supplice, un mouvement de pulsation régulier se montre dans la veine sous-clavière droite : « En appliquant l'oreille à la poitrine, on s'assura que cela dépendait bien du cœur, et l'on entendit 80 fois par minute un battement seul, régulier et distinct, accompagné d'une impulsion légère. On ouvrit alors le thorax et on mit à nu le cœur, ce qui n'excita aucunement ses mouvements pulsatoires. L'oreillette droite se contractait et se dilatait avec énergie et régularité. A midi, le nombre des pulsations était de 40 par minute ; à une heure quarante-cinq minutes, il y en avait 5 par minute. Les mouvements spontanés cessèrent à deux heures quarante-cinq minutes, et l'irritabilité ne disparut qu'à trois heures dix-huit minutes, plus de cinq heures après la pendaison. Bien que le docteur Clarck ne le dise pas, il est infiniment probable que le choc entendu par l'auscultation, avant l'ouverture du thorax, provenait des mouvements de l'oreillette droite et non des ventricules. » (1)

Le second fait ressemble au premier, mais il n'y eut pas d'autopsie puisque le supplicié se réveilla tandis qu'on le transportait : « Il s'est passé à Perth, il est rapporté par Hofmann (2). Il s'agit encore d'un criminel condamné à la pendaison : il portait autour du cou des ganglions qui neutralisaient en partie la constriction du nœud coulant qui l'enserrait. Quoi qu'il en soit, cet individu resta pendu pendant ving minutes, un médecin constata la mort et le corps du supplicié fut transporté au galop dans un fourgon à la salle d'autopsie : la distance du lieu de supplice à cette salle est assez longue. Quand le fourgon arriva, les médecins qui attendaient un cadavre, furent fort surpris de voir se dresser devant eux un individu qui les regardait avec des yeux effarés ; le pendu était revenu à la vie : on télégraphia au ministère de la justice pour savoir ce qu'il fallait faire, et le ministère répondit de surseoir et d'attendre. Il ne fallut pas

<hr>

(1) Parot : *De la mort apparente*, thèse d'agrégation, Paris, 1860.
(2) Hofmann : *Nouveaux éléments de médecine légale*, avec introduction et commentaires par Brouardel. Paris 1880.

attendre trop longtemps, car trois ou quatre heures après, le pendu mourait d'une congestion pulmonaire due évidemment aux suites de la pendaison. » (1)

« Dans ces deux cas, conclut le professeur Brouardel, l'erreur a été un fait médical, et il est impossible de douter qu'une erreur ait été commise précisément parce qu'elle est accompagnée d'observations médicales. » (2)

Ces mouvements du cœur constatés à l'amphithéâtre ne prouvent pas, d'une façon absolue, ainsi que le fait remarquer Tourdes, que l'on ait fait l'autopsie de personnes vivantes. Legallois dit : « Qu'importe que le cœur conserve son irritabilité plus ou moins longtemps qu'un autre organe, lorsqu'il est certain que fort longtemps avant qu'il l'ait perdue, et lors même que ses battements sont encore assez réguliers, il ne peut déjà plus entretenir la circulation, et que, quand il est parvenu à ce degré de faiblesse, la mort est irrévocable. » D'où l'auteur conclut « qu'il s'en faut bien que le dernier terme de la vie s'étende jusqu'à l'abolition de l'irritabilité du muscle cardiaque. » Le cœur, en effet, en dehors de l'irritabilité spéciale à tout tissu musculaire, porte en lui-même une autre raison de son activité. Il possède dans les petits centres nerveux qui lui sont particuliers, dans les ganglions que renferment ses parois, le principe d'une vie propre et indépendante dans une certaine mesure : c'est pourquoi il se contracte chez l'embryon, alors qu'il n'existe pas encore de système nerveux central ; de même que chez l'adulte, arraché de la poitrine et coupé en morceaux il bat en chacun de ceux-ci comme il bat dans la poitrine des guillotinés pendant de longues heures après la décollation. Les réflexions de Tourdes et de Legallois sont justes, mais en partie seulement, car s'il n'est pas prouvé que les personnes que l'on a autopsiées, alors qu'elles présentaient des mouvements cardiaques, fussent encore vivantes, il est encore moins prouvé qu'elles fussent réellement mortes. Quel signe avait-on de leur mort certaine ? Comment, d'ailleurs, établir une différence entre le cœur organe de la circulation et le cœur simple tissu musculaire ?

Mais il est inutile de discourir plus longtemps, et le fait par lequel nous allons terminer, à lui seul, prouve que, de nos jours, le danger d'être transporté vivant sur la table d'autopsie n'est pas

<hr>

1) Brouardel, *loc. cit.* p. 26.

(2) Voir p. 93 le cas de l'Indien observé à l'amphithéâtre de la Faculté de médecine de Calcutta.

absolument chimérique, alors même que la réalité de la mort
aurait été attestée par un maître éminent.

« Une de ces erreurs a été commise assez récemment (1880)
par un professeur de médecine légale. Il s'agissait d'un homme
de 26 ans pendu par autorité de justice. A deux reprises, le
Docteur Sikor l'examina et déclara chaque fois que la mort était
réelle. Le corps fut donc détaché de la potence et transporté
dans un fourgon à l'hôpital où il devait être autopsié. Là, on
constata que le supplicié exécutait des mouvements respiratoires
et râlait, la bouche couverte d'écume ; bientôt après, on pouvait
percevoir les pulsations radiales. Le supplicié vécut vingt-deux
heures après avoir été dépendu, mais il ne reprit connaissance
qu'imparfaitement et encore au dernier moment. »

« En ma qualité de professeur de médecine légale, dit Sikor,
j'enseigne plusieurs fois par an à mes auditeurs que le médecin
ne saurait mettre trop de soin à constater la mort des pendus,
des noyés, des nouveau-nés, et, pour prix de ma prévoyance et
de mon zèle, c'est à moi qu'il arrive une si poignante aventure. (1)

§ 3. — Cas de mort apparente observés dans les hôpitaux

A). — Hôpitaux civils

Observation. — Jeune homme deux fois déclaré mort et deux fois revenant à la
vie au moment où on se disposait à l'enterrer (Hôpital du Saint-Esprit à Rome).

Le célèbre médecin légiste Zacchias rapporte le fait suivant dont il
a été témoin à l'hôpital du Saint-Esprit, à Rome. « Un jeune homme,
attaqué de la peste, tomba dans une syncope si complète qu'on le crut
mort. Son corps fut mis au nombre de ceux qui, décédés de la même
maladie, devaient être incessamment enterrés. Pendant que l'on transportait les cadavres sur le Tibre, dans la barque destinée à cet usage, le jeune
homme donna quelques signes de vie, ce qui le fit rapporter à l'hôpital.
Il revint tout à fait de cet accident, mais, deux jours après, il retomba en
syncope. Réputé cette fois mort sans retour, on se disposait à l'enterrer,
lorsqu'il revint encore à lui. De nouveaux soins lui furent donnés, et il fut
guéri » (2).

Observation. — Jeune fille déclarée morte et transportée sans examen à l'amphithéâtre de la Salpêtrière pour y être disséquée ; revenant spontanément à
la vie, elle meurt faute de soins.

« Au mois de février 1746, une fille de la campagne, d'un tempéra-
ment très vigoureux, âgée d'environ vingt-cinq ans, partit à pied de

<hr>

(1) Sikor : *Die misslungene Justification* in Nabl. *Wiener med. Blatter*. (1880), cité
par Vibert in *Précis de médecine légale*. Paris 1908, p. 60.

(2) Zacchias : *Quæst. méd. lég.*, Amsterdam, 1651, Tom. III.

l'Hôtel-Dieu où elle était accouchée la surveille, et vint à la Salpétrière. Elle avait craint d'être attaquée d'une maladie qui régnait alors à l'Hôtel-Dieu sur les femmes en couches, et qui en fit périr plusieurs. La fatigue du chemin mit cette personne dans un état d'épuisement qui la fit tomber en syncope dès qu'elle fut arrivée et mise au lit. On la réchauffa extérieurement avec des serviettes chaudes, et on parvint, par quelques cordiaux, à la faire revenir de sa faiblesse. Au bout d'une heure, elle retomba dans le même état, et on la crut morte ; la sœur du dortoir m'envoya dire qu'il y avait dans son emploi un sujet dont je pouvais disposer pour mes leçons d'anatomie et de chirurgie. Mes élèves ne manquèrent point d'enlever ce sujet qui, enveloppé d'un drap simple, avait déjà passé deux heures dans une cour, exposé sur un brancard aux injures de la saison. Ils transportèrent ce corps dans l'amphithéâtre sans l'examiner : le lendemain matin, avant la visite des malades, un jeune chirurgien me dit qu'il avait entendu des bruits plaintifs dans l'amphithéâtre, comme si quelqu'un eût poussé des sanglots et de profonds soupirs, et que la frayeur l'avait empêché de se lever et de venir m'en avertir. J'allai promptement examiner le sujet ; je vis avec douleur que cette pauvre fille, qui était alors véritablement morte, avait fait des efforts pour se débarrasser du drap qui l'enveloppait. Elle avait une jambe par terre hors du brancard et un bras appuyé sur la barre du tréteau d'une table à disséquer, à côté de laquelle le brancard était posé. Je me rappelle ici les sentiments d'horreur et de compassion dont je fus agité dans cet instant ; je doute qu'il y ait un spectacle plus triste et plus touchant que celui-là. Je l'ai vu moi-même, et ce fait seul devrait être suffisant pour autoriser le projet d'un règlement contre la précipitation des enterrements. »

Ce fait est absolument authentique : il est cité par l'illustre chirurgien Louis, qui en fut lui-même témoin, ainsi qu'il l'affirme dans sa narration (1).

Observation. — Malade de l'Hôtel-Dieu de Paris déclaré mort et revenant spontanément à lui dans la fosse commune.

« Un crocheteur, demeurant rue des Lavandières, tombe malade et est porté à l'Hôtel-Dieu. Le croyant mort quelque temps après, on le transporte à Clamart avec les autres morts du même hôpital, et on le met avec eux dans la fosse. Il revient à lui sur les onze heures de la nuit, déchire son suaire, frappe à la loge du portier, qui lui ouvre la porte et revient chez lui. » (Cité par Bruhier) (2).

<hr>

(1) Louis : *Lettre deuxième sur la certitude des signes de la mort.* Paris, 1752.

(2) Bruhier-d'Ablaincourt (J.-J. : *Additions au mémoire présenté au Roi sur la nécessité d'un règlement général au sujet des enterrements et embaumements.* Paris 1746. Tom. I, p. 145-146.

Observation. — Jeune fille, traitée à l'Hôtel-Dieu de Paris, déclarée morte et revenant spontanément à la vie sur le brancard alors qu'on la portait à la fosse commune.

« La fille du nommé Gouge, artisan, ayant été conduite à l'Hôtel-Dieu et étant jugée morte de la maladie qui l'y avait fait transporter, donna heureusement des signes de vie dans le temps qu'elle était sur le brancard dont on se servait pour la porter dans la fosse. Elle guérit de cette maladie, et fut mariée depuis. Ce fait peut être encore certifié par Jeanne Gouge, sœur de la ressuscitée, blanchisseuse, demeurant rue de l'Arbalète, faubourg Saint-Michel. » (Cité par Bruhier) (1).

Observation. — Malade revenant à la vie dans la salle des morts de l'Hôpital Général de Vienne (Autriche).

« Le docteur Ferro me proposa de visiter la chambre des morts. C'est une grande chambre, propre, ayant deux autels garnis de tapis de laine. C'est là qu'on place les morts et qu'ils doivent rester 48 heures. Au-dessus de l'autel, pend une sonnette très facile à mouvoir. Ce cordon se termine par une houppe qu'on met dans la main du mort afin qu'il puisse avertir en cas de retour à la vie. M. Ferro m'a dit qu'un mort était revenu à la vie dans la chambre des morts à l'Hôpital Général. » (2).

Observation. — Jeune fille déclarée morte par trois médecins à l'hôpital de Vienne (Autriche), et revenant à la vie au moment où l'on se disposait à l'enterrer.

« Une jeune fille, Mlle J. M..., fut prise, à quinze ans, d'attaques convulsives très violentes, qui durèrent trois semaines généralisées. L'état semblait très grave : des médecins célèbres déclaraient que la malade n'avait que peu de jours à vivre, lorsqu'elle entra dans l'hôpital de Vienne (Autriche) où Pfendler put l'observer. « Le soir suivant, dit-il, comme j'étais auprès de son lit, elle fait un mouvement, se relève, se jette sur moi comme pour m'embrasser, et retombe ensuite comme frappée par la mort. Pendant quatre heures, je ne pouvais observer aucun souffle d'existence, et je fis, avec MM. Franck et Schoffer, tous les efforts possibles pour exciter en elle une étincelle de vie : ni miroir, ni plume brûlée, ni ammoniaque, ni piqûres ne purent nous donner aucun signe de sensibilité ; le galvanisme fut employé sans que la malade montrât quelques contractibilités. M. Frank même la jugea morte, mais en conseillant, toutefois, de la laisser dans son lit. Pendant 28 heures, aucun changement ; on croyait déjà sentir un peu l'odeur de la putréfaction ; la cloche des morts était sonnée ; des amies venaient de l'habiller en blanc et de la coiffer de couronnes de fleurs ; tout se disposait autour d'elle pour l'enterrement. Pour me convaincre du

(1) Bruhier-d'Abbaincourt (J.-J.) : loc. cit. Tom I. p. 118-119.

(2) Rampout : Fragments sur l'état de la médecine en Allemagne. Visite aux hôpitaux de Vienne, salles mortuaires, in *Journal général de médecine*. Tom. XXVII. 1806.

progrès de la putréfaction, je revins auprès de Mlle M..., mais elle n'était pas plus avancée qu'auparavant, au contraire quel fut mon étonnement lorsque je crus apercevoir un faible mouvement de respiration ! Je l'observai de nouveau, et je vis que je ne m'étais pas trompé. Je pratiquai tout de suite des frictions, des applications irritantes, et, après une demi-heure, la respiration augmente, la malade ouvre les yeux, et, frappée par l'appareil de la mort, elle revient à la connaissance, et me dit en riant : « Je suis trop jeune pour mourir ». On la transporta tout de suite dans un autre appartement où elle fut prise d'un sommeil qui dura dix heures. La convalescence marcha assez vite par l'emploi des bains aromatiques et des toniques, et la malade, dont le système nerveux était débarrassé entièrement de son état morbide, parut aussi fraîche et aussi bien portante qu'auparavant. Pendant son état léthargique, où toutes les fonctions paraissaient suspendues, les forces se concentraient sur l'ouïe, puisqu'elle entendit et eut connaissance de tout ce qui se disait autour d'elle, et me cita ensuite les mots latins de M. Frank ; sa plus affreuse position était d'entendre les personnes faisant les préparatifs de son enterrement sans pouvoir sortir de son état. »

Cette observation, prise directement par celui qui l'a publiée, le professeur Pfendler de Vienne, porte sous les caractères de l'authenticité la moins douteuse. Morand, à qui nous l'empruntons, la fait suivre de la juste réflexion suivante : « Ce fait est un frappant exemple du danger que peut courir une hystérique d'être enterrée vivante, et elle nous prouve combien, sur de pareils sujets, il importe de ne procéder à la sépulture qu'alors que tous les signes de la mort réelle sont bien manifestes. » (1).

Observation. — Mort apparente d'un malade revenant spontanément à la vie dans la salle des morts de l'hôpital de Liège.

« A l'hôpital de Liège est un endroit appelé *salle des décédés*, où l'on dépose chaque jour les morts que le corbillard vient chercher le lendemain matin pour les porter à leur dernière demeure. Il y a six semaines environ, deux internes de l'hôpital, désirant faire quelques expériences anatomiques, descendirent le soir dans cette salle pour choisir un cadavre parmi les corps que la mort avait frappés dans la matinée. L'un d'eux était muni d'une lanterne.

« Quelque habitué qu'on soit à l'image de la mort, ce n'est jamais sans une certaine émotion qu'on pénètre dans un lieu qui renferme des cadavres, la nuit surtout. Les deux internes étaient sous l'empire de cette émotion en pénétrant dans la salle des décédés.

« C'est une immense pièce gothique, à laquelle on arrive par une dizaine de degrés ; une grille donnant sur la rivière de l'Ourthe la termine d'un côté et donne passage à une humidité qui, après s'être imprégnée

----

(1) C. V. Pfendler (de Vienne) : *Quelques observations pour servir à l'histoire de la léthargie*. Thèse de Paris 1853 (cité par Morand, in Magnétisme animal).

aux murailles, coule en ruisseaux luisants le long des pierres de taille. Les oiseaux de nuit, nichés dans les arceaux des corniches, semblent être les gardiens de ce lieu sépulcral, dont ils troublent parfois le silence par leur vol pesant ou leurs cris aigus.

« Lorsque les deux internes y entrèrent, la lumière vacillante de leur lanterne mit en fuite les habitants vivants de cette demeure de la mort. Leur émotion s'accrut au bruit que firent ces hôtes sinistres en quittant leur retraite; ils se rassurèrent cependant et se mirent à examiner les cadavres pour faire leur choix.

« Pendant qu'ils étaient occupés à cet examen, il leur sembla entendre quelqu'un respirer derrière eux; tous deux se retournèrent vivement, sans voir personne, et persuadés que leur imagination les avait trompés, ils se remirent à remuer de nouveau les cadavres. Une respiration étouffée, mais plus forte que la première fois, se fit de nouveau entendre: alors la peur saisit tout à fait celui des internes qui tenait la lanterne: il se mit à crier en se sauvant du côté de la porte, qu'il voulut ouvrir, sans songer dans son trouble à tirer d'abord le bouton de la serrure. Ce malheureux, voyant ses efforts impuissants pour ouvrir cette porte, perdit complètement l'usage de la raison, et se laissa glisser à terre, haletant et plus mort que vif. Pendant ce temps son camarade, plus résolu que lui, cherchait à découvrir la cause du bruit qu'il venait d'entendre; pensant qu'il ne provenait que d'un des cadavres étendus sur le pavé de la salle, il se mit à les inspecter tous, et, en effet, il trouva un corps qui avait encore conservé une sorte de chaleur vitale: il se pencha vers lui, et appliquant son oreille sur la poitrine de ce malheureux, il entendit très distinctement une respiration oppressée. Immédiatement il prit ce cadavre dans ses bras pour le transporter dans une des salles de l'hôpital: dans sa précipitation, il renversa la lanterne dont la lumière s'éteignit.

« Sans s'inquiéter de cet accident, l'interne se dirigea avec son fardeau vers la porte: mais là ses pieds s'embarrassèrent dans les jambes de l'autre interne, que la peur tenait cloué à terre, et auquel il ne songeait plus. Effrayé à son tour, il s'imagina avoir affaire à un autre cadavre, il laissa tomber le corps dont il était chargé et s'efforça d'ouvrir la porte pour s'enfuir: l'interne, assis à terre, sentant le cadavre tomber sur lui, réunit ce qui lui restait de force et le rejeta en avant. Il alla tomber entre les jambes de l'autre interne qui, dominé par une crainte nerveuse poussée à l'extrême, se laissa choir à terre où il perdit connaissance. Par bonheur, le bruit produit par cette scène avait été entendu des infirmiers, qui accoururent avec de la lumière: les deux internes, rassurés par leur présence, reprirent leurs sens et racontèrent ce qui venait de se passer.

« Le cadavre, qui était celui d'un homme qu'on avait cru mort tandis qu'il était seulement plongé dans une crise léthargique, fut transporté dans un lit où on s'empressa de lui donner les soins que nécessitait son état. Il est aujourd'hui en pleine convalescence, et sortira de l'hôpital dans quelques jours. Quant aux deux internes, remis de leur frayeur, ils se sont promis de ne plus retourner la nuit dans la salle des décédés. ».

Cette observation est extraite du journal *le Droit* (24 octobre 1853). Josat, à qui nous l'empruntons, fait remarquer que cet épisode tragique qu'il avait tout d'abord supposé inventé à plaisir, se trouve, après renseignements pris et toute exagération mise de côté, renfermer un fond de vérité qui en justifie la publication (1).

Observation. — Malade de l'hôpital de Gex revenant spontanément à la vie dans le cercueil au moment de l'enterrement.

« Dans la nuit, un homme meurt à l'hôpital de Gex ; dès le lendemain matin, il est mis dans la bière. A onze heures, on prépare son enterrement lorsque soudain on entend du bruit partant du cercueil et des coups portés au couvercle ; on le décloue aussitôt, et le pauvre homme est retiré vivant : il n'avait été qu'en léthargie ».

Deschamps, qui cite cette observation, la fait suivre de la réflexion suivante : « Les inhumations faites avant le délai de 24 heures sont fréquentes dans l'arrondissement de Gex. A Ferney, par exemple, on en cite particulièrement deux qui ont laissé dans les esprits une impression fâcheuse. Le même journal a cité un autre exemple de sommeil léthargique et d'inhumation précipitée à Angoine (Dordogne), 25 avril 1845 ». (2)

Observation. — Jeune femme en état de mort apparente et se réveillant sous le scalpel du prosecteur à l'amphithéâtre de l'hôpital de la Charité de Paris.

Ponisat, un ami de Michelet, allait tous les matins assister à une leçon d'anatomie à l'amphithéâtre de l'hôpital de la Charité : « Ce jour là, écrit-il dans ses notes, c'était un cadavre de femme, jeune encore, qui allait servir aux démonstrations anatomiques. Le prosecteur fait son entrée. Froid et grave, il regarda la morte un instant ; puis, il prit et souleva l'un après l'autre chacun des membres qui retomba sur la dalle avec le bruit mat et sourd, particulier aux choses mortes. L'épreuve était faite, la dissection commença. Au premier coup de scalpel, porté dans la région supérieure de la poitrine, rien ne bougea. Le visage resta doux et triste, mais insensible. Au second coup, un mince filet de sang rouge se mit à couler lentement de la blessure. La main du prosecteur trembla... Il redressa vivement le cadavre, un râle sortit de la poitrine, suivi bientôt d'un brusque mouvement convulsif. La morte n'était qu'en léthargie ; nous étions en train de disséquer une vivante ».

Cette observation est citée par Michelet, qui nous dit l'avoir trouvée consignée dans le carnet même de son ami Ponisat (3).

(1) Josat : *De la mort et de ses caractères*. Paris 1854, p. 373.
(2) Deschamps, *loc. cit.*, p. 21.
(3) Michelet : *Journal*. p. 231-233.

Observation. — Mort apparente d'une femme folle se réveillant au premier coup de scalpel dans l'amphithéâtre de dissection d'une maison d'aliénés à Malte.

« Voici une saisissante anecdote qui m'a été communiquée par un étudiant en médecine, alors que j'étais comme externe aux hôpitaux de Paris. Mon camarade était un grand gaillard haut de six pieds. Son visage bronzé était sillonné de cicatrices dont j'ignorais l'origine. Il était venu se perfectionner en France, dans l'étude de la médecine, après avoir pris tous ses grades à la Faculté de Malte, et fort avide de science, il suivait assidûment les conférences chirurgicales du docteur Chassaignac, à l'hospice Lariboisière.

Nous retrouvant chaque jour au chevet des malades, nous nous étions liés d'amitié et nous causions souvent « métier » après les visites du maitre.

Un jour que je lui avais demandé son concours pour une autopsie, le Maltais me dit en fronçant les sourcils :

— Ce n'est pas sans émotion que je porte le premier coup de scalpel à un cadavre, et voici pourquoi :

J'étais, il y a cinq ans, attaché au service médical d'une maison d'aliénés de mon pays. Une folle avait succombé dans la nuit à la rupture présumée d'une anévrisme, et son corps avait été transporté, le matin, à l'amphithéâtre. Comme je devais passer le lendemain un examen sur les viscères abdominales, je m'en allai tout seul, à la salle des morts, un flambeau dans une main et ma boite de dissection dans l'autre. Il était dix heures du soir.

Le « sujet » était couché, nu, sur la tablette de marbre. Je tirai mes instruments de ma trousse, et, après avoir posé ma lumière sur l'épigastre de la morte, afin de mieux y voir, je me préparai à découvrir le foie, dont je voulais étudier le système artériel. Je commençai mon incision d'une main sûre. Mais à peine la pointe du bistouri avait-elle pénétré dans les chairs, qu'un grand cri se fit entendre. La morte se dressa sur son séant en jetant à terre la lampe qui s'éteignit, et je sentis ses ongles qui me labouraient le visage, son autre main humide et glacée m'avait saisi les cheveux et me cognait le front à l'angle de sa couche lugubre par des mouvements convulsifs. Je ne tenterai pas de vous dépeindre les terreurs et les horreurs d'une lutte pareille. J'étais fou.... je hurlais de douleur.... et mes doigts armés de mon scalpel frappaient dans le vide ; mais tout à coup mon fer se heurta contre un obstacle, et je m'aperçus que j'étais délivré de l'affreuse étreinte... un gémissement sourd se fit entendre, et je tombai à terre, évanoui.

Le lendemain, à l'aube, je me sentis heurter l'épaule : c'était le garçon d'amphithéâtre qui me demandait ce qui s'était passé et m'interrogeait sur les causes de ma syncope.

Mes premiers regards se portèrent sur le cadavre. La morte gisait sur le côté, les flancs ensanglantés. Sa main gauche serrait une touffe de cheveux qu'elle m'avait arrachée, et sa main droite tentait d'extirper de

son sein le scalpel que, dans mon égarement, je lui avais enfoncé dans le
cœur.... je compris tout. Mais je me gardai de dire la vérité » (Cité par
Bouchut) (1).

Observation. — Mère de famille déclarée morte revenant à la vie
dans la salle des morts, au moment des funérailles (Hôpital d'Isco, Italie).

En septembre 1905, on recevait à l'hôpital d'Isco (province de Bres-
cia), une bonne femme mère de famille, nommée Péa, pour y être soignée
d'une grave maladie. Malgré les soins dévoués des médecins, quelques
jours après, la femme Péa mourait. La constatation du décès faite et l'acte
en ayant été dressé, la morte fut habillée et placée dans la salle mortuaire. Les filles de la défunte télégraphièrent à leur père pour lui annoncer
la grave nouvelle. Le lendemain matin, au moment où les parents et
connaissances attendaient l'heure des funérailles, tandis que les employés
des pompes funèbres allaient mettre le corps dans le cercueil, on
entendit un soupir et en même temps la jeune Péa ouvrait les yeux et
regardait avec surprise autour d'elle. Elle fut immédiatement transportée
sur son lit où elle revint complètement de l'état léthargique qui l'avait
fait passer pour morte (2).

Observation. — Malade de l'Hôtel-Dieu de Paris, dont la pancarte signée de l'interne portait : *Décès constaté*, et revenant à la vie sous l'influence d'un bain
froid. Trousseau a été témoin du fait.

« Depuis longtemps l'on avait signalé, dans les différents pays où a
régné le choléra morbus, le danger des inhumations précipitées et les
méprises graves auxquelles l'apparence de la mort peut donner lieu dans
cette maladie. Un fait des plus curieux que j'ai observé à l'Hôtel-Dieu,
venant à l'appui de cette observation, je vous prie de lui donner toute la
publicité qu'il me parait mériter.

« Un jeune enfant, atteint du choléra morbus, âgé de six ou
sept ans, gisait, agonisant, froid, les yeux ternes, sur un des lits de la
salle Saint-Bernard, à l'Hôtel-Dieu ; sa pancarte était signée de l'interne :
décès constaté. L'idée vint, vu quelques mouvements automatiques dont
les lèvres étaient le siège, de le traiter comme un asphyxié, soit par le
froid ou par un séjour prolongé sous l'eau. On le transporta dans un bain
à 14° : il y fut placé comme un corps inerte, la tête soutenue entre les
mains d'un infirmier ; au bout de cinq minutes de massage des membres
dans l'eau, la respiration commença à renaître, le thorax se dilata, les
narines oscillèrent : au bout de dix minutes la respiration abdominale
était sensible, elle devint générale et haute. Au bout d'un quart d'heure,
la bouche s'entrouvrit, il bâilla, les paupières s'écartèrent ; les yeux
reprirent un peu de brillant qu'ils avaient totalement perdu. D'après

(1) In *Les Signes de la mort*, Paris 1883, p. 94 et 95.
(2) Cette observation nous a été communiquée par M. Guasco Gio. Vincenzo,
ancien sous-préfet, Sainte-Marguerite, Ligurie.

notre idée première, nous élevâmes insensiblement la température du bain.
À peine avait-il atteint vingt-deux degrés que nous vîmes la respiration
du malade s'embarrasser ; et enfin, au bout de quelques minutes, cesser
presque complètement. L'indication était évidente, il fallait baisser la
température de l'eau pour replacer l'enfant dans la première condition
qui nous avait si admirablement réussi. Le succès répondit à notre attente.
Cinq minutes de froid suffirent pour lui rendre la respiration. Survint
M. Trousseau qui lui jeta de l'eau froide à la figure. Un léger gémissement,
une respiration plus étendue, le soulèvement des paupières, témoi-
gnèrent sur-le-champ la vive sensation qu'il avait éprouvée. Une
nouvelle aspersion eut un résultat encore plus marqué, il remua le bras,
roula sa tête ; on entendit le mot *froid* sortir de sa bouche. Une seringue
était voisine, j'eus l'idée d'en ôter le piston et de remplir le corps de
l'instrument d'eau froide. Le jet qui sortait de la canule par son propre
poids fut dirigé sur le front de l'enfant qui ressentit une vive impression :
Mon Dieu, que c'est froid, dit-il : bientôt après, il put se mettre sur son
séant et boire à deux reprises, au bout de vingt minutes d'aspersion, par
le même moyen qu'on interrompait de temps en temps pour l'essuyer
avec du linge sec. L'enfant avait déjà recouvré quelques forces, il se servait
de ses mains pour se garantir la figure du jet d'eau qui l'incommodait.
Le cœur battait, la circulation était sensible, le pied, serré au-dessus des
malléoles, s'injectait, l'impression des doigts qui avaient serré la jambe
était rosée ; en frappant du plat de la main sur la cuisse, on la faisait
rougir, la coloration de la face était tout à fait satisfaisante. On crut
pouvoir le transporter dans son lit. Le premier exemple d'asphyxie par
le calorique extérieur que nous avions vu quelques instants auparavant,
ne se présenta malheureusement pas à notre pensée, il fut reçu dans une
couverture chaude et porté à son lit. La respiration bientôt s'embarrassa,
deux minutes après il avait cessé de vivre ! On le reporta au bain, mais
en vain, l'immersion dans l'eau froide ne pouvait plus agir sur un cadavre ! » (Cité par Pigeaux) (1).

Observation. — Malade de l'hôpital de la Charité de Paris, déclaré mort
par le professeur Andral et rappelé à la vie par l'emploi de la respiration artificielle.

« En décembre 1851, un homme, âgé de vingt-un ans, couché au n° 5,
salle Saint-Félix (Charité, service de M. Andral), était entré pour des
épistaxis répétés et très abondants qui l'avaient rendu anémique ; un
matin, il fut pris d'une douleur dans le flanc droit tellement vive qu'on
ne pouvait toucher son ventre sans qu'il poussât des cris aigus. En même
temps, agitation, anxiété, pas de fièvre. Dans le but de s'assurer si cette

(1) In. *Gazelle Médicale de Paris*, tom. 3, n° 15, 5 avril 1832, p. 155. Tourdes, in
Dict. des sc. méd., vol. IX, 2° série, p. 618, parle d'un malade dont le décès avait
été constaté dans un hôpital de Paris et qui vécut encore plus d'une heure : nous
ne saurions dire s'il s'agit du fait cité par Pigeaux ou d'un autre fait.

douleur provenait d'une lésion ou si c'était une sensation exagérée par la
peur qu'inspirait à ce malade le choléra, dont il existait alors plusieurs
cas dans la salle, on le soumit, sous les yeux de M. Andral, à l'inhalation
chloroformique. Il était dans une position demi-assise, appuyé sur des
coussins élevés (attitude qu'il gardait toujours à cause de sa grande
taille). Les premières inhalations furent inefficaces, et l'on fut obligé de
lui appliquer trois fois sous le nez une compresse imbibée de chloroforme
sans toutefois jamais intercepter l'accès de l'air. C'est alors qu'il fut
rapidement sidéré. Ainsi la respiration était arrêtée, le pouls imperceptible, *enfin les battements du cœur n'étaient plus appréciables à l'oreille.*
On employa *l'excitation* par l'eau froide, le pincement de la peau, etc.
M. Axenfeld plongea à plusieurs reprises ses doigts dans l'ouverture
supérieure du larynx (d'après l'indication de M. Monod), tout fut inutile.
M. Andral eut l'heureuse idée de faire pratiquer une sorte de respiration
artificielle par la compression et le relâchement alternatif des parois
abdominales et thoraciques. Le malade ne revint pas, M. Andral découragé, disait déjà : « Il n'est pas plus vivant que les cadavres de l'amphithéâtre ! »

Cependant, grâce au dévouement de MM. les docteurs Axenfeld et
Lacaze, qui ne discontinuaient pas d'opérer cette sorte de respiration
artificielle, le malade fit enfin, au bout de cinq minutes, une courte inspiration, qui ne fut suivie d'une autre qu'après quelques secondes, puis la
respiration se rétablit. Mais, pendant une heure, il y eut du délire et des
convulsions comme tétaniques : le pouls resta petit et régulier. (Cité par
Duchesne de Boulogne).

Observation. — Indien déclaré mort à l'hôpital de Calcutta et autopsié six heures
après son transfert à l'amphithéâtre de la Faculté de médecine ; persistance
des battements du cœur constatée directement à l'ouverture de la poitrine.

Le 1er février 1861, on apporta de l'hôpital civil de la Faculté de
Médecine de Calcutta, pour en faire l'autopsie, le corps d'un Indien
paraissant âgé de 25 ans environ. Le transfert à l'amphithéâtre eut lieu
à 6 heures du matin, et, vers les 7 heures, on lui fit une injection d'une
solution arsénicale dans les artères. A 11 heures, le prosecteur ouvrit le
thorax et l'abdomen afin de disséquer le nerf sympathique. A midi,
M. Macnamara vit distinctement le cœur battre : il y avait un mouvement
vermiculaire régulier de l'oreillette et du ventricule droits. Le péricarde
était ouvert, le cœur mis à nu et dans sa position naturelle à gauche.
L'action du cœur, quoique régulière, était très faible et lente. L'oreillette
gauche fonctionnait aussi, mais le ventricule gauche était contracté et
rigide, et paraissait immobile. Ces contractions spontanées se continuèrent
jusqu'à 12 h. 45 m., et même après cette heure, le côté droit de cet
organe se contractait sous l'influence d'un stimulant, tel que la pointe
d'un scalpel, et cela pendant un quart d'heure encore.

Ce fait est raconté par le chirurgien de brigade W. Curran et cité par William Tebb et Vollum (1). Ainsi que nous l'avons dit plus haut la persistance des battements cardiaques constatée à l'ouverture de la poitrine ne prouve pas que l'on ait autopsié un vivant : mais, d'autre part, rien ne prouve, en pareille circonstance, que l'on ait réellement autopsié un mort. Le sujet dont il s'agit ici, était dans l'amphithéâtre depuis sept heures environ, lorsque les battements du cœur se sont arrêtés ; il avait été transporté de l'hôpital civil : la mort remontait donc à une heure assez éloignée. Devant cette persistance des battements du cœur si prolongée et constatée si longtemps après le moment supposé de la mort. on est en droit de se demander si ce cœur, qui se contractait encore comme simple tissu musculaire au moment de l'autopsie, ne se contractait pas réellement comme organe central de la circulation au moment où le pauvre Indien, déclaré mort, alors qu'il était peut-être encore vivant, avait été transporté à l'amphithéâtre sans aucun examen, très probablement.

Observation. — Blessé déclaré mort sur la table d'opération et revenant à la vie dans l'hôpital de Saint-Joseph de Youkers.

Le nommé Edw. Mc. Elroen reçut en 1907 un coup sur la tête dans une rue de Youkers (Westchester-County) : il en résulta une fracture compliquée du crâne. Le blessé fut transporté à l'hôpital St-Joseph de cette ville. Pendant qu'il était sur la table d'opération, il tomba en état de mort apparente. On ne percevait plus chez lui ni battements du cœur, ni mouvement respiratoire, et tous les efforts qu'on fit pour le ramener à la vie, échouèrent. On le déclara mort, et on donna l'ordre d'enlever le cadavre : une infirmière, en passant, remarqua un frémissement des muscles de l'une des jambes du prétendu cadavre. En l'examinant de plus près, on observa un frémissement analogue des muscles thoraciques. On fit alors une injection intra-veineuse d'une solution normale de sel marin, et on recommença les manœuvres de respiration artificielle. Peu à peu le cœur se remit à battre et la respiration à renaître. Après deux jours de soins incessants, le malade reprit connaissance. Il resta à l'hôpital sept semaines et en sortit guéri. (Journaux de médecine de l'année 1907).

Observation. — Mort apparente : retour spontané à la vie au moment de l'autopsie (Hôpital de New-York).

« Au mois de mai 1864, un homme mourut subitement dans un hôpital de New-York, et comme les docteurs ne purent s'expliquer les

(1) *Loc. cit.* p. 236, d'après le Health. May. 21 septembre 1886. p. 121.

causes de sa mort, ils résolurent de faire l'autopsie ; au premier coup de scalpel, le supposé mort ressuscita et, bientôt, revint complètement à la vie (cité par le docteur P. Hartmann » (1).

Observation. — Malade se réveillant à la salle des morts et vivant
encore deux jours (Hôtel-Dieu de X...)

Le fait s'est passé en 1886, à l'Hôtel-Dieu d'une très grande ville dont nous tairons le nom sur les instances du témoin qui nous a communiqué cette observation. Un malade de la salle des fiévreux est descendu comme mort à la salle du dépôt, mais bientôt on s'aperçoit qu'il donne des signes de vie, on le remonte dans son lit, et il vécut encore deux jours.

Observation.— Malade de l'hôpital de St-Julien-de-Savol (Canada) revenant à la vie
après avoir été, par deux fois, déclaré mort par le médecin, chef du service.

Le frère Célestin Guillet, de la congrégation des Oblats, actuellement (1909) âgé de 67 ans, et résidant à la Mission du lac Muskey, diocèse du Prince Albert, fut attaqué de la variole en 1867, et transporté à l'hôpital de St-Julien-de-Laval tenu par les religieuses de *St*-Vincent-de-Paul ; il occupait le lit n· 17. Quelques jours après, il sembla expirer et fut considéré comme mort. Au moment de la visite, le médecin s'était approché du lit, et, après examen, avait dit à la sœur de service : « Le n· 17 est mort, veuillez le faire ensevelir. » Quand la sœur vint pour procéder à l'ensevelissement, elle constata comme un reste de chaleur vitale, elle eut des doutes sur la réalité de la mort, et elle différa l'ensevelissement contre l'opinion formelle d'une autre sœur qui déclara : « Il est bien mort, il n'y a pas de doute ». Le lendemain arriva de nouveau le médecin, et il montra toute sa surprise quand il vit le prétendu mort encore à sa place : « Mais, dit-il à la sœur, est-ce que vous voulez faire des reliques avec le n· 17 ». La sœur exposa ses craintes, le médecin n'insista pas pour l'enterrement immédiat, et laissa faire. Vers les 5 à 6 heures de l'après-midi de ce même jour, le prétendu mort poussa un grand cri : il revenait à la vie, et, quelques semaines après, il quittait l'hôpital complètement guéri (2).

Observation. — Enfants trouvés vivants dans le sein de leur mère au moment de
l'autopsie (Hôpital Saint-Antoine à Paris et hôpital Saint-Barthélemy à Palerme.

Le docteur de Kergaradec, membre de l'Académie de Médecine, a rapporté le fait suivant qui lui est personnel : « En 1807, dit-il, nous étions élève interne à l'hôpital Saint-Antoine de Paris, une femme grosse mourut ; le lendemain, après la visite, on se rendit à l'amphithéâtre, on

---

(1) F. Hartmann : *Enterré vivant*. Leipzig 1895, p. 80.

(2) Nous tenons cette observation de Monseigneur Émile J. Legal, évêque de Saint-Albert. « Tous les détails, affirme-t-il, nous en ont été donnés par le frère C. Guillet, lui-même, le 28 février 1909 ».

fit l'ouverture, et on retira un enfant auquel nous eûmes le bonheur d'administrer le baptême ».

Xavier Henri, chirurgien de l'hôpital de Saint-Barthélemy à Palerme, ouvrant le ventre d'une de ses malades décédée depuis vingt-quatre heures, trouva une fille vivante qui fut baptisée (1).

Dans ces deux cas, la longue survie de l'enfant prouve évidemment, ainsi que nous l'avons dit plus haut (p. 79) que la mère n'était pas morte au moment où on l'a transportée à la salle des morts. Il y eut ici une double erreur de diagnostic : le médecin se méprit, à la fois, sur la réalité de la mort de la mère et sur la réalité de la mort de l'enfant.

Observation. — Trois enfants trouvés en état de mort apparente à l'amphithéâtre par Bouchaud (Hôpitaux de Paris).

Bouchaud, par trois fois, a retrouvé vivants à l'amphithéâtre des enfants qu'on se disposait à autopsier et qu'une inanition prolongée avait mis en état de mort apparente. « L'erreur, dit cet auteur, est des plus faciles, tout annonce la mort : froid, immobilité, insensibilité, quelquefois de la rigidité. Si l'on n'examine de près, on ne peut que se tromper ; mais si on met l'enfant à nu et qu'on l'observe quelques instants, on s'apercevra de sa méprise. Un pincement déterminera parfois un léger mouvement très lent et un petit cri plaintif très doux ; mais quelquefois rien ne se produit : il faut alors fixer les regards aux attaches du diaphragme, à cause de la lenteur de la respiration, et parfois attendre une minute et quelquefois plus. Le cœur donne peu de renseignements : on entend à peine un bruit confus et point de battements distincts. » (2).

Observation. — Un enfant nouveau-né abandonné comme mort et revenant à la vie à la Maternité de Paris.

« Un enfant se trouve relégué avec des cadavres de fœtus mort-nés, parce qu'il ne donne aucun signe de vie. A notre examen avec Mme Legrand, sage-femme en chef de la Maternité, nous sentons les battements du cœur, et, avec ces vestiges d'existence, nous rappelons à la vie l'enfant après deux heures d'une mort apparente : n'étant pas arrivé à terme, il ne tarda pas à succomber ». (Cité par Deschamps). (3)

Observation. — Enfant nouveau-né ressuscité à l'amphithéâtre, au moment de l'autopsie, par le Professeur Portal de Paris. — Autres observations similaires.

On apporta un jour à Antoine Portal un enfant né asphyxié. Le petit cadavre était déjà depuis quelque temps dans son amphithéâtre, lorsqu'il

---

(1) Ces deux observations sont citées par le docteur Debreyne in *Méchialogie*. Paris 1847, p. 451 et 452.

(2) Bouchaud : *De la mort par inanition et études expérimentales sur la nutrition chez le nouveau-né*. Thèse de Paris 1861.

(3) Deschamps, *loc. cit.* p. 41 et 42.

se mit en devoir d'en faire la dissection ; mais, au moment d'opérer, il eut l'heureuse idée de lui souffler pendant quelque temps de l'air dans les bronches ; au bout de deux à trois minutes, l'enfant était ressuscité ; un semblable fait a été observé par un anatomiste de Lyon, qui le communiqua au baron Portal. Depaul parle de ce fait : il le tenait de Portal lui-même (1).

B) *Hôpitaux Militaires*

Observation. — Militaire revenant spontanément à la vie alors que le chef de service l'avait déclaré mort et avait ordonné le transport du cadavre au dépôt (Hôpital de Grenoble).

Ce cas concerne Bernadotte jeune. c'est-à-dire Bernadotte alors qu'il n'était encore que soldat ou sous-officier. Il se trouve consigné dans l'histoire de ce général par B. Sarrau (2) et nous a été indiqué par le docteur Callamand (de Saint-Mandé).

« Le Père Elisée, celui-là même qui, sous la Restauration, devint chirurgien ordinaire de Louis XVIII, passant un matin la visite d'une des salles de l'hôpital de Grenoble, arrive près d'un malade qui ne donne plus aucun signe de vie. L'homme de l'art tâte le pouls, il ne bat plus ; il interroge le cœur, les pulsations ont cessé ; il soulève un bras qui retombe froid et raide sur la couche. Alors, persuadé qu'il n'y a plus là qu'un cadavre, le Père Elysée ordonne de le porter au *dépôt* et passe à un autre lit. Mais à la suite du Père Elysée marchait un jeune chirurgien, M. Villars, qui, désirant sans doute *expérimenter* le sujet, fit signe aux infirmiers de transporter Bernadotte dans sa division où, quelques instants après, il le trouva revenu d'une syncope que son collègue avait prise pour la mort ».

Observation. — Militaire en état de mort apparente et revenant spontanément à la vie au moment de l'autopsie à l'amphithéâtre de l'hôpital du Bey, à Alger (Observation inédite).

Marseille, le 9 mars 1912.

« Au cours d'une réunion, à la Société des Etudes psychiques de Marseille, la question des inhumations prématurées étant venue sur le tapis, je signalai le fait suivant que le docteur Icard, mon collègue, me pria de vouloir bien lui rapporter par écrit. Le voici en substance :

« Je rencontrai, il y a quelque vingt ou vingt-cinq ans, par hasard, un de mes anciens camarades, nommé F..., revêtu, à mon grand étonnement,

(1) Depaul. in *Dict. des Sciences Médicales*, tome 65. 2ᵉ partie, p. 588. On sait combien la vie est résistante chez les nouveau-nés ! Plus un sujet est jeune. plus il offre à l'asphyxie une résistance énergique. Combien d'enfants nouveau-nés. abandonnés comme morts. ont été retrouvés vivants au moment où l'on se disposait à les inhumer ! Voir les nombreux cas que nous avons cités dans notre livre : *La mort réelle et la mort apparente.* p. 217.

(2) *Histoire de Bernadotte*, 2 vol. in-8, 1545. Tom. I., p. 3.

de la robe du prêtre. Comme je l'interrogeais sur cette transformation, il me raconta ce qui suit :

« Enrôlé, au moment de la guerre de 1870, comme recrue dans l'artillerie, il fut envoyé en Afrique, tomba malade et entra à l'hôpital militaire du Bey avec le diagnostic : fièvre typhoïde. Le délire était continu. Un jour, il fut déclaré mort et porté à l'amphithéâtre, où il passa la nuit, nu, sur la table de marbre, en attendant l'autopsie. Au matin, le médecin aide-major, au moment où il portait le scalpel sur le cadavre, crut percevoir un gémissement, examina de près et fut amené à douter de la réalité du décès. F... fut immédiatement transporté dans une salle, et revint bientôt à lui.

« J'insiste sur ce fait, qui me fut signalé par F..., qu'il avait toute sa conscience depuis un temps qu'il lui fut impossible de préciser, lorsqu'il vit venir à lui le médecin avec sa boîte d'instruments ; mais il lui fut impossible de manifester son état de vie autrement que par un imperceptible gémissement.

« Frappé de cette extraordinaire aventure où il croyait voir une intervention extra-naturelle, F...., par une suite d'idées assez facile à saisir, s'adonna aux études religieuses et s'y consacra définitivement.

« Il me dit le nom de la petite localité où il était curé, mais je ne l'ai pas retenu ; et n'ayant plus jamais depuis entendu parler de lui, je ne suis pas en mesure de donner des renseignements plus circonstanciés de nature à servir d'éléments à une enquête précise. Je le regrette vivement, car je reconnais que ce fait, faute d'une enquête minutieuse, permettant d'en vérifier tous les détails, pourra ne pas produire chez tous ceux qui le liront, l'impression qu'il a produite sur moi.

Signé : Dr GOUDARD,

« ex-médecin militaire ».

Observation. — Marin militaire en état de mort apparente et revenant spontanément à la vie au moment où on le mettait dans le cercueil à l'hôpital de la Guadeloupe.

Le fait suivant est arrivé à un de nos clients pendant qu'il servait en qualité de quartier-maître à bord d'un navire de l'Etat. Il vit aujourd'hui retraité à Marseille et jouit de toute la plénitude de ses facultés. Du reste il fut tellement frappé par l'événement qu'il en a gardé encore aujourd'hui tout le souvenir intact, absolument comme s'il datait d'hier, nous dit-il.

Ce brave marin partait de Toulon en 1856, sur la frégate l'*Iphigénie*, commandée par l'amiral Duquesne, pour aller à la Martinique. « En cours de route, après avoir touché à la Havane, il se déclara à bord une épidémie de fièvre jaune : tous les jours on jetait à la mer les cadavres de cinq ou six victimes. D'un équipage composé de 500 hommes nous ne restions que 150. En arrivant à la Guadeloupe, les malades furent transportés à l'hôpital, et, me trouvant à mon tour moi-même fatigué, j'y fus conduit comme les autres. À mon arrivée, on me coucha. Comme bagages, je ne possédais qu'une ceinture en cuir qui contenait quelques 100 fr. et j'avais au doigt une chevalière. Nous étions distants de la Martinique d'une dizaine de lieues. Les docteurs me trouvant très malade jugèrent à propos de me faire administrer : le lendemain je ne donnais plus aucun signe de vie, et, me croyant mort, on me mit un drap sur la figure, comme c'était l'usage quand quelqu'un mourait : le lendemain, à la visite du docteur, comme on était persuadé que j'étais mort, on me prit pour me mettre en bière, c'est alors que faisant un mouvement, on reconnut que j'étais encore en vie et on me remit sur le lit ; le docteur m'examina et s'aperçut que l'on s'était trompé. Les nègres, m'ayant crut mort, m'avaient déjà dépouillé de ma ceinture et de la bague que je portais. Petit à petit, je repris mes sens, un mieux se fit sentir au bout de quelques jours, bientôt je fus en voie de guérison et, une fois tout à fait rétabli, je revins à bord. »

Observation. — Mort apparente chez un militaire à la suite d'une chute sur la tête : retour spontané à la vie dans la salle des morts de l'hôpital pendant que les chirurgiens, convaincus du décès, recherchent la cause de la mort.

« Un soldat indigène du 7ᵉ régiment de cavalerie, en 1878, portant des dépêches à Nowshera, fut précipité à bas de son cheval et tomba sur la tête contre une pierre pointue de la route : il roula sur le dos et fut trouvé dans cette position quelque six ou sept heures après. On le transporta à la salle des morts de l'hôpital européen, les membres en état de flaccidité complète. Il y avait très peu d'hémorragie, et la pierre était encore enfoncée dans l'os frontal. On ne put percevoir ni battements du cœur ni murmures respiratoires. Les membres étaient complètement rigides, et on voyait distinctement une grande quantité de taches de décomposition. On n'aurait pu persuader à personne que cet homme était vivant ; les chirurgiens-majors Hunter, Gibson et Buggs, ainsi que le pharmacien S. Pollock et l'aide-chirurgien J. Lewis, ainsi que moi-même, étions tous persuadés qu'il était réellement mort. Comme, dans l'armée, on est extrêmement méticuleux en ce qui concerne la cause d'une mort, le chirurgien-major Hunter enlevait la pierre et sortait des fragments de l'os frontal (préalablement à la délivrance d'un certificat de décès), lorsque, à notre grande surprise, le cadavre ferma les yeux, qui étaient ouverts au moment où le corps fut apporté, et il y eut une légère hémorragie séreuse. En voyant cela, on se décida à faire l'opération du trépan, sans cependant se servir du chloroforme, et on enleva encore d'autres fragments d'os ainsi qu'un gros caillot de sang qui pressait sur le cerveau, et comme le soldat tressaillit plusieurs fois au cours de cette opération, on lui ingurgita un cordial, et on le transporta à l'hôpital de son régiment, d'où il sortit six mois et demi après complètement guéri. Plus tard. il fit même les campagnes d'Egypte et de l'Afghanistan (1).

Observation. — Officier déclaré mort par le chef de service de l'hôpital militaire de Krems (Basse-Autriche et reconnu vivant par un jeune chirurgien au moment où on allait précipiter son cadavre par la fenêtre.

« En 1809. M. X.... pharmacien-major, se trouvait avec l'ambulance dont il faisait partie à Krems, ville de la Basse-Autriche. située sur les bords du Danube. Dans une rencontre, il reçut, à la partie moyenne de l'avant-bras droit, un coup de sabre qui coupa l'artère radiale. Je dois faire remarquer ici que c'est cette artère que palpent le plus habituellement les médecins pour explorer le pouls des malades. La blessure se cicatrisa rapidement; mais comme la circulation était en partie interrompue, il en résulta d'abord dans le membre une infiltration qui persista assez longtemps, et, en outre, les pulsations ne se firent plus sentir dans la partie inférieure de l'artère divisée. c'est-à-dire aux environs du poignet : quelque temps après, une épidémie se déclara dans l'hôpital, et sévit bientôt avec une telle violence que les décès se succédaient sans interruption.

« Enfin, le moment arriva où la salle des morts devint insuffisante, et l'on était contraint de jeter provisoirement les cadavres par une fenêtre dans une petite cour, jusqu'au moment où on les enterrait. On ne redoutait. au reste, aucun inconvénient de leur présence, car l'on était au milieu d'un hiver rigoureux, et ces cadavres ne séjournaient dans cet endroit que pendant un très court espace de temps. M. X... n'échappa point au fléau, et il fut porté dans une salle où gémissaient déjà plusieurs autres malheureux. Malgré la médication la plus active, le mal fit de rapides progrès. Un matin, le médecin, en passant sa visite, trouva M. X. sans chaleur et sans respiration apparente. Il saisit alors le bras droit du malade, et, après avoir inutilement cherché les pulsations de l'artère, il le déclara mort, et ordonna aux infirmiers d'emporter le cadavre.

« Ceux-ci obéirent aussitôt à l'ordre qu'ils avaient reçu, et déjà ils s'approchaient de la fenêtre fatale par laquelle ils allaient précipiter l'infortuné, auquel certainement la chute et le froid auraient ravi une existence que lui avait laissée la maladie, lorsqu'un jeune chirurgien s'approcha des infirmiers en leur demandant qui ils portaient ainsi. C'est, répondirent-ils, le N° 4 de la salle des officiers. A cette désignation le chirurgien reconnut son ami : il souleva le drap pour jeter sur lui un dernier regard : puis il songea à s'assurer lui-même de la réalité de la mort. Mais, comme il avait eu connaissance de l'ancienne blessure de M. X... et des conséquences qu'elle avait entraînées, il prit son bras

(1) Cette observation a été communiquée par le docteur Chew à William Tebb et Vollum. qui les citent dans leur ouvrage : *Premature burial*. London. 1896. p. 90 et 91.

gauche chercha l'artère et sentit bientôt quelques faibles pulsations. Il le fit aussitôt rapporter dans son lit, l'entoura de soins, et quelque jours plus tard, il avait la joie de le voir rendu à la santé. »

Ce fait a été raconté à Lenormand par le héros même de l'histoire, le pharmatien major X... ; nous le citons d'après cet auteur qui en garantit toute l'authenticité. (1)

Observation. — Militaire déclaré mort et transporté immédiatement à l'amphithéâtre : retour à la vie dix heures après, au moment de l'autopsie

« Un soldat, arrivant d'Amérique, entra à l'hôpital de... en 1764 ; vers la fin du mois de décembre de la même année, il tomba entre onze heures et minuit dans un état si fâcheux qu'on le crut mort. On le transporta sur-le-champ dans l'amphithéâtre, couvert d'un drap ; environ dix heures après, le frère J... qui devait en faire l'ouverture, s'y rendit avec le frère F..., M. Baubeau et M. Doublet, maitre chirurgien de Paris. Le frère J... n'eut pas plutôt fait une incision superficielle de la longueur de quelques travers de doigts à la poitrine de ce malheureux, qu'il donna des signes de vie, mais il retomba après quelques minutes dans le même état. Il serait difficile de peindre l'étonnement que cela causa à ces messieurs. Ils examinèrent ce pauvre homme avec toute l'attention possible, et ils trouvèrent encore un peu de chaleur. Ils le firent mettre sur-le-champ dans un lit bien chaud, et moyennant les secours qu'ils lui donnèrent, ils eurent le bonheur de le rappeler à la vie ; mais il n'en jouit pas longtemps, il mourut au bout de quinze jours. Ce malheureux se promena deux jours après cet accident ; il joua même aux cartes avec ses camarades, et se leva tous les jours jusqu'à sa mort. Cette fois on le garda quarante-huit heures avant d'en faire l'ouverture. » (Cité par Ganal). (2)

Observation. — Infirmier déclaré mort, revenant spontanément à la vie dans la salle des morts de l'hôpital militaire de Cassel.

« Tandis que j'étais en Allemagne, dit Durande (3), un infirmier, garçon de pharmacie de l'hôpital militaire de Cassel, parut avoir rendu le dernier soupir. On le porta dans la salle des morts où on l'enveloppa d'une serpillière. Quelque temps après, revenant de sa léthargie, il reconnut l'endroit où on l'avait déposé. Il se traina jusqu'à la porte qu'il frappa de ses deux pieds. Le bruit fut heureusement entendu de la sentinelle qui, s'étant aperçue du mouvement de la serpillière, appela du secours. On porta le moribond dans un lit bien chaud, et j'ai vu cet homme continuer jusqu'à la paix le service des hôpitaux. S'il eût été serré

(1) Lenormand : *Des inhumations précipitées*. Macon 1811, p. 106.
(2) Ganal : *Mort réelle et mort apparente*, Paris 1868. p. 210.
(3) Durande : *Mémoire sur l'abus de l'ensevelissement des morts*. Strasbourg 1780 p. 68.

par des bandes et des ligatures étroites, il n'aurait pu se faire entendre ;
ses efforts inutiles l'eussent fait tomber dans une nouvelle syncope, et on
l'eût enterré tout vivant. »

A ces nombreuses observations, il faut encore ajouter, pour
rendre la preuve plus complète, les observations dont la place
nous a paru mieux indiquée ailleurs et que l'on trouvera dissé-
minées çà et là dans le cours de ce livre. Au chapitre V, nous
citerons plusieurs cas de retour spontané à la vie constatés
dans les dépôts mortuaires : il s'agissait le plus souvent de
personnes trouvées inanimées sur la voie publique et ne présentant plus le moindre signe de vie. Nous signalerons encore (voir
chapitre V) l'observation de cet enfant que le Directeur de
l'hôpital de la Pitié refusait de recevoir sous prétexte qu'il était
mort et qui revint à la vie grâce à l'intervention de M. Brouardel,
interne de garde, et cette autre observation d'un malade déclaré
mort, par l'infirmier de la salle et que ressuscita l'interne appelé
à constater le décès.

Mais il est temps de clore cette lugubre statistique. L'inqualifiable incurie qui règne dans les hôpitaux touchant le service
de la constatation des décès, crée un danger dont la gravité est
démontrée par les faits et reconnue par les médecins les plus
compétents. Dès le début de ce travail, nous hésitions à signaler
le triste aveu sorti de la bouche d'un des plus illustres maîtres en
médecine légale, et nous nous demandions s'il était vraiment
possible que ce fût « *dans les hôpitaux que l'on eût recueilli les
plus nombreux exemples de ces délaissements et ensevelissements
précipités.* » Nous croyons avoir démontré que cette constatation
du professeur Tourdes, aussi pénible qu'elle soit, se trouve être
justifiée par les faits observés, et nous pensons que tout ce que
nous avons écrit jusqu'ici, fera enfin réfléchir ceux qui ne veulent
pas croire, contre toute évidence, au danger que nous venons de
dénoncer.

Rien ne servirait pourtant de dénoncer un mal, quelque
grave qu'il fût, s'il n'existait un remède sûr pour le conjurer, et
notre livre, sans l'exposition des moyens capables d'écarter des
hôpitaux le danger de la mort apparente, aurait été une œuvre
mauvaise à laquelle nous n'aurions jamais voulu collaborer ;
notre travail, en effet, n'aurait servi, auprès des malheureux
dont l'hôpital doit être le dernier asile, qu'à augmenter chez les
uns et faire naître chez les autres la peur d'être enterrés ou
disséqués vivants. Or, notre but est, avant tout, de rassurer

pleinement tous ceux que hante cette crainte, et c'est pourquoi il nous reste à dire comment, par l'application rigoureuse d'un règlement qui assure la vérification des décès, tout danger de mort apparente doit être à jamais écarté des hôpitaux. Mais il faut que ce règlement, tout en sauvegardant les droits des malades, n'oublie pas les intérêts de la science, et permette la pratique hâtive des autopsies.

CHAPITRE III

Nécessité de la pratique hâtive
des autopsies et abrogation de la loi du délai
de vingt-quatre heures

Dans les deux précédents chapitres nous avons fait la preuve de la négligence inqualifiable. de l'incurie absolue qui règnent dans les hôpitaux touchant la vérification des décès et le respect que l'on doit à la mort, et nous avons signalé le grand danger auquel exposait une telle façon de procéder. Nous estimons que notre démonstration a été suffisamment complète, et. après les détails précis que nous avons donnés. après les exemples que nous avons cités, aucun lecteur ne peut douter encore de l'extrême urgence. pour les Commissions hospitalières. d'intervenir immédiatement et de faire cesser un état de choses qui. aux yeux des moins philanthropes. constitue un véritable crime de lèse-humanité.

Mais ce n'est pas seulement au nom de l'humanité que nous nous sommes fait l'apôtre des réformes que nous demandons. nous parlons aussi au nom de la science médicale dont les intérêts. en cette circonstance. sont aussi engagés que ceux des malades.

Si les droits imprescriptibles de l'humanité exigent que l'on ne puisse disposer d'aucun corps avant que l'on ait acquis la preuve infaillible de la réalité de la mort, l'intérêt de la science exige que cette preuve soit faite le plus tôt possible afin de pouvoir demander à l'autopsie tout l'enseignement qu'elle est susceptible de donner : c'est ce que nous allons démontrer dans ce chapitre.

§ 1. — Utilité de l'autopsie : sa réglementation actuelle à l'Etranger et en France.

Vaincue par la maladie. la médecine prend sa revanche à l'autopsie, et. à son tour. elle triomphe de la mort elle-même et en fait sa propre vie. C'est là une sorte de vampirisme contre lequel nous devons laisser protester certains esprits plus généreux qu'éclairés. Toute la vie intellectuelle, la vie vraiment scientifique de l'étudiant ne sort pas des laboratoires, des salles d'hôpital et des amphithéâtres d'autopsie et de dissection. Le langage muet des cadavres que l'on interroge à coup de scalpel en dit plus long que les discours solennels que nous font les maîtres en toge : *silentium verbis facundius*. Tel illustre professeur qui, autrefois, du haut de sa chaire se fût déclaré infaillible et eût enseigné l'erreur toute sa vie, en face d'un cadavre ouvert, se trouve obligé de confesser la vérité devant le cercle de ses élèves souvent témoins de son embarras, et il sort de l'amphithéâtre plus instruit, plus prudent et partant meilleur médecin et maître plus habile. « *Les autopsies forcent les praticiens à des soins plus constants, à des examens plus attentifs, car ils ne veulent pas avoir à rougir devant leurs émules des erreurs qu'ils auraient commises et de leurs suites funestes.* » (1) La médecine restera toujours un art, mais, par certains points, le contrôle de l'autopsie fait de la médecine une science positive.

L'ouverture des cadavres, pour le plus grand désavantage de la médecine, resta longtemps interdit. Le pape Boniface VIII, en février 1300, condamna toute dissection entreprise sans l'autorisation du Saint-Siège. Malgré cette interdiction rigoureuse, un savant de Bologne, Mundini de Luzzi, osa, en 1315, disséquer publiquement deux cadavres. Le résultat de ces observations fut publié en 1478 seulement et resta pendant plus d'un siècle le seul guide des anatomistes, ceux-ci devant se borner à disséquer des animaux. Au XIV⁰ siècle, la Faculté de Montpellier obtint, par lettres patentes du roi Charles VI, l'autorisation de disséquer un cadavre par an. « Les juges de la ville, disent ces lettres, remettront une fois par an aux docteurs une personne condamnée à mort, quels que soient son sexe, sa religion et la nature de son supplice (2).

Où en seraient aujourd'hui les progrès de la médecine et de la chirurgie si ces entraves aux recherches anatomiques n'avaient pas été enfin écartées. « Un demi-siècle d'étude anatomo-pathologique, dit le professeur Barth, a fait faire plus de progrès à la médecine

<hr>

1. Extrait de la circulaire ministérielle (1811) portant règlement du service des autopsies dans les hôpitaux.

2. J. Dutoit : Origine de la dissection des cadavres, in *Revue de vulgarisation des sciences médicales*, Marseille 1908, p. 226.

que quinze siècles de spéculation sur la nature des maladies considérées tour à tour comme des atonies ou des excès d'action » (1).

L'autopsie est d'une telle utilité que sa nécessité s'impose ; déjà elle a été rendue obligatoire dans un très grand nombre d'hôpitaux. La plupart des règlements des hôpitaux étrangers autorisent l'autopsie de tous les décédés « dans l'intérêt de la science et pour le bénéfice de l'humanité. » En Allemagne, en Autriche, en Suisse, en Russie (Saint-Pétersbourg),etc..la mesure est générale, et les corps de tous les décédés dans les hôpitaux sont de droit soumis à l'autopsie. A Vienne, et dans bien d'autres villes, l'autopsie est obligatoire, même pour les Israélites, dont les corps sont toujours réclamés par leurs coreligionnaires. Dans certaines villes, plus spécialement à Bruxelles, les familles sont autorisées à recourir au service spécial des autopsies institué dans les hôpitaux, et elles usent souvent de cet avantage (2). A Cologne, au Lindenburg Hospital, on fait environ 1.000 auptopsies par an : on en fait 1.500 à Leipzig, et davantage à Berlin.

La pratique des autopsies, si favorable au progrès de la science médicale, souffre néanmoins quelques exceptions. C'est ainsi qu'en Orient les corps des Mahométans et des Israélites ne sont jamais autopsiés : les rites religieux interdisent une pareille pratique.

En Chine également les préceptes religieux interdisent la dissection, et le respect des morts est imposé par la loi : il est absolument défendu de toucher à aucun corps sans examen préalable. A l'Ecole de médecine de Tchen tou, on ne dissèque point et on ne procède à aucune autopsie, bien que cette Ecole soit dirigée par deux Français. Le Chinois doit parvenir tout entier dans l'autre monde, et le cercueil doit contenir tout son corps. C'est pourquoi, les eunuques gardent avec un soin pieux leurs parties sexuelles amputées, et ce n'est qu'à la condition de pouvoir emporter sa tumeur ou son membre qu'un Chinois consent à se laisser opérer par un Français (3).

Au Japon, d'après les renseignements fournis au docteur

(1) Barth. in article : *anatomie pathologique* du Dictionnaire Dechambre vol. IV.

2) Pieraccini : La funzione sociale della necropsia. *La clinica Moderna*. Pisa, 1904, vol. X, p. 52 à 58.

3, Paul d'Enjoy : Le respect des morts en Chine. in *Revue Scientifique* 1900. T. XIV. p. 305. et Matignon : Science médicale des Chinois. in *Chronique médicale* 1900. T. VII. p. 221. cités par E. Pessonnier. Thèses de Bordeaux 1907.

Pessonnier par M. le médecin-major Matignon, il est permis de disséquer et de faire des autopsies : la loi d'octobre 1884 a fixé les prescriptions auxquelles il fallait se soumettre. Dans les hôpitaux, on exige le consentement préalable des morts ou celui de la famille : cette autorisation n'est pas nécessaire dans certains cas, notamment lorsque l'entrée à l'hôpital est gratuite.

Dans les hôpitaux de Montréal, de Québec et de toutes les villes du Canada, en général, les autopsies sont peu fréquentes ; seuls, les indigents qui sont soignés gratuitement dans les salles publiques et qui n'ont pas de parents pour réclamer leurs corps, peuvent être autopsiés, et encore faut-il un permis de l'inspecteur d'anatomie nommé par le gouvernement, lequel est chargé de répartir les corps entre les différentes Facultés de Médecine, proportionnellement au nombre des élèves inscrits. Constatation curieuse ! Après la Chine, c'est aux Etats-Unis, pays si ouvert à tous les progrès, que la pratique des autopsies rencontre le plus de difficultés. A New-York, on ne peut procéder à l'autopsie d'un cadavre que sur la demande de la famille ou des autorités qui soupçonneraient un crime, même dans le cas de mort subite. L'opinion publique, dans les villes américaines, est tout à fait opposée à la dissection, et, d'après les renseignements qui nous ont été fournis par le Consul Général de France (28 février 1903), celle-ci ne se pratique qu'en cachette sur des cadavres qui sont illicitement procurés par des entrepreneurs de pompes funèbres, et même parfois par des voleurs de tombes : il en était ainsi chez nous au moyen-âge.

Récemment, les juges d'Indianopolis condamnaient pour violation de sépultures un nègre pourvoyeur de cadavres et devenu célèbre médecin. « C'est entre dix heures et onze heures, durant les ténèbres de la nuit, que la bande, jamais composée de plus de quatre, monte en voiture et se dirige vers le cimetière lointain ; à quelque distance, avant d'arriver, les étudiants sautent à terre emportant chacun un petit paquet sous le bras, le plus fort porte en outre une grosse tarière ; ils se rejoignent à l'endroit où le mort a été déposé le matin même. De suite, sans perdre un instant, les compagnons se mettent à l'œuvre : avec la tarière ils percent un trou vis-à-vis la tête, ils défoncent le cercueil et à l'aide d'un crochet placé sous les bras ou bien autour du cou, ils ont tôt fait de sortir le mort de son tombeau. Si, pendant leur travail, ils entendent un bruit suspect, ils se hâtent de plier le drap blanc qu'ils ont apporté sous leurs bras, et s'en couvrent en se tenant sans bouger parmi les monuments auxquels ils parviennent ainsi à ressembler. Le tour réussit souvent, mais parfois l'expédition est marquée par de nombreuses péripéties. Le vol de cadavres est un acte dramatique qui n'est pas sans danger ; c'est ainsi qu'un compagnon reçut dans le bras, en voulant escalader la clôture d'un cimetière, la décharge d'une carabine, ce qui, quelque temps plus tard, nécessita l'amputation du membre. Un autre qui se sauvait, en emportant sur son dos le cadavre d'une femme, se fit fracturer la jambe par une balle que le gardien du cimetière lui envoya. L'expédition nocturne tourne ainsi parfois en tragédie. Ces accidents arrivent moins souvent dans les campagnes où les cimetières ne sont point gardés ; là les étudiants ont plus de liberté et agissent avec moins de précipitation et c'est surtout dans ces cimetières que les vols les plus nombreux se commettent. Il y a une paroisse, en haut de Montréal, où, en deux semaines, cinq cadavres furent volés successivement ; personne ne le sut, et aujourd'hui même les parents pensent que leur mort repose bien tranquillement dans le cimetière béni. » (1).

La réglementation des autopsies, en France, nous intéresse encore davantage. En général, l'autopsie n'est pas obligatoire dans les hôpitaux français : les règlements admettent l'opposition de la famille, bien qu'en principe ils reconnaissent que le corps de tout décédé à l'hôpital appartient à l'administration et « *que l'ouverture du corps des indigents décédés à l'hôpital constitue un droit* ». Néanmoins, plusieurs règlements, tels ceux des hôpitaux de Bordeaux (art. 278), de Marseille (art. 66), de Nancy (art. 90), de Rouen (art. 93), et les règlements de bien d'autres hôpitaux encore autorisent l'autopsie malgré l'opposition de la famille, si le chef de service en motive l'utilité dans une note signée et déposée au secrétariat ou simplement consignée dans un registre spécial.

A l'heure actuelle, dans le plus grand nombre des hôpitaux de France et particulièrement dans les hôpitaux de Paris, la police des autopsies est réglée par l'article 43 du règlement type des hôpitaux et hospices donné par la circulaire ministérielle du 15 décembre 1889 : « *L'autopsie pourra être pratiquée dans un but scientifique, à moins d'opposition de la part de la famille.* » Une instruction ministérielle du 27 janvier 1812 avait décidé que

---

1 Extrait de la *Revue médicale du Canada*, cité par le docteur Desfosses dans un article : Les voleurs de cadavres, in *Presse médicale*, 1901, n° 34, p. 266.

cette opposition doit être spontanée et non provoquée par l'Administration. Les oppositions aux autopsies ne sont recevables que de la part des ascendants ou descendants en ligne directe, de l'époux survivant, des frères et sœurs, des oncles et tantes, des neveux et nièces, lesquels doivent, du reste, justifier de leur degré de parenté avec le défunt (circulaire du 31 août 1850). Il est fâcheux de constater que de nombreuses exceptions sont faites à cette règle. C'est ainsi que le Consistoire Israélite réclame, par avance, les cadavres des israélites, et que les sociétés de secours mutuels se sont mises à réclamer à leur tour les corps des sociétaires, et l'administration hospitalière n'a pas cru devoir résister à ces réclamations. (1).

En résumé tous les règlements touchant l'autopsie, aussi bien ceux de date plus récente que ceux remontant à l'époque de la promulgation du Code Napoléon, insistent sur les quatre points principaux suivants :

1° Vérification obligatoire des décès.

2° Délai de 24 heures avant l'autopsie.

3° Déclaration de l'autopsie à la police.

4° Autorisation des parents.

De toutes ces dispositions réglementaires, touchant l'autopsie, les deux premières : vérification médicale des décès et délai de 24 heures avant l'autopsie, sont celles qui nous intéresseront le plus.

Nous nous sommes déjà expliqué sur le délai exigé par la loi en France avant l'autopsie, et nous avons dit combien se méprenaient sur la véritable intention de la loi ceux qui prétendaient que le législateur n'avait fixé aucun délai et que l'autopsie pouvait être pratiquée dès que la constatation du décès avait été faite. Pour leur démontrer combien est fausse leur interprétation, il nous suffira de les renvoyer au travail que nous avons publié sur cette question et aux textes officiels dont nous allons citer quelques extraits. (2).

Le délai légal de vingt-quatre heures avant l'inhumation compte à partir du moment supposé de la mort. Or, aux termes de différents arrêtés, « il ne doit être donné acte de déclaration de décès par l'officier de l'État-civil qu'après que le

---

(1) « Tout cela, dit le professeur Lacassagne, n'est pas fait pour favoriser les études anatomiques et aider au progrès scientifique », in *Médecine légale*, Paris, 1906, p. 262. (Voir aussi à la fin de ce chapitre la protestation du Dʳ Eugène Poucel).

(2) In *Annales d'hygiène publique et de médecine légale*, novembre 1903.

décès aura été constaté par le médecin vérificateur (1)». D'autre part, les pouvoirs publics exigent que la visite du médecin ne soit pas faite avant la sixième heure à partir du moment supposé du décès. Le délai exigé par la loi avant l'inhumation, en ce cas, ne serait plus de vingt-quatre heures, mais bien de trente heures au moins.

Or, jusqu'à l'expiration complète de ce délai, il est défendu de procéder à l'ensevelissement, à la mise en bière, au moulage, à l'embaumement, à la momification et à l'autopsie.

« La défense posée par le législateur, dit le préfet de la Seine Frochot, d'inhumer avant les vingt-quatre heures, renferme nécessairement celle d'ouvrir les corps pendant cet intervalle puisqu'il y a même motif pour l'une comme pour l'autre, savoir : *de laisser tout le temps suffisant pour être bien assuré de la réalité du décès*. Or, je suis informé qu'on fait quelques ouvertures de cadavres sans aucune déclaration préalable, et même, à ce qu'il paraît, avant l'expiration du délai prescrit entre le décès et l'inhumation. De pareils actes ne sont pas seulement répréhensibles en ce qu'ils sont une contravention formelle aux dispositions de l'article 77 du titre II du nouveau Code civil, ils ont encore l'inconvénient des dangers les plus graves *puisqu'ils peuvent déterminer irrévocablement une mort encore incertaine*. L'humanité réclame trop fortement contre un abus aussi effrayant pour que je n'appelle pas toute votre attention sur les moyens d'en prévenir les suites. » (2).

Les instructions de cette circulaire, en date du 21 ventôse an XII, sont celles contenues dans la circulaire du même préfet en date du 8 germinal de la même année.

La même défense est faite par l'ordonnance du 6 septembre 1839, par l'arrêté du préfet de la Seine du 25 janvier 1841, par les instructions préfectorales du 25 juillet 1844 et par la circulaire ministérielle du 24 décembre 1866.

Il est vrai que l'article 6 de l'ordonnance du 6 septembre 1839 spécifie très nettement que les dispositions administratives relatives aux opérations *post mortem* « ne sont pas applicables aux opérations qui sont pratiquées dans les hôpitaux et hospices

(1) Article 3 de l'arrêté du 21 vendémiaire an IX (13 octobre 1800) relatif aux déclarations de décès et aux inhumations, et article 2 de l'arrêté du 25 janvier 1841 portant modification des articles 3 et 8 de l'arrêté du 21 vendémiaire.

(2) Instruction au sujet de l'ouverture des corps avant le délai légal de vingt-quatre heures, adressée aux maires du département de la Seine par le préfet Frochot, le 21 ventôse, an XII.

et dans les amphithéâtres de dissection légalement établi ». Il ne résultait pas de cet article que l'on fût libre dans les hôpitaux de pratiquer l'autopsie moins de vingt-quatre heures après le décès, mais simplement que les hôpitaux étaient mis dans une catégorie à part et devaient être régis par des règlements spéciaux.

Or, ces règlements devaient s'inspirer, et se sont, en effet, inspirés, du véritable esprit de la loi ; exception faite pour quelques hôpitaux où ce délai a été abrogé, tous les règlements exigent un délai de vingt-quatre heures avant l'autopsie, et même dans plusieurs hôpitaux, on attend quarante-huit heures avant de mettre les cadavres à la disposition des médecins : c'est ainsi qu'à Bourges, le délai est de quarante-huit heures. et, à Vesoul, de vingt-huit à trente heures. Dans les hôpitaux de Paris notamment, aucune autopsie n'est permise avant le délai de vingt-quatre heures, délai fixé par les arrêtés du 3 décembre 1831 et du 6 avril 1842. Ce délai, d'ailleurs, ainsi que nous l'avons dit plus haut, est celui qui a été admis par le *Règlement modèle des hôpitaux et hospices* (15 décembre 1889).

§ 2. — Le délai de vingt-quatre heures avant l'autopsie est contraire aux intérêts de la science : utilité de la pratique hâtive des autopsies.

En fait, malgré certaines restrictions formulées dans quelques règlements, l'autopsie est de droit dans tous les hôpitaux de France. Cette disposition réglementaire est très favorable aux intérêts de la science : malheureusement les avantages qu'elle présente, sont contrebalancés par cette autre desposition réglementaire qui fixe à *vingt-quatre heures* le délai à attendre avant de disposer d'aucun cadavre.

L'autopsie, en effet, est d'autant plus instructive et significative qu'elle se pratique à un moment plus rapproché de la mort. Il ne suffit donc pas que l'autopsie soit obligatoire : il faut encore et surtout qu'elle soit précoce. Cette nécessité de l'autopsie hâtive a été comprise plus particulièrement à l'Etranger, et nous avons vu que, dans certains pays, l'autopsie était faite le plus tôt possible, quelquefois même immédiatement après la mort (1).

Le délai de vingt-quatre heures est pourtant le délai le plus commun. Ce délai déjà bien long, même pour les pays à climat

______

(1) Voir plus haut p. 60 et 61 la liste des hôpitaux où l'autopsie est précoce.

tempéré, nous le retrouvons dans certains pays chauds (Constantinople, Mexico, Guadeloupe). Il est quelques pays où l'autopsie dans les hôpitaux est encore plus tardive. C'est ainsi qu'en Roumanie (Bukarest, Jassy) le délai est en général de 36 heures, néanmoins, aux hôpitaux de Saint-Spiridon à Jassy, exceptionnellement, lorsque la maladie présente un grand intérêt scientifique, la nécropsie est autorisée 24 heures après le décès, mais « *à condition que le médecin,* disent les règlements, *soit bien convaincu de la réalité de la mort.* » Le délai est aussi de 36 heures à Breslau, de 36 à 48 heures à Bruxelles, de 48 heures à Posen, à Rotterdam et à Pékin. A Tripoli de Barbarie et à Madrid le délai est de 24 heures, mais il est porté à 48 heures s'il s'agit d'un cas de mort subite. A Liège, le délai, il y a quelques années, était encore plus long : Firket nous dit avoir fait des autopsies 60, 70 et même 78 heures après le décès, toute autorisation lui ayant été refusée par le directeur avant l'expiration de ce délai (1). Depuis, la Commission Administrative des hôpitaux de Liège a mieux compris les intérêts de la science : elle a fixé le délai à 21 heures, et autorise des autopsies 18 et même 10 heures après le décès si les circonstances l'exigent.

Les administrations hospitalières, en rendant obligatoire le délai de 24 heures, ont obéi à un sentiment humanitaire dont nous devons les louer, mais elles sont allées à l'encontre des intérêts capitaux de la science médicale.

Celle-ci exige des autopsies plus précoces. Le délai légal de vingt-quatre heures doit être abrégé, et nous pensons pouvoir convaincre pleinement le lecteur de l'urgente nécessité de cette réforme par la force des arguments que nous allons lui présenter, arguments que nous emprunterons plus particulièrement *à la physiologie cadavérique, à l'examen bactériologique, à l'examen histologique et à l'examen physico-chimique.*

1° La physiologie cadavérique ou physiologie post mortem est le complément nécessaire de la physiologie chez le vivant : son étude exige des cadavres que l'on puisse observer le plus tôt possible après la mort.

« Etudier la mort, dit Claude Bernard, c'est s'initier aux mystères de la vie : car la mort étant le contraire de la vie, apprendre comment on meurt, c'est en même temps apprendre comment on vit. » Dans le chapitre suivant où nous étudions les signes de la mort, nous fixerons les limites extrêmes de la vie à

(1) Firket : *loc. cit.,* p. 339-340.

l'arrêt complet et prolongé de la circulation du sang, et nous déclarerons mort tout sujet chez qui nous constaterons pareil signe. Ceci est une façon de parler, et il serait plus juste de dire non pas que le sujet est mort, mais simplement qu'il se trouve dans l'impossibilité de retourner à cet état physiologique que nous appelons la vie, ce qui revient à dire, ainsi que le fait remarquer Dastre, que *le diagnostic de la mort est plutôt un pronostic*. La vie ne s'éteint pas d'un seul coup comme le flambeau auquel on la compare si souvent : sa disparition est lente, graduelle. « La mort est un phénomène progressif qui commence en un point de l'organisme et s'étend à l'ensemble : elle a un début et une durée, en d'autres termes, c'est un *processus*. » (Dastre).

Depuis le moment où la vie semble s'être retirée jusqu'au moment où les éléments constitutifs de l'organisme désagrégé retournent à leur point d'origine, le cadavre passe par différentes phases dont l'étude est du plus haut intérêt au point de vue scientifique. *La vie d'ensemble*, la vie somatique, la vie individuelle disparaît, mais les organes et les tissus restent vivants (1) et, durant de longues heures, continuent à vivre de leur vie propre. Lorsqu'ils cesseront enfin leurs fonctions et que la vie organique disparaîtra à son tour, la vie persistera encore dans les unités qui composent ces organes et ces tissus, et la vie cellulaire sera la dernière à s'éteindre ou mieux à se transformer. Il existe donc, après ce que nous appelons la mort, une *vie intermédiaire* que nous devons étudier si nous voulons bien connaître ce que nous appelons la vie. La physiologie *cadavérique* ou la physiologie *post mortem* nous fait connaître cet état : elle n'est que la suite naturelle de la physiologie chez le vivant : *ces deux physiologies se complètent l'une l'autre*.

La persistance de certains phénomènes vitaux, la continuation des fermentations et aussi, comme nous le verrons plus bas, l'établissement rapide d'autres fermentations expliquent pourquoi les cadavres ne renferment jamais que de l'hémoglobine réduite et pourquoi ils se refroidissent avec tant de lenteur.

Kotelewski et Hofmann se sont assurés, en recueillant le sang sur le cadavre avec toutes les précautions pour éviter l'action de l'air extérieur, que ce sang était dépourvu d'oxygène (2). Et

---

(1) Voir : Pellacani : Contribuzioni allo studio della vita postuma dei tessuti. *Accad. medica di Roma*, XXVI, fasc. VII, 1900.

(2) Vibert : *Médecine légale* 1908. p. 125, et Lacassagne. *Médecine légale*, p. 487.

pourtant, au moment de la mort. les artères renferment du sang oxygéné ! La disparition de l'oxygène ne peut s'expliquer que par la persistance des oxydations et des fermentations, en un mot. par la continuation de la vie à l'état latent.

La lenteur du refroidissement cadavérique prouve également l'existence d'une vie latente. Prenez une masse de substance inerte de même volume et de même conductibilité thermique que le corps d'un animal que vous venez de sacrifier, portez cette substance à la même température que celle du corps de l'animal, et vous constaterez, toutes les autres conditions de l'expérimentation étant d'ailleurs égales de part et d'autre, qu'il faut beaucoup moins de temps à la substance inerte qu'au corps de l'animal pour se mettre en équilibre avec la température ambiante : nous avons fait dans ce sens des expériences nombreuses et dont les résultats ne se sont pas démentis une seule fois. Quelquefois le processus morbide semble continuer après la mort, et l'on voit alors la température, au lieu de s'abaisser, augmenter de 1 à 2 et même 2 degrés et demi. surtout lorsque le dénouement fatal a été amené par une maladie infectieuse comme la variole, la rage, le choléra ou le tétanos. M. Laignel-Lavastine a rapporté plus récemment des cas d'hyperthermie post-mortem dépassant de beaucoup les faits jusqu'à présent publiés. Chez un homme ayant succombé à la méningite tuberculeuse avec hémorragie méningée sous-arachnoïdienne, en octobre 1908. il a constaté, 35 minutes après la mort, une température rectale de 50 degrés. Chez un autre sujet atteint de pachyméningite hémorragique d'origine alcoolique, 30 minutes après la mort, en septembre 1909. la température rectale était de 55 degrés ! Enfin. chez un alcoolique atteint de pneumonie du lobe supérieur droit. mort en avril 1909. la température rectale, 5 minutes après la mort, atteignait 59 degrés ! Au même moment, elle était de 53 degrés dans les fosses nasales (1).

Alors que la mort paraît réelle. certains phénomènes vitaux continuent à se manifester dans les tissus et les organes. La contractilité musculaire. aussi bien celle des muscles de la vie organique que celle des muscles de la vie animale, ne s'éteint pas immédiatement avec le dernier souffle. On note souvent dans les muscles des cadavres certains mouvements spontanés qui ont donné lieu à bien des méprises et ont fait croire à la persistance de la vie dans des cas où la mort était absolument

(1) *Société de biologie.* séance du 21 novembre 1909.

certaine. Ces mouvements se passent dans les muscles de la cuisse au point d'arriver jusqu'à la flexion du membre, dans les peaussiers de la face, dans les muscles de la main. Si, sur un cadavre, vous écartez le pouce de l'index, le plus souvent vous constaterez qu'au bout de quelques heures le pouce aura rejoint le doigt indicateur. Il faut encore ajouter les contractions rythmées des muscles de l'abdomen et celles du muscle diaphragme.

C'est dans la fièvre typhoïde et surtout dans le choléra que l'on observe après la mort des mouvements spontanés dans les muscles. Cet étonnant phénomène, dont nous avons été si souvent témoin à l'hôpital des cholériques du Pharo (épidémie de 1884), a donné naissance à de nombreuses histoires de morts enterrés vivants. Au dire de certains auteurs, il existe quelquefois de grands mouvements généralisés à tous les membres s'accompagnant de roulement des yeux au point de faire croire à une attaque convulsive.

Bardinat, après avoir coupé la tête à un chien, a vu la mâchoire inférieure continuer à se mouvoir plusieurs heures après la mort, comme si l'animal persistait à aboyer. On peut voir dans les abattoirs, sur un bœuf dépecé, les fibres musculaires se contracter encore environ une heure après la mort. Nysten a constaté des mouvements spontanés chez quelques suppliciés.

L'excitabilité des muscles dure pendant un temps assez long dans un membre amputé. Il suffit de pincer fortement un muscle, le biceps par exemple, dans les premières heures qui suivent la mort, pour déterminer la formation d'une nodosité indiquant la persistance de la contractilité. Vulpian (1) a trouvé des signes de contractilité (lignes saillantes produites par le passage d'une pointe d'épingle) sur le diaphragme d'un petit chien soixante-quinze heures après la mort. Charles Robin a rapporté (2) dans les termes qui suivent, les mouvements observés dans le cadavre d'un supplicié, mouvements que le physiologiste déterminait en grattant légèrement la peau de la poitrine avec la pointe d'un scalpel: « Nous vîmes aussitôt le muscle grand pectoral, puis le biceps, le brachial antérieur et les muscles de l'épitrochlée se contracter successivement et rapidement.Le résultat fut un mouvement de rapprochement de tout le

(1) In *Gazette médicale de Paris*, 1858, n° 33, p. 517.
(2) Observations anatomiques et physiologiques faites sur des suppliciés par décollation, in *Journal de la physiologie norm. et path.* 1869, p. 90

bras vers le tronc avec rotation du bras en dedans et demi-flexion de l'avant-bras sur le bras, véritable mouvement de défense qui projeta la main du côté de la poitrine jusqu'au creux de l'estomac. »

Le minimum de la survie musculaire s'observe dans les affections chroniques, dans les états pathologiques accompagnés d'infiltration séreuse, chez les sujets intoxiqués par l'hydrogène sulfuré, les vapeurs de charbon et le gaz ammoniaque : ce minimum est d'une heure et demie. Le maximum le plus élevé est de vingt-sept heures : il a été signalé dans les affections aiguës. La moyenne est de cinq à six heures. C'est graduellement que la contractilité disparaît de tous les muscles, et elle a cessé complètement au moment où apparaissent les premières manifestations de la rigidité cadavérique. Le ventricule gauche du cœur est le premier à la perdre peu de temps après la mort : puis viennent les intestins, l'estomac, la vessie et le ventricule droit : les muscles qui arrivent les derniers sont d'abord ceux du tronc et ensuite ceux des membres.

James-Philipps Kay et plus particulièrement Brown-Séquard ont démontré que les muscles, même atteints de rigidité, pouvaient recouvrer leur propriété après une injection de sang défibriné. Brown-Séquard ne s'est pas contenté de vérifier le fait sur des animaux, il l'a vérifié sur un cadavre de supplicié : injectant son propre sang dans l'une des mains inexcitable et rigide d'un décapité, il rendit aux muscles, 13 heures après la mort, leur souplesse et leur excitabilité (1).

Certaines recherches expérimentales dues à Brown-Séquard tendent même à démontrer que les muscles atteints de rigidité cadavérique restent doués de vitalité jusqu'au moment de la putréfaction ; d'après ce dernier auteur, la rigidité cadavérique serait une contraction, c'est-à-dire une manifestation de la vie musculaire *post mortem* (2).

L'aspect de la peau connu sous le nom de chair de poule (cutis enserina) est dû à l'érection des bulbes pileux sous l'influence de la contraction des muscles lisses annexés à ces bulbes. Or, cette chair de poule, qui s'observe fréquemment sur les cadavres des noyés et aussi sur les cadavres d'autres sujets morts rapide-

(1) *Académie des Sciences*, 23 juin 1851 et in *Gazette médicale de Paris*, juillet 1851. p. 421.

(2) Brown-Sequard. in *C. R. de l'Académie des Sciences*, 1885. p. 926-929, et in *France médicale*, 1886, p. 1501-1511.

ment, persiste souvent jusqu'au commencement de la putréfaction (1).

Il se fait, après la mort, dans la masse pulmonaire, des changements dans le volume et l'aspect des lobes. Ces modifications, intéressantes à étudier, sont dues, d'après Henocque, à la contraction des muscles lisses contenus dans les bronches et le parenchyme pulmonaire (2).

Des contractions péristaltiques et antipéristaltiques de l'intestin, aidées de la paralysie du sphincter anal, déterminent souvent la défécation. On a vu des cadavres vider leur vessie, d'autres expulser spontanément le sperme renfermé dans les vésicules séminales.

On sait que des femmes mortes en état de grossesse ont accouché dans le tombeau, et l'on trouve dans les auteurs de curieuses histoires *de partu post mortem, de partu in sepulchro*. Il est plus probable que l'expulsion du fœtus ici est un effet de la putréfaction. Les gaz qui se développent dans la cavité abdominale, pressent sur la matrice, et celle-ci se vide alors avec bruit comme se viderait une poire en caoutchouc dont on comprimerait les parois : « *Fœtus prodiit cum crepitu et fragore.* » Il est certain pourtant que la contractilité de la fibre utérine persiste après la mort, et si l'on ne peut l'affirmer, on ne peut aussi nier que cette contractilité n'ait quelquefois joué un grand rôle dans les accouchements spontanés *post mortem* (3).

Les cils de l'épithélium vibratile (cils des organes génitaux de la femme et des voies respiratoires) peuvent continuer à se mouvoir après la mort pendant douze, quinze et même quarante-huit heures. De même les spermatozoïdes conservent leurs mouvements caractéristiques pendant vingt heures et au delà, notamment chez ceux qui ont succombé à une mort violente : Tourdes a vu ces mouvements se produire avec une remarquable persistance trente-six heures après la mort dans l'éjaculation

(1) Vibert : *Médecine légale*, 1908. p. 142.

(2) Henocque : *Société de biologie*, 20 décembre 1879 et in *Gazette médicale de Paris*, 1879, p. 821.

(3) Sur la persistance de la contractilité des muscles *post mortem*, voir aussi Laborde : De la persistance et de la durée de l'élasticité pulmonaire après la mort in *Compte rendu Soc. Biologie*, 1884, p.380 et 377 : Marie et Cluzet : De la contractilité des muscles après la mort (*C. R. soc. Biologie*), p. 1001 (1889). D'Arsonval : Durée d'excitation des muscles après la mort bien plus grande qu'on ne croit (*Compte rendu Académie des Sciences*, CXVI p. 1530 à 1533, 1893). Galeotti : Ricerche sulla conduttivita elettrica dei tessuti animali, in *Lo sperimentale*, 1901.

d'un pendu: des cellules spermatiques se remuaient encore après soixante-douze heures.

La barbe, les cheveux et les ongles poussent, dit-on, sur les cadavres, et l'on trouve sur ce sujet, dans les livres de médecine, des histoires fort curieuses et qui tiennent, il faut l'avouer, un peu trop du prodige. Burdach dit pourtant qu'il n'est pas permis de regarder comme impossible qu'après la mort des dents percent chez les enfants, que la barbe et les ongles poussent chez les adultes, faits dont Senès et Paris citent plusieurs exemples (1). La peau, dans certains cas, aurait même été couverte d'éruptions purulentes (2). Ce dernier fait peut être faux ou a été mal étudié, mais qui oserait l'affirmer en toute certitude !

Roberto Magnanimi a étudié le pouvoir osmotique des muscles après la mort : il a constaté que l'osmose persistait dans tous les organes, que ceux-ci fussent séparés ou encore attachés au corps (3).

Il résulte des expériences faites par Ludwig et par ses élèves, Robin et Becker, sur des chiens décapités, que les organes de la sécrétion conservent quelque temps après la mort la faculté d'élaborer leurs produits. L'excitation galvanique du nerf lingual détermine dans la glande sous-maxillaire une sécrétion de salive d'autant plus abondante que l'excitation elle-même est plus forte. Le foie d'un animal mort, placé sur une table, garde sa fonction glycogénique pendant plusieurs heures ainsi que l'ont démontré, les expériences de Cl. Bernard et de Longet. Bouchut et Brouardel ont refait les mêmes expériences pour l'étude de la formation de l'urée *post mortem*, et sont arrivés aux mêmes résultats. Des fragments de reins déposés dans une solution de bilirubine transforment cette substance en urobiline (4). A. Cevidelli et E. Léoncini ont porté leurs recherches sur l'activité des capsules surrénales après la mort (5). Spallanzani fit manger de la viande à une corneille et la tua aussitôt après. Le corps de l'oiseau fut maintenu dans une température égale à celle qu'il atteignait pendant la vie, et lorsque, six heures plus tard, Spallanzani ouvrit l'estomac, la viande fut trouvée totalement digérée. Ces expé-

(1) Burdach: *Traité de physiologie*, traduit de l'allemand par Jourdan, Paris 1889.

(2) Konermann : *De miraculis morturum*, Francfort, 1610.

(3) Roberto Magnanimi : La proprieta osmotiche dei muscoli dopo la morte, in *Studi Sassaresi*, anno IV, 1906.

(4) Gilbert : Urobilinurie, in *Presse médicale*, 1902, p. 843.

(5) In *Biochimica et Terapia Sperimentale*, anno I, fascicule IV, 1909.

riences ne prouvent pas la persistance de la fonction, mais plutôt la présence de diastases ou ferments préalablement secrétés et continuant à agir : elles n'en sont pas moins fort intéressantes au point de vue physiologique. Au surplus, on peut faire revivre la fonction à l'aide de la circulation artificielle : les organes sont alors maintenus vivants ou recouvrent la vie en apparence éteinte chez eux. Le rein réalise la synthèse de l'acide hippurique avec l'acide benzoïque et le glycocolle ajoutés au sang que l'on fait circuler artificiellement dans les vaisseaux. Le foie continue ses fonctions d'arrêt ainsi que le prouvent de nombreuses expériences, et Cyon a démontré que le sang que l'on fait circuler dans son tissu s'enrichit d'urée (1). Von Schroder, par la même méthode, a confirmé les recherches de Cyon, et après avoir ajouté au sang de la circulation du carbonate d'ammoniaque, a constaté que ce produit se transformait rapidement en urée. D'ailleurs, ainsi que le fait remarquer d'Halluin, la méthode de circulation artificielle est applicable à presque tous les organes, et ce fait est une preuve de l'indépendance de la vie des organes (2).

Nous avons vu plus haut (p. 80) que, dans certains cas, longtemps après la mort, le cœur présentait encore des contractions nettement évidentes. Lorsque les contractions sont arrêtées, le cœur peut se remettre à fonctionner sous l'influence d'une injection de sang défibriné ou oxygéné et même sous l'influence d'une injection de serum salin selon la formule Locke. Kuliobko (de Thomsk) a fait reparaître les battements 12 heures, 24 heures, 3 jours, 5 jours après la mort, dans des cœurs d'animaux à sang chaud tués par saignée. Il a obtenu le même succès sur des cœurs d'animaux morts de maladie, et il a aussi réussi, sur des enfants morts de pneumonie, à faire renaître les pulsations cardiaques au moins dans certaines parties de l'organe, 20 heures et 30 heures après la mort.

Hedon et Gilis ont ranimé les battements du cœur chez un supplicié 3/4 d'heure après la mort : ils injectèrent 420 c. m³. de sang défibriné dans l'aorte, et entretinrent ainsi l'activité du cœur durant 23 minutes. Ils répétèrent l'expérience avec le même succès sur des cœurs de chiens (3).

(1) Cyon in *C. R. Académie des sciences* 1878, tom. SXXXVIII, p. 993.
(2) D'Halluin : *Résurrection du cœur*, 1901, p. 92.
(3) Hedon et Gilis : Sur la reprise des battements du cœur après injection de sang dans les coronaires, in *C. R. Société biologie* (1892) p. 760.

On a même obtenu la reviviscence des centres nerveux (1). De nombreux physiologistes, en poussant une injection de sang défibriné dans la carotide, ont fait apparaître des manifestations vitales nettement évidentes sur des têtes de chiens décapitées. Brown-Séquard, expérimentant sur un chien élevé dans son laboratoire, constata « qu'en appelant l'animal par son nom, les yeux de cette tête séparée du tronc se tournèrent vers lui comme si la voix du maître avait été reconnue et entendue. » Laborde fit l'expérience sur la tête d'un décapité : 40 et 50 minutes après la décollation, il obtenait encore des contractions des muscles de la face.

Mais ce ne sont pas seulement des résurrections partielles, des résurrections momentanées d'organes et de systèmes que l'on a obtenues, on est aussi arrivé à obtenir des résurrections totales, on a fait réapparaître la vie générale chez des animaux que l'on pouvait considérer comme irrémédiablement morts (2). Dans ces derniers temps, des expérimentateurs ont pu rappeler à la vie, par le massage direct du cœur, des chiens chez lesquels les battements cardiaques avaient cessé d'être perceptibles au toucher et à la vue depuis un temps variant entre trois et seize minutes. Sur 20 chiens soumis à cette expérience, 10 fois, soit une fois sur deux, ils ont obtenu le retour des fonctions du cœur et de la vie qui s'est prolongée de deux, trois, dix et vingt-quatre heures : pendant ce temps, les animaux, véritablement ressuscités, devenaient capables d'aller et de venir.

Chez dix chiens considérés comme morts, Maurice d'Halluin a pu, par le massage, ranimer le cœur et, avec lui, les autres organes, y compris le système nerveux qui redevint excitable, ainsi que le démontraient la respiration spontanée, les modifications papillaires, les mouvements volontaires et reflexes. Quatre de ces chiens ressuscités vécurent jusqu'au lendemain, ce qui permit à Maurice d'Halluin de conclure: « La survie de vingt-quatre heures démontre, d'ailleurs, la possibilité de la restauration intégrale de toutes les fonctions grâce au massage du cœur. » Des tentatives de reviviscence, faites à l'aide d'injection de sérum artificiel sur des cœurs d'enfants, ont donné au même auteur

(1) De Cyon : Résurrection de certaines fonctions cérébrales à l'aide d'une circulation artificielle de sang dans les vaisseaux intracraniens (*C. R. Soc. biologie*) 1900, p. 372.

(2) Expériences d'Oré, de Louget, de Claude Bernard, de Brown-Séquard, de Richard Lorven, de Denis, de Blondel, de Bischoff, etc., etc.

des résultats fort surprenants. Une heure et demie après la mort, d'Halluin a pu obtenir des contractions énergiques des oreillettes et des ventricules : il constatait encore, vingt-quatre heures après la mort, des contractions rythmiques (faibles toutefois) des ventricules, et des battements très nettement manifestes des oreillettes même après un délai de quarante-deux heures.

Tuffier a présenté des chiens vivant encore plusieurs mois après leur résurrection, et Prus rapporte l'observation d'une chienne qui, un mois après avoir servi à une expérience d'asphyxie suivie de résurrection par massage du cœur, mettait bas des petits parfaitement portants.

En résumé, *la physiologie cadavérique* nous permet de constater que les organes survivent à l'individu, que les tissus survivent aux organes, et les cellules aux tissus. La vie disparaît suivant un ordre inverse à celui qui a présidé à sa manifestation : apparition des cellules, des tissus, des organes et de l'individu ; disparition de l'individu, des organes, des tissus et des cellules.

Nous pourrions multiplier les exemples, mais ceux que nous venons de citer suffisent pour nous faire comprendre tous les avantages que la physiologie peut retirer des recherches et des expériences faites sur le cadavre peu de temps après la mort. alors que les fonctions n'ont pas encore cessé tout travail. que les tissus gardent une partie de leur propriété et que les cellules ne sont pas encore désorganisées. Que de faits à étudier sur lesquels nous ne pourrons être renseignés que par une observation *précoce* des cadavres ! Que de phénomènes vitaux sur lesquels la mort pourrait nous éclairer, si nous interrogions le cadavre au moment opportun alors qu'il peut encore répondre !

2° Examen bactériologique: transformation incessante de la flore cadavérique; putréfaction hâtive.

Lorsque nous disons plus bas que la putréfaction est un phénomène tardif, nous voulons parler de la putréfaction évidente, s'imposant à tous comme signe de mort certain, mais, en réalité, la putréfaction est un phénomène cadavérique qui commence immédiatement dès que la mort prend possession d'un organisme. Le professeur Arnould (de Lille) a dit fort justement : « Tout organisme que la vie abandonne est envahi immédiatement par le phénomène redoutable de la putréfaction », vérité biologique que Galien exprimait plus justement encore, puisqu'il n'y a pas de vie sans circulation du sang, lorsqu'il écrivait : « La coagulation du sang est une voie vers la décomposition. »

Et du reste, ces constatations faites prématurément sur le cadavre ne doivent pas nous surprendre : elles sont d'accord avec ce que nous observons *in vitro* dans le laboratoire. Voici ce qui se passe dans le caillot sanguin obtenu à la suite d'une saignée : ce caillot se rétracte, il verdit bientôt à la surface, et, si vous en examinez une goutte au microscope, vous y trouvez de nombreuses colonies de micro-organismes (Brouardel) (1). Le suc musculaire, pendant l'été, en vingt minutes, devient noir, et, s'il est ingéré à cet état, il provoque immédiatement une gastro-entérite grave. M. Lefranq, préparateur du suc musculaire qui porte son nom, nous a affirmé avoir constaté ce phénomène plus de vingt fois.

Un agent principal de la putréfaction est le *vibrion septique*. Leuwenhack d'abord, Duclaux ensuite, ont démontré le processus du *vibrion septique* dans l'intestin à l'état normal. Au moment où cesse la vie, ces vibrions pullulent, tapissant rapidement l'intestin et pénétrant dans le canal des glandes. Mis en présence de cellules mortes, ils commencent immédiatement à réagir sur elles par les diastases qu'ils sécrètent, et en entraînent promptement la dissolution ; ils pénètrent rapidement de la sorte dans les veines, les artères et les vaisseaux lymphatiques de l'abdomen (Bordas) (2).

La même multiplication prompte et abondante s'observe pour les microbes venus dans l'intestin avec les aliments et pour ceux apportés dans les poumons par l'air atmosphérique : les uns et les autres trouvent dans ces milieux des conditions favorables à leur développement. La mort enlève toute résistance aux épithéliums qui recouvrent ces cavités, ceux-ci cessent alors leur rôle protecteur, et les micro-organismes, ne rencontrant plus d'obstacle, pénètrent facilement les muqueuses, et bientôt tous les tissus de l'organisme sont envahis (3).

Bien plus, l'invasion microbienne peut commencer dès l'agonie, c'est-à-dire dès que l'organisme perd sa résistance et

(1) Brouardel : *La mort et la mort subite*. Paris. 1895. p. 69.

2) Bordas : *Putréfaction*. Thèse de Paris. 1892.

(3) Voir : Zumft : Sur le processus de la putréfaction dans le gros intestin de l'homme, in *Archiv. scient. biolog*. Saint-Pétersbourg. T. 1. n° 24. 1892. — Boyer : Les microbes du tube intestinal du cadavre in *Archiv. antropolog. criminelle*. p. 111 à 417. 1895. — Malvoz : Les facteurs internes de la putréfaction. in *Progrès médical*. T. VI. p. 118. 1897.

présente des modifications profondes, comme quantité et qualité, dans les sécrétions gastro-intestinales, sécrétions qui constituent de véritables bouillons de culture. MM. Ph. Achard et E. Phulpin ont étudié chez l'homme la pénétration des microbes dans les tissus, d'abord pendant la période agonique, puis après la mort, au moyen d'examens bactériologiques répétés depuis le moment de la mort jusqu'à celui de l'autopsie (1). Dans huit cas observés pendant l'agonie, quelques heures avant la mort, ils ont trouvé le foie envahi par le coli-bacille et par le staphylocoque blanc. Comme ces microbes n'existaient pas dans le sang et que l'infection hépatique ne paraissait pas avoir été la cause de la mort, cette infection, d'après les auteurs, était réellement due aux phénomènes cadavériques (2).

Dans vingt-quatre cas observés après la mort et à des moments différents, la recherche de l'envahissement microbien a été positive. Dans deux cas, les microbes de la suppuration ont été trouvés, dès la deuxième heure, dans le foie et le cœur simultanément ; dans d'autres cas, dès la onzième, la treizième et la quatorzième heure. Un cas d'hémorragie protubérantielle, en l'absence de toute lésion putride et par une température de 19 degrés seulement, donna lieu à la putréfaction du foie et du cœur dès la treizième heure. L'immigration du staphylocoque blanc est encore plus rapide : dans certains cas, le microbe s'est trouvé dans le foie et le cœur dès la douzième, la dixième et même dès la septième heure après la mort. Les examens bactériologiques qui ont été pratiqués au moment légal de l'autopsie, ont été positifs pour tous les organes chaque fois que la température était au-dessus de 23 degrés. MM. Wurtz et Herman, examinant, vingt-quatre à trente-six heures après la mort, le foie, la rate et les reins de 32 cadavres, ont rencontré 16 fois le coli-bacille (3).

Canon affirme que le cœur est envahi rapidement par les germes venant de l'intestin ou du poumon : d'après cet auteur,

---

(1) Ch. Achard et E. Phulpin : Contributions à l'étude de l'envahissement des organes par les microbes pendant l'agonie et après la mort in *Arch. de méd. exp. et d'anat. path.*, 1895, T. 8. p. 21-17.

(2) Voir aussi Carrara : *Lezioni agonali.*, in *Gaz. di osp. Milano*. p. 430. 1897.

(3) Würtz et Herman : De la présence fréquente du bactérium coli commune dans le cadavre, in *Archiv. de méd. expérim.*, novembre 1891. p. 7 à 34. Ottolenghi : Sui micro-organismi della putrefazione nel sangue del cadavere umano in *Giornale della R. Accademia di medecina di Torino*, 1892. n° 10. — Tonïn : Alcune ricerche sui micro-organismi della putrefazione in *Giornale di medecina legale*, 11 1895. p. 202. Carrara in la *Medecine legale* de Strassmann. p. 817 et 818. Torino. 1901.

les bactéries de la putréfaction commencent leur travail dans le cœur où elles émigrent dès les derniers instants de la vie (1). Eiselsberg qui a étudié le sang du cœur quelques minutes après le dernier soupir, a confirmé les résultats de Canon. Sur 50 autopsies, faites environ deux heures après la mort, Gradwohl trouva 39 fois des microbes dans le cœur, c'est-à-dire dans 78 0/0 des cas, et jamais rien dans le sang des veines des bras (2). Simmonds (de Hambourg), dont les recherches ont porté sur douze cents cadavres, a toujours trouvé des microbes dans le sang du cœur : dans les 95 0/0 des cas, c'était le sheptocoque (3).

Durant les 24 heures qui séparent le moment de la mort du moment légal de l'autopsie, non seulement les microbes gastro-intestinaux envahissent l'organisme et se trouvent dans tel ou tel autre organe suivant l'heure de l'examen cadavérique, mais encore ils subissent des modifications spécifiques et individuelles, modifications variant aussi suivant l'heure plus ou moins hâtive ou tardive de l'examen cadavérique. Le docteur Dallemagne, chef du service d'autopsie des hôpitaux de Bruxelles, a cherché à déterminer la nature des modifications subies par la flore du tube digestif sous l'influence de la cadavérisation : cette flore accuse une réduction *quantitative et qualitative* attribuable particulièrement aux changements survenus dans les sécrétions gastriques, et tend même à une sorte d'unification qui va toujours s'accentuant à mesure que s'éloigne le moment de la mort (4). Le prélèvement des semences a été fait au moment des autopsies, lorsqu'elles ont été pratiquées dans les délais habituels, c'est-à-dire vingt-quatre à trente-six heures après la mort. Le docteur Dallemagne considère, avec raison, cette longue attente comme une circonstance éminemment défavorable à des recherches : « Pendant ce temps, dit-il, des germes étrangers peuvent pénétrer dans les cavités : les microbes qui s'y trouvaient, peuvent disparaître : enfin l'indépendance des cavités, déjà amoindrie par l'insuffisance des sécrétions, cesse complètement

(1) Canon : *Centralblatt für Allgemeine pathologie und pathologische anatomie*, tom XV, n° 4, 1904.

(2) Gradwohl : Importance de l'examen bactériologique pratiqué sur les cadavres, in *Annales de l'Institut Pasteur*, tom XVIII, p. 767 à 773.

(3) Simmonds : *Virkow archiv, für pathologische anatomie et physiologie*, n. 3, p. 175.

(4) Dallemagne : Microbes du tube gastro-intestinal des cadavres, in *Arch. de méd. exp. et d'anatomie path.*, 1895, tom. 7, p. 274-331.

unifiant, pour ainsi dire, comme un seul bouillon de culture, les trois grands segments digestifs. »

L'envahissement rapide de tout le cadavre par les micro-organismes et la prompte multiplication de ces derniers expliquent ces fermentations puissantes et ces productions de gaz telles que la tension peut atteindre une atmosphère et demie dès les premières vingt-quatre heures (1). Les veines méningées et les grosses veines des membres sont alors souvent entrecoupées de bulles de gaz cadavériques, phénomène déjà indiqué par Morgani.

Ce cadavre, en apparence inanimé, est agité d'un mouvement incessant; nos yeux méconnaissent ce mouvement, mais il n'échappe pas à l'examen des appareils grossissants. Ce cadavre qui semble appartenir à la mort, est le foyer d'une pullulation étonnamment féconde, le receptacle d'une vie intense prodigieusement active, dont les métamorphoses sont trop hâtives et trop nombreuses pour que nous puissions toutes les saisir. En somme, la vie persiste sous une autre forme ou mieux sous mille autres formes là où la mort paraît régner en souveraine maîtresse. Une nouvelle direction donnée à l'évolution vitale, un nouveau groupement des vies cellulaires, des vies atomiques, distinguent seuls la *vie cadavérique*, que nous appelons *la mort*, de la *vie individuelle* ou *vie somatique* que nous appelons *la vie* : avant la mort, en effet, les vies cellulaires harmonisées vers un but commun, unissent leurs concours et groupent leurs efforts pour la genèse d'une force unique, *la vie* ; après la mort, l'harmonie disparaît, l'anarchie règne dans les groupements cellulaires, chaque cellule, chaque unité travaille pour son propre compte, bientôt tout lien disparaît, la désagrégation arrive, les forces se dispersent et rentrent dans le Grand Tout pour en ressortir sous une autre forme. La marche de la température cadavérique démontre bien l'existence de ce travail de fermentation qui apparaît ou mieux qui se continue, alors que semblent cesser toutes les manifestations de la vie. Cette fermentation lutte contre le refroidissement cadavérique, et explique la lenteur avec laquelle les corps que la vie abandonne, se mettent en équilibre avec la température environnante. Bien plus, avant le refroidissement complet du corps, la fermentation est quelquefois à ce point active qu'il se dégage une chaleur assez considérable pour faire remonter la température (voir p. 114).

(1) Brouardel : *La mort et la mort subite*, Paris, 1895, p. 45.

MM. Ch. Achard et E. Phulpin, dont nous avons signalé plus haut les intéressantes recherches bactériologiques, sont obligés de reconnaître avec tous les auteurs « les difficultés d'interprétation que soulèvent les constatations microbiologiques faites à l'autopsie, lorsque celle-ci est pratiquée après le délai légal de vingt-quatre heures ». De plus, l'obligation d'attendre l'heure légale de l'autopsie a forcé ces deux auteurs à borner leurs recherches au cœur et au foie, organes que l'on peut facilement atteindre par une simple piqûre : ils ont dû renoncer à toutes recherches dans la rate, les reins, les poumons, le cerveau, le tube digestif et autres organes trop profondément cachés et qu'ils ne pouvaient atteindre que par l'autopsie, celle-ci malheureusement étant trop tardive pour donner des indications réellement intéressantes.

La nécessité où se sont trouvés de nombreux bactériologistes d'abandonner leurs recherches parce qu'ils ne disposaient point de cadavres frais, mieux que tout raisonnement montre le grand avantage qu'il y aurait, pour le progrès de la bactériologie, à devancer l'heure de l'autopsie. Au surplus, cette flore cadavérique dont les espèces se succèdent si rapidement, par les toxiques qu'elle sécrète, par les lésions qu'elle détermine, égare l'anatomo-pathologiste et le met dans l'impossibilité de formuler des conclusions justes.

Pour mener à bien leurs recherches sur l'envahissement des microbes *post mortem*, certains auteurs, et MM. Achard et Phulpin sont du nombre, ont été forcés de recueillir le sang et le suc des organes *pendant la période agonique,* par piqûre, à l'aide d'une seringue stérilisable ou d'une aiguille montée sur une pipette de verre. Si nous citons ces expériences, ce n'est pas que nous les approuvions, mais elles nous montrent tout l'intérêt qu'il y aurait à pratiquer le plus tôt possible l'examen bactériologique et aussi l'examen histologique ainsi que nous allons le voir.

3° **Examen histologique : altérations rapides des cellules et des tissus.**

Feltz et Tourdes ont étudié les changements histologiques qui se produisent dans les tissus musculaires depuis le moment de la mort jusqu'au moment légal de l'autopsie.

Ils ont constaté : 1° sur les muscles encore souples, pendant les premières heures, beaucoup de fibres pâles et transparentes, sans stries ou à peine striées ; 2° pendant la rigidité, six à sept heures après la mort, des stries transversales bien marquées et de plus en plus saillantes ; 3° au déclin et après la disparition de la rigidité, des stries transversales ressemblant à des disques qui s'empilent et se détachent des parois de la fibre (1).

L'attention de Donné s'est portée sur l'étude des caractères histologiques du sang après la mort. Cet auteur a constaté que les globules sanguins subissent, au bout de quelques heures, des modifications considérables, des altérations nettement appréciables au microscope, caractérisées spécialement par un état crénelé très prononcé (2). Les observations de Douné ont été confirmées par de nombreux auteurs.

Il a été démontré que le sang se coagule dans les vaisseaux quelques heures, quatre à six environ, après la mort, exception faite peut-être pour certains cas pathologiques, très rares d'ailleurs. Si l'on observe, sous le microscope, une gouttelette de sang prise sur un sujet vivant, on constate toute une série de curieux phénomènes que nous avons signalés dans un précédent travail (3), phénomènes qui font absolument défaut si la gouttelette de sang a été prise sur un cadavre quelques heures après la mort, c'est-à-dire lorsque la coagulation s'est déjà faite dans les vaisseaux.

Les tissus et plus spécialement les épithéliums sont rapidement altérés par la putréfaction. La destruction précoce des épithéliums, lesquels alors cessent de faire barrière, explique, ainsi que nous l'avons déjà dit, cet envahissement rapide des organes par les microbes dont nous avons parlé plus haut.

La muqueuse gastrique et la muqueuse intestinale sont promptement altérées soit par autodigestion, soit par le processus bactériologique septique. Il n'est pas rare de constater des perforations de l'estomac dues uniquement à l'action des sucs digestifs. C'est pourquoi Hayem recommande tout particulièrement de faire l'examen du tube gastro-intestinal dans des conditions qui permettent d'exclure les altérations post mortem (4).

Castaigne et Rathery ont signalé la rapide destruction de la bordure en brosse de l'épithélium des tubuli contorti dans les néphrites expérimentales, ils croient que les lésions décrites sous le nom d'abrasement des cellules épithéliales ne sont que

(1) In Dictionnaire de Dechambre, art. *Cadavre*, vol. XI, p. 421.

(2) Donné, in *C. R. de l'Académie des Sciences*, 1837, tom. V., p. 345.

(3) In *La mort réelle et la mort apparente*, Paris 1897, chap. III : *Des signes de mort se rapportant à l'arrêt fonctionnel de la circulation*, p. 64 et 65.

(4) Hayeur : Note sur l'anatomie pathologique de la gastrite parenchymateuse hyperpeptique, in *Bull. de la Soc. méd. des hôpitaux* 1893, p. 373.

des altérations cadavériques. Policard et Garnier ont repris cette étude chez le rat blanc : les lésions cadavériques du rein apparaissent, d'après leurs travaux. au bout de quelques minutes après la mort et surtout dans les quatre heures qui suivent. Trente minutes après, par exemple. les bâtonnets qui forment la striation basale de l'épithélium des tubes contournés (bâtonnets de Heidenheim) deviennent granuleux. Le corpuscule de Malpighi est assez résistant et la bordure en brosse ne disparaît pas complètement (1).

Les capsules surrénales, quelques heures après la mort. sont déjà en pleine putréfaction.

Les poumons. le pancréas (2) et le foie (3) subissent aussi des modifications précoces. mais c'est surtout le système nerveux qui offre la plus grande vulnérabilité.

Le docteur Schulz, en 1883. a fait paraître un mémoire ayant pour titre : *Des altérations artificielles. cadavériques et pathologiques de la moelle épinière*. L'auteur y décrit les altérations histologiques qu'il a trouvées sur vingt moelles épinières provenant de malades ayant succombé à des affections très diverses et complètement étrangères à tout état pathologique médullaire : *formation de vacuoles dans les cellules ganglionnaires, imbibition, pigmentation, hypertrophie et sclerotrophie des cellules nerveuses de la moelle, accumulation des cellules dans le canal épendymaire, gonflement et hypertrophie des cylindro-axes*, etc., etc. Les cadavres étaient de tout âge ; l'autopsie avait été faite de 1 à 44 heures après la mort et par des températures diverses (4).

Philippe et de Gothard ont voulu préciser l'état des cellules nerveuses de la corne antérieure de la moelle épinière sur le cadavre examiné à différents moments durant le délai de **24** heures qui. légalement. doit procéder l'autopsie : bien que leurs recherches

(1) Castaigne et Rathery : Bordure en brosse des tubuli contorti dans les néphrites expérimentales. in *C. R. Soc. de biologie* 1902. p. 1531 : Garnier et Policard : Altérations cadavériques des épithéliums rénaux. in *C. R. Société de biologie* 1906. p. 550. cités par Pessonnier. p. 99.

(2) Voir Gilbert et Lippman : Microbisme pancréatique normal. in *C. R. Société de biologie*, 1904. p. 139.

(3 Ambard et Brissmorel : De l'acidification de certains viscères et spécialement de celle du foie et de la rate considéré comme signe certain de mort. in *C. R. Soc. de biologigie.* 1904. p. 4. 5. 6.

(4) Schulz. in *Neurol centralblatt*. novembre 1883. et Congrès annuel de la Société des médécins aliénistes tenu à Berlin en 1883. discussion sur l'anatomie pathologique de la démence paralytique, séance du 16 mai.

n'aient porté que sur des sujets indemnes de toute tare nerveuse, ils ont constamment trouvé les cellules nerveuses profondément altérées par la putréfaction (1).

Dans le mémoire publié en 1884 par le docteur Praxton sur la sclérose miliaire, nous relevons l'étrange affirmation suivante: « Il est très probable et il y a de fortes raisons de penser que la sclérose miliaire ne se produit qu'après la mort, et elle devrait être considérée comme une lésion cadavérique » (2).

Baillarges, d'autre part, soutient que « les adhérences des membranes de la couche corticale que l'on trouve presque constamment sur le cerveau des malades morts de paralysie générale, *ne se produisent qu'après la mort, et devraient par conséquent être considérées comme une lésion cadavérique* » (3). Ces adhérences, en effet, n'ont pas été trouvées dans cinq cas *où les autopsies avaient été faites moins de deux heures après la mort.* Et il est probable, ajoute Baillarges, que d'autres faits intéressants seraient constatés si, dans quelques cas au moins, cas nettement spécifiés, l'examen des centres nerveux pouvait avoir lieu dans un délai moins long que celui qui est fixé par le règlement.

D'après Meynert, la fonte du protoplasma des cellules nerveuses peut s'expliquer par l'œdème qui se forme pendant l'agonie. et Smidt affirme que les moindres déformations cadavériques, la position même du corps, influent sur l'état des fibres myélitiques et sur l'écorce (4).

Nous croyons inutile d'insister et de multiplier les citations et les faits. Ce que nous venons de dire démontre sans réplique la nécessité absolue de *pratiquer les autopsies le plus tôt possible*; il n'existe que ce seul moyen pour réfuter les assertions ci-dessus si elles sont fausses ou pour les confirmer si elles sont vraies. Et, comme dit Jules Soury, « ces recherches originales ont du moins le mérite de montrer l'utilité d'un examen approfondi d'un grand nombre de moelles épinières normales, afin qu'on n'incline pas tout d'abord à voir une lésion pathologique dans toute modification histologique de la moelle qui s'écarte des

(1) Philippe et Gothard : Etude des cellules nerveuses de la moelle épinière de l'homme après autopsie (méthode de Nissi), in *C. R. société biologie*, 1898, p. 809.

(2) Praxton, in *Journal of mental science*, avril 1883.

(3) Baillarges : Nature cadavérique de quelques lésions des centres nerveux, in *Annales médico-psychologiques*, janvier, 1887.

(4) In *Congrès annuel de la Société des médecins aliénistes* tenu à Berlin en 1883 discussion sur *l'anatomie pathologique de la démence paralytique*, (séance du 16 mai.)

descriptions classiques. » (1). Mais une moelle cesse d'être normale si elle subit l'action altérante du temps, et seule une autopsie hâtive pourra fournir l'étalon demandé, l'élément de comparaison exigé pour distinguer les lésions vraiment pathologiques des lésions d'origine purement cadavérique. A l'heure actuelle, nous en sommes réduits à sacrifier des animaux ou à nous adresser aux abattoirs pour avoir de la substance nerveuse fraîche, permettant d'étudier au microscope des éléments non encore altérés.

La cellule doit être étudiée vivante, avant qu'elle n'ait subi aucune modification cadavérique, si nous voulons être pleinement renseignés sur son anatomie et toutes ses fonctions. Certains auteurs ont été si convaincus de cette nécessité qu'ils *n'ont pas cru devoir attendre l'heure de la mort* pour pratiquer certains examens histologiques et bactériologiques. Les professeurs Fredrich et Ehrlich, voulant étudier les transformations du foie chez les diabétiques n'ont pas hésité à plonger un trocart dans l'organe du malade encore vivant. « En retirant le poinçon on trouvait dans la canule du trocart des gouttes de sang contenant des cellules hépathiques et parfois des morceaux de foie relativement grands en forme de saucisse. » (Veressaieff).

4° L'examen physico-chimique : manifestations physico-chimiques d'origine cadavériques; ptomaïnes et autres produits de transformation rapide.

A côté de l'anatomie morphologique, il en existe une autre : l'anatomie chimique. Quinquaud a montré toute l'importance des services que cette nouvelle branche de l'anatomie pathologique pouvait rendre à la science médicale. Les investigations chimiques faites sur les cadavres peuvent nous renseigner sur trois ordres de faits fondamentaux : 1° sur l'existence du tissu altéré ; 2° sur la nature des processus morbides : 3° sur les troubles secondaires, sur la pathogénie de certains groupes morbides. Et, à l'appui de son assertion, Quinquaud cite quelques exemples propres à convaincre les cliniciens des avantages qu'ils peuvent retirer des recherches chimiques cadavériques : «En résumé, dit-il, toutes ces recherches agrandissent le cadre de nos connaissances physiologiques et pathologiques, elles tendent à nous faire connaître les échanges intimes dans la santé et dans les maladies. Elles peuvent même s'appliquer à la thérapeutique expérimentale et

(1) Jules Soury. in *l'Encéphale*. 1884. p. 375.

chimique : dès lors les médications pourront entrer dans une voie réellement rationnelle qui fera le plus grand honneur à la chimie biologique. »(1)

A l'état normal, « chaque élément crée un milieu impropre à sa vitalité : le courant sanguin et les organes éliminatoires le débarrassent des corps nuisibles » (2). Dans les foyers morbides, il y a exagération de l'état physiologique, et on y trouve des ptomaïnes, c'est-à-dire des agents toxiques à réaction semblable à celle que donnent les alcaloïdes : ces ptomaïnes se trouvent en plus grande quantité dans le foie, dans le sang et dans les urines. Or, la flore microbienne cadavérique, qui est si abondante, ainsi que nous l'avons vu plus haut, donne lieu à des échanges moléculaires incessants et à la formation de ptomaïnes. Ces ptomaïnes sont très difficiles à classer (Brouardel) ; il faut pourtant savoir les distinguer de celles qui, produites pendant la vie, résultent de la maladie et non de l'état cadavérique. Plus on attendra, plus l'examen sera tardif, plus nombreuses et plus complexes seront les ptomaïnes trouvées dans le cadavre, et plus ardu deviendra le problème.

Mais les microbes ne sont pas la seule cause des changements que l'on observe dans les humeurs cadavériques. Les organes, soustraits à la force vitale, peu de temps après la mort, deviennent le siège de réactions chimiques et de phénomènes physiques, où le principal rôle doit être attribué, ainsi que l'a montré le professeur Roberto Magnanimi, aux dialyses qui s'établissent spontanément dans les tissus (3). Ces dialyses ou mieux ces *autolyses* séparent les substances constitutives des différentes humeurs et expliquent les nombreuses modifications qu'on constate dans ces humeurs suivant le moment où l'on pratique leur examen.

La rigidité cadavérique, signe à peu près constant qui se manifeste de trois à sept heures après le décès, est très probablement, ainsi que le fait remarquer M. le professeur Brouardel, un phénomène de putréfaction « non pas au point de vue de l'odeur, mais au point de vue des phénomènes chimiques qui mettent les muscles en contraction » (4). Orfila, Beclard, Treviranus, Longet

(1) Quinquaud, in *Congrès de l'Association française pour l'avancement des sciences*, La Rochelle, 1882, séance du 28 août.

(2) Quinquaud, *Société de biologie*, 1877, et Thèse d'agrégation. 1880.

(3) Voir Roberto Magnanimi : La proprieta osmotiche dei muscoli dopo la morte in *Studi Sassaresi*, 1906, et Andrea Pitini : Poteri di riduzione del connetivo sottocutaneo prima et dopo la morte, Bologne, 1907.

(4) P. Brouardel : *La mort et la mort subite*, Paris, 1895, p. 66.

croyaient que la rigidité cadavérique est due à la coagulation du sang et des parties fluides du corps. Le professeur Robin, Kühn (de Heidelberg) pensent que ce phénomène, ainsi que l'avait entrevu Louis dans l'avant-dernier siècle, est le résultat de la coagulation de la syntonine ou myosine, substance qui remplit la fibre musculaire. Cette coagulation se ferait sous l'influence de la réaction acide due à l'acide lactique, réaction qui se produit après la mort comme à la suite de tout effort violent. Tourdes et Hepp, en 1869, ont étudié particulièrement la réaction acide des muscles après la mort : poursuivant l'étude de ce signe sur 24 sujets, ils ont reconnu que le muscle, alcalin pendant la vie, présente réellement une réaction acide quelque temps après la mort, ce que l'on peut démontrer à l'aide du bistouri et du papier tournesol. Herzen a retiré du tissu musculaire du cadavre un acide qu'il a appelé *acide sarcolactique*, et, à l'action duquel, il attribue la contraction musculaire *post mortem*. Les expériences qu'il a entreprises dans ce sens paraissent lui donner raison : à l'aide de quelques gouttes de cet acide injectées dans les muscles d'animaux morts, mais non encore en état de rigidité, il a pu faire apparaître rapidement le phénomène (1). Quoi qu'il en soit, si les auteurs diffèrent pour préciser la cause de la rigidité cadavérique, tous sont d'accord pour reconnaître que ce phénomène est dû à une transformation chimique survenue dans les tissus. Or, cette transformation commence quelques heures après le moment de la mort et se trouve toujours achevée au moment de l'autopsie.

Le docteur Delagrée a constaté qu'aussitôt la vie éteinte, la sérosité qui remplit les aréoles du tissu cellulaire et les pores ou interstices des cadavres, subit une fermentation plus ou moins rapide dont le résultat ultime est la formation d'acide acétique. Ce phénomène chimique commence aussitôt après le décès pour se confondre ensuite avec la putréfaction qu'il précède et qu'il accompagne : il serait facilement reconnaissable à l'aide de petits morceaux de papier tournesol qui rougissent au contact de l'acide. A mesure que s'éloigne le moment de la mort, les petits papiers rougissent de plus en plus : 6 à 8 heures après la mort, la coloration rouge est très apparente, bien que son maximum ne soit atteint que 24 à 36 heures après. Passé ce terme, les petits papiers reviennent au bleu et verdissent parce que les produits ammo-

(1) **Herzen** : *Semaine médicale*, 1886.

niacaux de la putréfaction commencent à paraître, ce qui indique la seconde phase de la décomposition putride (1).

La même constatation, nous l'avons déjà dit, a été faite par Tourdes et Hepp sur le tissu musculaire, lequel, quelques heures après la mort, présente le plus souvent une réaction nettement acide reconnaissable aussi à l'aide de papier tournesol (2).

Plus récemment, MM. Ambard et Brissmorel ont montré la rapidité avec laquelle certains viscères et plus spécialement le foie et la rate deviennent acides (3).

Revenstorf (de Hambourg) et le professeur Corin (de Liège) (4) ont étudié les modifications physico-chimiques et morphologiques du sang : ils ont soumis à la cryoscopie le sang des cadavres, et ils sont arrivés à cette conclusion que l'examen cryoscopique du sang pouvait servir à déterminer la date de la mort, *tellement les résultats obtenus varient avec le moment de l'examen* (5).

L'analyse du sang et des urines après la mort ne donne pas toujours des résultats certains au point de vue du diagnostic du diabète, lorsque la putréfaction est quelque peu avancée. L'urine prise sur le cadavre renferme presque constamment de l'albumine ; si la putréfaction n'est pas commencée, celle-ci est en proportion minime, mais elle devient abondante, à mesure que la putréfaction augmente et suivant que la quantité d'urine contenue dans la vessie est moindre. Cette albumine provient de la décomposition et de la désagrégation des parois vésicales (Vibert) (6).

La réaction sulfhydrique dont nous parlerons plus bas, lorsque nous traiterons de ce phénomène cadavérique comme

(1) Delagrée, in *Recueil des mémoires de méd. et de chirurg. et de pharmacie militaires*. 1870. Tom 24. p. 318.

(2) Voir aussi R. Magnanini : Su alcune modificazioni chimiche che avvengono nei muscoli durante la rigidita cadaverica *Soc. Lancisiana degli Ospedali di Roma* (anno XXI. 1901).

(3) Ambard et Brissmorel : De l'acidification de certains viscères et spécialement de celle du foie et de la rate considérée comme signe certain de la mort. in *C. R. Soc. biologie*. 1904. p. 156.

(4) Corin : De la cryoscopie comme moyen de déterminer la date de la mort *Ann. société méd. légale de Belgique*) Tom XV. p. 9 à 21. 1903.

(5) Voir aussi L. Sabbattani : Détermination du point de congélation des organes animaux *Journal de physiol. et de Pathol. générale*, III. n° 6, 1909 ; L. Delrez : Untersuchungen der autolyse des Muskelgewebes mit der Kryoskopischen methode (cit. in *Maly's* Ihr XXXIV. Ed.) *Archives internationales de physiologie*, vol. 1.

(6) Voir sur cette question le mémoire de Vibert et Ogier : De la présence de l'albumine dans l'urine des cadavres, in *Ann. d'hyg. publ. et de méd. leg.*, 3· série, Tom. XIV 1885.

signe de mort, est encore une preuve de la rapidité avec laquelle
se produisent les réactions chimiques dans les tissus et les
humeurs des cadavres : de nombreuses expériences montrent, en
effet, que la réaction sulfhydrique, presque toujours, se manifeste avant l'heure légale de l'autopsie, et quelquefois même,
durant les fortes chaleurs de l'été, dès les premières heures qui
suivent la mort.

Mais il n'est pas la peine que nous insistions, et nous pensons
avoir suffisamment démontré combien sont nombreuses les
modifications physico-chimiques d'ordre purement cadavérique
et combien ces modifications qui commencent à se manifester
peu de temps après la mort, sont de nature à égarer les recherches anatomo-pathologiques lorsque l'autopsie est faite trop
tardivement.

**5° Les altérations cadavériques avant l'autopsie sont autant de causes
d'erreur dans l'interprétation des phénomènes morbides ; thérapeutique par
la transplantation d'organes frais ; autres inconvénients de l'autopsie tardive.**

Le cadavre, bien avant l'expiration de la vingt-quatrième
heure du délai imposé par la loi pour pratiquer l'autopsie,
présente donc des altérations nombreuses. « Toutes ces altérations, dit le professeur Orfila, se manifestent très peu d'heures
après la mort, et peuvent induire en erreur en cas d'autopsie ».
Elles gênent dans l'appréciation des accidents qui ont déterminé
la mort, mais elles nuisent aussi à l'étude bactériologique, à
l'étude chimique et à l'étude histologique des tissus et des liquides
normaux de l'organisme.

Firket, après s'être plaint des entraves que l'administration
des hospices de Liège apportait à la pratique hâtive des autopsies,
ajoutait en terminant : « Qu'en résulte-t-il ? C'est qu'à une
époque où tout l'effort de la science se porte sur l'étude des
parasites pathogènes et des maladies nerveuses, il nous est
également impossible, sauf certains cas exceptionnels, d'arriver
sur ces deux questions à des résultats satisfaisants par suite du
ramolissement cadavérique du système nerveux central et surtout
de la moelle, et par le fait de l'envahissement des tissus, dans un
grand nombre de cas, par les microbes de la putréfaction. »

On nous dira peut-être : « Les modifications présentées par
le cadavre avant le moment réglementaire de l'autopsie sont de
petite importance, et le médecin prévenu ne saurait se laisser
influencer par elles dans l'appréciation des causes qui ont amené

la mort. » Sans doute, lorsqu'il s'agira de lésions grossières, d'altérations déjà connues, de maladies déjà étudiées, l'erreur ne sera pas à craindre. Mais, en maintes circonstances, la cause intime de la mort n'est pas toujours aussi évidente ! En médecine, il n'y a pas de faits insignifiants : le plus petit accident, le plus léger trouble peuvent engendrer des conséquences graves, la moindre rupture de l'équilibre organique peut déterminer la mort. Le médecin, en savant bien avisé, tiendra compte de toutes les modifications constatées, aussi bien de celles qui, plus grossières, se montreront d'elles-mêmes au bout du scalpel, que de celles qui, moins visibles sans être moins importantes, n'apparaissent que sur le champ du microscope ou sous l'action du réactif chimique,

Ces rapides altérations cadavériques sont aussi gênantes pour les exercices de médecine opératoire. Les candidats, pour leurs épreuves anatomiques, recherchent des cadavres frais. Les exercices faits sur les organes de la vision demandent plus spécialement à être pratiqués quelques heures après la mort : rappelons le fait de ces étudiants (p. 80) à qui le garçon d'amphithéâtre, pour l'opération de la cataracte, avait procuré un cadavre d'enfant *si frais que le cœur battait encore.*

La thérapeuthique elle-même est intéressée à ce qu'on puisse disposer de *cadavres frais* : « Un jour viendra, dit le professeur Delbet, où, dans les services de chirurgie, il y aura, à côté de la vitrine aux instruments, une armoire, une glacière sans doute, où seront conservées les *pièces de rechange*, artères, veines, viscères, articulations, bras, jambes, membres entiers, empruntés à des cadavres frais, et où les chirurgiens de l'avenir puiseront pour le plus grand bien de leurs malades. »

Sans doute, une telle thérapeutique est encore bien éloignée. Toutefois les expériences de transplantation d'organes de Garri (de Breslau), de Mac Lure (de Baltimore), de Murphy (de Boston), de Ward (de New-York), de Frouin (de Paris) et surtout celles de Carrel nous autorisent à dire que la thérapeutique par les *cadavres frais*, n'est pas sans fondement, et qu'elle pourrait bien, un jour, être de pratique courante dans les hôpitaux. (1)

En dehors de ces raisons scientifiques, il est une autre raison que nous signalons en passant pour être complet, mais que le

(1) Voir dans la *Presse Médicale.* 20 juin 1910, le mémoire de MM. E. Villard et E. Tavernier : « La transplantation du rein », où l'on trouvera une très riche bibliographie sur la transplantation des organes en général.

médecin oublierait volontiers s'il n'avait que cette seule raison
à faire valoir pour demander de hâter l'heure de l'autopsie : nous
voulons parler du danger qui existe pour l'anatomiste à s'attar-
der de longues heures courbé sur un cadavre en putréfaction :
« Le conseil de conserver les corps jusqu'à la putréfaction, écrit
l'illustre Louis, *est le conseil le plus funeste à l'humanité qu'on
ait pu concevoir.* Il ne m'est jamais arrivé de travailler trois
heures consécutives sur un mort sans en avoir, pour ainsi dire,
emprunté la physionomie », et il déclare que, placé à la tête de
la chirurgie dans divers hôpitaux, il a toujours eu soin de choisir
pour son usage particulier les sujets les plus sains et les moins
disposés à être attaqués de putréfaction (1). On connaissait si
bien le goût du professeur Louis pour les cadavres frais qu'on
lui servit un jour à l'amphithâtre de la Salpêtrière un sujet
encore vivant. Nous avons cité le fait : c'était une jeune femme
que les élèves de Louis avaient jugée morte et qu'ils avaient fait
transporter à l'amphithéâtre pour la leçon du Maître : revenue
spontanément à la vie pendant la nuit, elle y mourut faute de
soins (2).

§ 3. — Le délai réglementaire de 24 heures doit être abrégé : tous les médecins réclament l'autopsie hâtive.

Les faits que nous avons cités, auront pleinement convaincu
le lecteur, pensons-nous, de l'utilité de la pratique hâtive des
autopsies. Les études cadavériques seront d'autant plus fructueu-
ses qu'elles seront commencées à un moment plus rapproché de
la mort. La science a donc un intérêt capital à pratiquer les
autopsies de très bonne heure ; en procédant autrement, elle se
prive d'un élément de progrès très puissant.

L'instruction de l'étudiant, l'éducation du médecin se font
à la salle des malades, mais elles se continuent et se perfectionnent
à la salle des morts : c'est à l'amphithéâtre que le médecin arrache
au malade, après son trépas, les secrets qu'il n'a pas voulu lui
livrer pendant la vie. Or, l'autopsie est d'autant plus significative
et instructive qu'elle est pratiquée à une heure plus rapprochée
du moment de la mort.

Le cadavre est le siège de changements perpétuels, de

1) Louis : *Lettres sur la certitude des signes de la mort*, Paris 1752.
(2) Voir plus haut l'observation, p. 84.

métamorphoses de chaque instant : il est à l'heure actuelle ce qu'il n'était pas une heure auparavant. Plus nous nous rapprochons du moment que nous appelons la mort, plus nous nous trouvons dans des conditions favorables pour étudier et saisir les forces que nous appelons la vie. Pour être vraiment scientifique et donner tout enseignement, l'autopsie devrait être faite dans des conditions telles qu'aucune modification n'eût eu le temps de se produire dans le cadavre à partir du moment de la mort, si bien que les lésions constatées seraient exactement et uniquement celles existant au moment même où la vie a cessé. Ceci évidemment est un desideratum qui ne sera jamais réalisé, mais il est permis de s'en rapprocher et de lui donner quelque satisfaction en devançant autant que possible l'heure de l'autopsie.

Une autopsie tardive donne des résultats trompeurs et ne permet pas toujours de saisir les causes de la mort : celles-ci souvent sont fugaces, et il arrive qu'on n'en trouve plus aucun vestige bien avant l'expiration de la vingt-quatrième heure. Tous les anatomo-pathologistes reconnaissent ces graves inconvénients de l'autopsie tardive, et c'est pourquoi tous n'ont cessé de réclamer la pratique de l'autopsie hâtive.

« Le terme légal de vingt-quatre heures, insuffisant aux yeux de l'humanité, est déjà pour la science un délai trop long en beaucoup de cas. » Josat, à qui nous empruntons cette citation, ajoute que dans un entretien qu'il eut à ce sujet avec Cruveilhier, le savant anatomiste lui déclara que les autopsies ne signifiaient rien du tout en général, quand on les pratiquait vingt-quatre heures après la mort (1).

Et Claude Bernard lui-même, l'illustre physiologiste, n'a-t-il pas écrit : » En faisant l'autopsie au moment de la mort, on doit toujours rencontrer des éléments organiques qui ont perdu leurs propriétés physiologiques... Vingt-quatre heures après, on ne trouve rien et l'on croit que la cause de la mort est insaisissable (2).

Il n'est pas un médecin des hôpitaux qui n'ait eu occasion de constater les graves inconvénients de l'autopsie tardive, tous réclament l'abrogation de ce trop long délai qu'impose la loi et qui est si préjudiciable aux intérêts de la science, tous, avec Bourneville et P. Bricou, demandent que « *l'autopsie soit pratiquée à un moment rapproché de la mort avant que les altérations*

____

(1) Voir de cet auteur : *Essai sur l'anatomie pathologique en général*. 2 vol. Paris 1816.

(2) Claude Bernard, in *Revue des deux Mondes*. Septembre 1884.

cadavériques ne viennent masquer ou dénaturer les lésions produites du vivant du sujet » (1).

Et la preuve que l'abrogation du délai de vingt-quatre heures est une nécessité qui s'impose, c'est qu'elle est déjà devenue un fait accompli dans beaucoup de pays, à l'Etranger, où il est de règle, ainsi que nous l'avons vu (p. 61), de pratiquer l'autopsie quelques heures. souvent même une heure après la mort, et quelquefois immédiatement dès que le diagnostic de la mort réelle est établi.

En France, même dans certains hôpitaux de province, au vu et au su des Commissions administratives qui tolèrent une telle infraction au règlement, les médecins ne tiennent aucun compte du délai légal, et procèdent à l'autopsie (p. 60) avant l'expiration de la vingt-quatrième heure. Ces infractions à la loi du délai de vingt-quatre heures sont plus nombreuses qu'on ne croit, soit que les médecins opèrent clandestinement, soit que l'administration hospitalière accorde tacitement son autorisation et laisse faire, et, par leur fréquence, ces infractions prouvent au moins l'inconvénient que présente un aussi long délai.

Sans autopsie précoce, la physiologie *post mortem* n'existe plus, et certains travaux d'anatomie pathologique. de bactériologie et de chimie cadavériques deviennent impossibles. Comment les auteurs dont nous avons parlé plus haut, auraient-ils pu mener à bien leurs expériences s'ils s'étaient laissés arrêter par la loi du délai de vingt-quatre heures ? Comment MM. Jeanselme et Lermoyez auraient-ils pu faire leurs recherches sur la *contractilité musculaire post mortem* si leurs expériences n'avaient pu porter sur des cadavres autopsiés immédiatement après la mort? Comment d'Hallum aurait-il pu constater la résurrection du cœur sous l'influence d'une injection de sérum artificiel et nous faire part de ses expériences si intéressantes, s'il avait dû attendre vingt-quatre heures avant de toucher à un cadavre? Les recherches si curieuses d'Andréa Pitini sur les pouvoirs réducteurs du tissu conjonctif sous-cutané après la mort n'auraient pu être faites, si, comme le dit l'auteur lui-même, il n'avait opéré dans certains cas *subito dopo la morte.* Straus, Roux, Nocard et Thuilliers. envoyés en Egypte pour étudier le choléra. n'auraient pu remplir leur mission sans autopsie précoce. « Une condition particulièrement heureuse pour ces études qui n'auraient

---

(1) Bourneville et P. Briçon : *Manuel technique des autopsies.* Paris 1885.

pu être réalisées en Europe, c'est que l'on n'était astreint à aucun délai pour l'ouverture des corps : dans certains cas, nous avons pu procéder aux autopsies immédiatement après la mort » (1).

L'empressement que les médecins mettent de nos jours à demander les cadavres des suppliciés, montre bien tout l'intérêt que ces derniers accordent aux recherches faites sur les cadavres frais. Lors de la récente exécution des quatre bandits de Bethunes (janvier 1909), le professeur Debierre (de Lille), pour justifier auprès du public les recherches que lui et ses collègues de la Faculté entreprirent, aussitôt après l'exécution, sur les cadavres encore chauds, s'expliqua auprès des représentants de la presse sur le grand avantage qu'il y avait à autopsier des cadavres frais, leur démontrant combien il est beaucoup plus instructif d'étudier les organes d'un cadavre encore chaud que ceux d'un corps dont la putréfaction est déjà commencée (*Le Journal*, 12 janvier 1909).

Avant la publication du code Napoléon, la loi, en France, était plus tolérante : l'ouverture des cadavres qui ne pouvait être faite que 24 heures après la mort du 1er octobre au 1er avril, pouvait être faite 12 heures après la mort du 1er avril au 1er octobre, à moins que la mort eût été subite. Cette prescription n'était même pas gardée, et les chirurgiens avaient pour habitude d'agir plus hâtivement (2).

Denisard, procureur du Châtelet à Paris, s'en plaignait : « L'usage en France, écrivait-il, n'est d'enterrer les corps que 24 heures après la mort, mais on ne suit point cet usage pour l'ouverture des cadavres que les chirurgiens croient pouvoir faire quelques heures après les signes équivoques de la mort. »

Nous avons vu qu'on pouvait en dire autant aujourd'hui : dans la plupart des grands hôpitaux, où on ne garde point le délai légal. Ainsi, de tout temps, l'intérêt de la science, les nécessités de la profession ont obligé chirurgiens et médecins d'entrer en lutte avec les lois qui réglementaient l'heure de l'autopsie. Autrefois, les médecins étaient contraints de se cacher pour procéder à la dissection et devaient presque voler les cadavres qui servaient à leurs études anatomiques. Aujourd'hui, la loi accorde des cadavres ; mais, pour que l'ouverture d'un cadavre puisse instruire le médecin, pour que celui-ci puisse y trouver tous les renseignements qu'il y cherche, *comme autrefois, il doit*

(1) Straus, Roux, Nocard et Thuilliers in *Archives de physiologie*, mai 1884, p. 382.
(2) Statuts et règlements généraux pour les communautés de chirurgiens de province, donnés à Marly, le 24 février 1730, Titre X, article 83.

opérer clandestinement : il faut qu'il dérobe les cadavres, il faut qu'il se cache et évite le regard des représentants de l'autorité.

Dans l'intérêt de l'hygiène et de la salubrité publiques, la loi a abrégé le délai de vingt-quatre heures avant l'inhumation et a même permis que celle-ci fût *immédiate*. Pourquoi, dans l'intérêt supérieur de la science, n'abrégerait-elle pas ce même délai et n'abolirait-elle pas la disposition interdisant toute opération sur le cadavre avant l'expiration de la vingt-quatrième heure ? Pourquoi maintenir plus longtemps des règlements que l'on est obligé d'enfreindre à chaque instant ? *La Commission de la réforme des études médicales*, dans le programme qu'elle vient de présenter à l'approbation du ministre de l'Instruction publique, accorde la plus grande place aux travaux pratiques et plus particulièrement à l'organisation de l'enseignement de l'anatomie pathologique avec le concours des autopsies.

Dans les *avis et vœux formulés* par cette commission, nous trouvons celui-ci :

« La Commission émet le vœu que le gouvernement recherche les voies et moyens d'assurer aux Facultés et aux Écoles de Médecine les matériaux d'enseignement pratique et technique indispensables aux études médicales, afin de provoquer, s'il y a lieu, des dispositions législatives appropriées, et dans tous les cas, une entente entre les ministres compétents. » (1).

La Commission de la réforme des Études médicales, s'exprimant d'une façon générale, n'a pas cru devoir signaler les inconvénients de l'autopsie tardive, mais la nécessité de l'abrogation du délai de vingt-quatre heures était sûrement dans sa pensée, lorsqu'elle formulait le vœu ci-dessus : cette obligation est une des premières réformes qu'exige la nouvelle organisation des études médicales.

La libre ouverture des corps a été un progrès dont la science médicale a tiré le plus grand profit, mais le progrès ne sera complet que le jour où la liberté existera aussi pour l'heure de l'autopsie. Nous ne connaissons rien de l'essence de la vie et nous ne pouvons avoir quelque notion de sa véritable nature que par l'étude de la mort. Mais encore, pour que cette étude soit possible et donne des résultats satisfaisants, il faut des éléments d'observation, des sujets d'expériences, c'est-à-dire des cadavres frais ; il faut,

---

(1) Avis et vœux formulés par la Commission de la réforme des études médicales in Journal officiel. 13 Avril 1908. p. 2596.

en un mot, des *cadavres vivants*, et c'est bien ainsi que nous pouvons appeler tout cadavre durant les premières heures qui suivent la mort de l'individu, alors que persistent encore la vie de certains organes, la vie des tissus et des cellules. D'ailleurs, entre la science qui réclame l'autopsie précoce et la loi qui impose un long délai, le désaccord est plus apparent que réel, et, ainsi que nous allons le démontrer dans le paragraphe suivant, *la loi peut autoriser l'autopsie hâtive tout en atteignant le but qu'elle s'était proposé en prescrivant l'autopsie tardive.*

§ 4. — C'est pour donner à la mort le temps de s'affirmer que les législateurs ont imposé le délai de vingt-quatre heures : un diagnostic précoce et infaillible de la mort réelle pourrait donc permettre la pratique hâtive des autopsies.

Quelle a été l'intention des législateurs en ordonnant de garder un aussi long délai avant l'autopsie ?

La réponse à cette question se trouve dans les circulaires mêmes qui commentent le texte légal fixant ce délai, circulaires que nous avons citées plus haut (p.25) : « *Le législateur a voulu laisser tout le temps suffisant pour s'assurer de la réalité de la mort afin qu'une opération intempestive ne vienne pas changer en une mort réelle une mort qui ne serait qu'apparente.* » Le Décret du 27 avril 1889 qui permet à l'officier de l'Etat-civil d'ordonner, en cas d'urgence, l'autopsie ou l'inhumation rapides, fait aussi une obligation à ce dernier de s'en rapporter à l'avis de deux docteurs et de faire vérifier la réalité de la mort. A l'Etranger, la loi s'est inspirée de la même considération pour fixer un délai *minimum* avant l'inhumation ou l'autopsie.

Mais la loi, en imposant le délai de ving-quatre heures, obtient-elle vraiment le but qu'elle visait ? Ce délai, évidemment, offre une certaine garantie, et tels sont revenus spontanément à la vie dans leur lit ou dans la salle des morts qui se seraient éveillés trop tard dans le cercueil ou sous le scalpel de l'anatomiste si on n'avait pas attendu vingt-quatre heures avant de disposer de leurs corps. La garantie que donne le délai légal, est loin, toutefois, d'être absolument sûre. Ce délai, en effet, n'est pas suffisant pour fournir la preuve manifeste de la réalité de la mort, et il est à la fois trop long et trop court : trop long parce qu'il ne tient pas assez compte des intérêts de la science, trop court parce qu'il n'atteint pas le but poursuivi. On ne peut pas cependant porter ce délai plus loin et attendre, ainsi que le demandent certains auteurs, « la décomposition évidente des organes vitaux ! » Autant vaudrait alors renoncer à l'autopsie.

Le docteur Josat n'admet, lui aussi, comme signe de mort certaine que la putréfaction manifeste, et demande dans son livre que l'on ne se prononce jamais sur la réalité du décès avant l'apparition de la tache verte abdominale (1). C'est pourquoi il s'est trouvé fort embarrassé en cas d'autopsie, et il a été obligé de reconnaître l'impossibilité d'attendre pour les décès survenus dans les hôpitaux le signe de la putréfaction. Le projet qu'il a présenté pour obvier à cet inconvénient, est un projet hybride, en contradiction avec sa propre doctrine : sous prétexte de mettre d'accord les intérêts de la science et ceux de l'humanité, ce projet ne sauvegarde ni les uns ni les autres.

La mort est certaine ou elle est douteuse. Si elle est certaine pourquoi attendre un si long délai et priver la science des avantages d'une autopsie hâtive ? Si elle est douteuse, qu'a-t-on à espérer de ce délai puisqu'il est impuissant à fournir la preuve de la réalité de la mort ? *A notre avis, il n'y a pas de délai à fixer, et l'autopsie de tout décédé à l'hôpital devrait être autorisée dès que la preuve indubitable de la mort aurait été établie.* La solution du problème se trouve dans l'application rigoureuse d'un règlement rendant obligatoire l'emploi d'un procédé permettant d'établir de très bonne heure le diagnostic certain de la mort réelle. C'est la règle déjà suivie dans la plupart des hôpitaux d'Allemagne et dans quelques hôpitaux d'autres pays. « Il suffit que l'examen extérieur du corps fait par le médecin avant l'autopsie lui ait donné l'assurance que la mort est réelle pour que l'autopsie soit aussitôt autorisée ».

« Dans ces conditions, dit Firket, l'autopsie peut être pratiquée quelques heures seulement après la mort, et l'on conçoit quelle immense importance s'attache à des constatations ainsi faites tant pour l'étude microscopique des lésions histologiques que pour celle des organismes parasitaires dont la putréfaction pourrait multiplier le nombre et la variété de façon à rendre illusoires les résultats d'autopsies tardives ». (2) Autant nous nous sommes montré adversaire déclaré de l'autopsie alors que le diagnostic de la mort réelle n'avait pas été établi, autant nous nous disons partisan convaincu de l'autopsie dès que la certitude de la mort

(1) Josat: *De la mort et de ses caractères.* Paris 1854. p. 265.
(2) Firket, loc. cit. p. 290-291.

aura été acquise, et ce sera notre mérite, nous l'espérons, d'avoir doté la science d'un moyen qui permette enfin la pratique hâtive des autopsies ».

Depuis la publication de notre premier travail sur cette question (1), nous n'avons cessé de nous faire le propagateur de cette idée, et nous n'avons manqué aucune occasion d'insister sur la « nécessité d'un diagnostic précoce de la mort destiné à permettre la pratique hâtive des autopsies ». Plusieurs nous ont aidé dans cette tâche, et nous devons plus particulièrement signaler le docteur E. Giraud (de Marseille) et le docteur E. Pessonnier (de Bordeaux). Les travaux de ces deux auteurs sont des plus documentés, et les conclusions auxquelles ils aboutissent, sont en tout conformes aux nôtres.

Sur l'indication de M. le professeur Sabrazès, le docteur E. Pessonnier choisit la question de *l'autopsie précoce* comme sujet de sa thèse inaugurale (2). « Nous connaissons, écrit-il, la raison d'être du délai de vingt-quatre heures : il a pour but de donner à la mort le temps de se préciser et de devenir réelle. Rien de plus légitime, l'autopsie est, à notre avis, un acte qui peut être imposé à tous les décédés, sans qu'il n'y ait rien dans sa pratique qui pût froisser leurs sentiments ou leur paraître irrespectueux, mais nous leur reconnaissons avant tout un droit inviolable, celui qui nous oblige à respecter leur vie et à ne pas les mettre dans la terrible perspective d'être autopsiés en état de mort apparente ».

« Le principe du délai est juste, mais le temps imposé est un obstacle gênant quand il s'agit d'autopsie ».

« Dans certains cas, du reste, l'autorité peut passer outre à condition qu'on respecte l'idée essentielle de la loi qui est de s'assurer toujours de la réalité de la mort.

« En juillet 1880, Joffroy avait demandé au directeur de l'Assistance publique la permission de faire l'autopsie des varioleux de son service douze heures après la mort à cause de la putréfaction rapide et des dangers de contagion dus à une attente prolongée. Le préfet de police, consulté, accorda l'autorisation, mais en imposant avant tout cette condition formelle :

---

(1) Icard : Nécessité d'un diagnostic précoce permettant la pratique hâtive des autopsies, in *Archives générales de médecine* 1905 p. 723-740 et p. 775-790.

(2) E. Pessonnier : *Contributions à l'étude des signes de la mort et de leur application à la pratique de l'autopsie médicale*, Bordeaux, 1907.

« L'autopsie du corps des varioleux ne pouvait avoir lieu qu'après
la certitude absolue de la mort, constatée par le docteur Joffroy
lui-même. »

« Cette exception, tolérée quelquefois, à condition qu'on ait
acquis la certitude du décès, devrait être la règle.

« Si l'on peut reconnaître qu'un malade est décédé avant
vingt-quatre heures, l'autopsie doit être permise dès l'instant où
cette constatation a été faite avec précision : le délai légal cesserait
ainsi d'être une barrière gênante qui empêche l'examen rapide
des lésions, un obstacle qui laisse la putréfaction modifier les
résultats et surajouter ses effets à ceux de la cause morbide.

« Or, nous possédons maintenant, grâce à Icard, le moyen
de diagnostiquer la mort d'une manière certaine et rapide.
L'épreuve de la fluorescéine permet de déceler la plus petite
trace de circulation, et la vie devient impossible après un arrêt
assez prolongé du cours du sang.

« Nous demandons que la loi ne regarde que le but qu'elle a
voulu atteindre, celui de protéger la vie humaine, et s'il est
possible de diagnostiquer la mort d'une façon hâtive, dans les
hôpitaux, nous lui demandons d'établir pour eux une exception,
d'autoriser l'autopsie dès que la mort est réelle, de faire en
somme ce qu'on fait en Allemagne : on attend quarante-huit
heures avant l'inhumation, mais on pratique dans les hôpitaux
l'autopsie peu de temps après la mort, dès qu'elle est certaine.

« Il serait donc légitime et utile que l'autopsie fût permise
dès que la réalité de la mort est reconnue. *Un délai de deux
heures après l'injection intra-veineuse de fluorescéine est suffisant pour autoriser moralement le médecin à faire l'autopsie ;
il devrait l'être légalement*, et pour pouvoir assurer d'une façon
absolue cette réalité de la mort, nous proposons avec Icard,
d'instituer dans les hôpitaux un mode de constatation des décès
basé sur son épreuve de la fluorescéine qui est un moyen de
contrôle permanent, automatique, d'une extrême sensibilité (1).

Le docteur Giraud, dans sa thèse inaugurale, conclut également : « Grâce au procédé d'Icard, on pourrait désormais, dans
les hôpitaux, pratiquer l'autopsie quelques heures après la mort.
Non seulement l'instruction des futurs praticiens y gagnerait,
mais encore la science et l'humanité en bénéficieraient ». (2)

(1) E. Pessonnier : *Loc. cit.*, p. 106. 107. 108. 115 et 119.
(2) E. Giraud : *Sur constatation des décès en France*. Thèse de Montpellier 1909
p. 123.

Ces conclusions sont inattaquables, et nous pensons qu'elles seront acceptées du lecteur, lorsque nous lui aurons démontré toute la valeur du moyen que nous avons préconisé pour établir le diagnostic précoce de la mort réelle. Ce moyen de diagnostic, dont E. Pessonnier et Giraud ont demandé l'application dans tous les hôpitaux, a été recommandé, ainsi que nous allons le voir, par tous ceux qui se sont occupés de la pratique hâtive des autopsies.

§ 5. — Le préjugé contre l'autopsie : la pénurie des cadavres. Un diagnostic sérieux de la mort réelle, en rassurant les familles, diminuerait le nombre des oppositions.

Il y a dans le peuple une vive répugnance pour l'autopsie, et il existe beaucoup de malades que la peur d'être autopsiés empêche d'entrer à l'hôpital. Certains hospitalisés, se sentant irrémédiablement perdus, demandent à retourner dans leur famille pour échapper à l'autopsie. On a vu des mères dont les enfants étaient soignés à l'hôpital, les reprendre au moment de leur agonie pour « préserver leurs corps de la profanation de l'amphithéâtre ». « Il mourra quand même, répétaient-elles, mais au moins on ne le disséquera pas ». « Chaque jour, dit le docteur Veressaïef, le matin, dans l'antichambre de la clinique, on peut voir une foule de pauvres femmes qui attendent, pendant des heures, l'interne de service. Lorsque celui-ci passe, elles l'arrêtent et le supplient de leur rendre, avant l'autopsie, le corps de leur enfant, de leur mari ou de leur mère. C'est là qu'on assiste quelquefois à des scènes déchirantes. Il est évident qu'à chaque demande de ce genre est opposé un refus catégorique. Alors, n'ayant rien obtenu de l'interne, la solliciteuse va plus loin, s'adresse à tous les bureaux, arrive jusqu'au professeur lui-même, et, tombant à ses pieds, le supplie de ne pas laisser faire l'autopsie du mort. » Et Veressaïef, pour appuyer son observation, rappelle les sanglots de Timothéa, pleurant la mort de son petit enfant dans le beau poème de Nekrassof :

> Je ne proteste pas
> Parce que Dieu a rappelé à lui mon petit :
> Mais ce qui est navrant, c'est de savoir
> Qu'ils ont profané son cadavre,
> Et que, semblables à de sombres corbeaux,
> Ils ont partagé son corps blanc en morceaux.
> Est-ce que ni Dieu ni le tzar ne défendront cela ?

Ce préjugé, d'ailleurs, est partagé par des hommes intelligents et, souvent, est exploité par des auteurs dont les folles diatribes contre l'autopsie ne font que trop impression sur le public. « Autopsie !... écrivait dernièrement un journaliste sentimental, dans ce terme, le public ne voit qu'une simple formule, mais il ignore complètement ce que c'est qu'une autopsie : nous allons le lui apprendre : voici ce que le chirurgien et ses carabins exécutent sur le cadavre pour pratiquer cet acte que nous ne craignons pas de qualifier d'odieux, d'abominable, c'est une profanation véritable !... Qu'on en juge ». Suit une description du manuel opératoire à faire frémir les morts eux-mêmes.

Un tel préjugé porte à la science médicale un tort considérable : il ne suffit pas, en effet, que les autopsies soient hâtives, il faut encore qu'elles soient très nombreuses, et nous le disions dès le début de ce travail : « La médecine, pour progresser, doit se frayer un chemin à travers des montagnes de cadavres » (Billroth). C'est pourquoi les règlements hospitaliers, aussi bien à l'Étranger qu'en France, sont pleins de sollicitude pour les corps des décédés, et veulent qu'on les entoure des soins les plus respectueux *avant, pendant et après l'autopsie*, afin de ne pas s'aliéner les familles et d'obtenir ainsi le plus grand nombre de cadavres.

Pour rendre moins fréquentes ces oppositions et augmenter le nombre des autopsies, l'Administration veut que l'on entoure les corps de tous les soins et du plus grand respect. « L'exploration terminée, les organes qui en auront été l'objet devront être rétablis à leur place : en ce qui touche les corps réclamés par les familles, les différentes parties incisées seront, en outre, réunies et cousues de manière à rendre au corps, aussi complètement que possible, les formes qu'il présentait avant l'ouverture. Cette opération sera faite sous la surveillance et la responsabilité de l'interne attaché au service du chef qui aura procédé à l'autopsie. » (Arrêté du 6 avril 1842). Mais l'Administration a fait encore davantage, et une circulaire du 15 juillet 1859 invite les Directeurs des hôpitaux « à faire tous leurs efforts, au besoin même d'exercer sur la détermination des familles une certaine influence en leur faisant comprendre que les investigations médicales sont autant dans leur propre intérêt et dans celui de l'humanité que dans l'intérêt de la science. »

Quoi qu'il en soit, les Commissions hospitalières, elles-mêmes, ne cèdent que trop souvent à ce préjugé contre l'autopsie qui règne dans le public, et, pour le plus grand désavantage de la science médicale, le nombre des autopsies diminue tous les jours. De toutes parts, le corps médical hospitalier et enseignant a fait entendre des protestations. Tout récemment (juin 1910) notre savant maître, M. le docteur Eugène Poucel, présidait un concours pour la nomination d'un chirurgien adjoint des hôpitaux de Marseille. L'éminent praticien, justement ému de la pénurie de cadavres dans les hôpitaux de Marseille, crut de son devoir de profiter de l'occasion pour porter à la connaissance des administrateurs les doléances du corps médical, et il termina le discours de clôture par ces belles et saines paroles :

« Pour des raisons d'ordres divers : règlements, réclamations par groupements, sensibilité exagérée et inconnue autrefois, le cadavre ne passe plus ou presque plus par l'amphithéâtre.

« C'est contre une pareille mentalité que le corps médical doit s'élever et appuyer les administrations encore viriles et saines comme la nôtre, pour obtenir à cet égard des pouvoirs publics une justice enfin juste.

« Ignore-t-on ce qu'il y a de respectable et de sacré dans ce travail obscur et silencieux de l'amphithéâtre, où se perfectionne par un labeur consciencieux et obstiné l'art difficile de soulager, de guérir, de sauver ?

« Et quel plus noble, quel plus louable usage peut-on faire de ces corps que nous avons disputés à la mort, mais que nous avons été impuissants à lui ravir ; quel plus noble usage que de les faire collaborer à l'universel progrès et participer ainsi au bienfait de sauver les autres !

« C'est seulement dans les cerveaux de névrosés qu'a pu germer l'idée d'appeler « profanation des corps » une si respectable et si indispensable pratique.

« Il fut un temps peu éloigné de nous, où l'école et les hôpitaux de Marseille jouissaient de la réputation méritée d'être une pépinière d'anatomistes et de bons chirurgiens à cause de l'abondance des éléments d'instruction pratique qu'on y trouvait.

« Lorsque vous aurez comblé, messieurs les administrateurs, le vœu que très humblement vous présente le jury, vous rendrez à ces deux grands corps enseignants le prestige et l'éclat traditionnels qu'ils ne doivent pas perdre ».

Il eût été difficile de revendiquer en termes plus nobles et plus dignes les droits méconnus de la médecine ! Une telle protestation sera-t-elle entendue de la Commission administrative ? Celle-ci restera-t-elle toujours hésitante entre le désir d'être utile à la science et la crainte de déplaire au public ?

En attendant, il est un devoir sacré auquel aucune Commission hospitalière ne saurait se soustraire : ce devoir est de ne point tolérer que l'on autopsie, que l'on dissèque le corps d'aucun hospitalisé avant que la preuve de la mort réelle ait été fournie par le médecin. Et en veillant sur l'exécution rigoureuse de cet article du règlement, les Commissions hospitalières seront agréables à la fois et aux familles et aux médecins. La peur de l'autopsie, en effet, ne va pas sans quelque peur de la mort apparente, et l'on pourrait presque dire que, dans une certaine mesure, l'une est la conséquence de l'autre. C'est pourquoi un bon moyen pour combattre le préjugé contre l'autopsie sera, tout d'abord, d'éloigner de l'esprit du public toute peur de mort apparente en lui démontrant que, dans les hôpitaux, le diagnostic de la mort réelle est fait avec le plus grand soin et que l'on ne se permet jamais de toucher à un corps avant d'avoir acquis la preuve absolue que la mort est bien réelle. L'habitude d'établir sérieusement le diagnostic de la mort dans les hôpitaux non seulement permettra *l'autopsie hâtive*, mais aura encore cet insigne avantage, en rassurant les familles, de *diminuer le nombre des oppositions* et d'augmenter par suite le nombre des autopsies.

CHAPITRE IV

La preuve infaillible de la réalité de la mort. Ce qu'il faut faire dans les hôpitaux pour obtenir cette preuve précoce devant permettre la pratique hâtive des autopsies.

Avant de dire ce qu'il faut faire, il convient de dire ce qu'on fait et ce qu'on a recommandé de faire dans certains hôpitaux pour écarter le danger de la mort apparente. Jusqu'ici, certes, nous n'avons pas ménagé nos critiques, et nous serions injuste si nous ne signalions pas quelques exceptions. Nous devons à la vérité de dire que, dans quelques hôpitaux, on s'est préoccupé du danger de la mort apparente : les règlements y prescrivent l'application de mesures spéciales destinées à conjurer tout danger. D'autre part aussi, quelques auteurs, préoccupés des conséquences fâcheuses que pourrait engendrer la négligence apportée dans les hôpitaux pour la constatation des décès, ont indiqué l'emploi de certains moyens : notre devoir sera aussi de faire connaître ces moyens et les noms des auteurs qui les ont préconisés.

§ 1. — Ce qu'on a fait dans certains hôpitaux et ce qu'on a recommandé d'y faire pour écarter le danger de la mort apparente : inutilité et dangers des moyens préconisés.

Nous avons vu (p. 141) qu'il est des hôpitaux où systématiquement, dans le but de donner à la mort le temps de s'affirmer par des signes non équivoques, on attend trente-six et même quarante-huit heures avant de procéder à toute opération (autopsie, dissection, inhumation) susceptible de transformer une mort apparente en une mort réelle.

C'est ainsi qu'en Roumanie (Bukarest, Jassy), le délai est en général de trente-six heures ; aux hôpitaux de Saint-Spiridion, à Jassy, lorsque la maladie présente un grand intérêt scientifique, la nécropsie peut être autorisée vingt-quatre heures après le décès, mais « à condition que le médecin, disent les règlements, soit

bien convaincu de la réalité de la mort ». Le délai est aussi de
trente-six heures à Breslau, de trente-six à quarante-huit heures
à Bruxelles, de quarante-huit heures à Posen, à Rotterdam et à
Pékin. A Tripoli, à Madrid et à Roubaix, le délai est de vingt-
quatre heures, mais il est porté à quarante-huit heures en cas de
mort subite. A Liège, à l'hôpital de Bavière, le délai, il y a quelques années, était encore plus long : Firket nous dit avoir fait
dans cet hôpital des autopsies, soixante, soixante dix et même
soixante-dix-huit heures après le décès, toute autorisation lui
ayant été refusée par le directeur avant l'expiration de ce délai (1).

Dans certains hôpitaux, peu nombreux il est vrai, les règlements exigent une double vérification des décès. A Trieste, les
décès sont constatés d'abord par le médecin de la division à
laquelle appartient le malade, ensuite par le prosecteur lequel, à
l'hôpital, remplit les fonctions de *médecin des morts*. A Sydney,
le médecin traitant s'adjoint un de ses collègues pour mieux
vérifier la réalité de la mort. A Stuttgard, les décès sont constatés
par le premier médecin-assistant, une première fois immédiatement après la mort, et une deuxième fois, un jour après, au
moment de l'autopsie. A Bruxelles, à Namur, à Venise, les décès
sont constatés à la fois par les médecins de l'hôpital et par les
médecins de l'Etat civil. A Gand, c'est l'interne qui fait la
constatation, mais la déclaration du décès n'est pas signée tant
que le médecin de service n'a pas lui-même inspecté le corps.

Dans d'autres hôpitaux, les corps, au lieu d'être descendus
immédiatement à la salle des morts, comme c'est généralement
l'usage, restent un certain temps dans la salle des malades. C'est
ainsi que les décédés sont laissés dans leur lit, pendant six heures,
à Bourges, à Rhodez et à Troyes, quatre heures à Tulle et à Vesoul,
trois heures à Chambéry. Cette coutume existe aussi dans
quelques hôpitaux à l'Etranger : avant de descendre les corps à
la salle des morts, on attend six heures à Copenhague et à Gênes,
quatre heures à Kœnigsberg, trois heures à Posen et à Venise.
Les règlements de l'hôpital de Leipzig interdisent le transfert
du corps à la salle des morts, tant qu'il n'est pas froid.

Certains auteurs, pour suppléer à l'insuffisance du diagnostic
de la première heure et afin d'écarter l'épouvantable éventualité
d'autopsier un vivant, recommandent la pratique de certaines
épreuves au moment même de l'ouverture des corps : « Dans les

1) Firket, in *Annales de la Société médico-chirurgicale de Liège*, 1883, p. 333-340

autopsies faites peu après la mort, il est en tout cas prudent, disent Bourneville et P. Bricon, de ne faire l'incision médiane qu'avec une certaine lenteur et après avoir ausculté le cœur » (1). « Et d'ailleurs, dit à son tour Firket, comme l'autopsie engage la responsabilité personnelle de celui qui l'entreprend, c'est à l'opérateur à prendre les précautions nécessaires pour qu'en cas d'erreur sur la mort réelle, on soit assuré de ne pas produire des lésions capables de *tuer le faux mort* ». Et l'auteur recommande de commencer par mettre à nu, *par des procédés chirurgicaux et avec toutes les précautions requises,* une des artères principales de façon à pouvoir éventuellement en constater les battements et à l'inciser alors entre deux ligatures (2).

D'autres auteurs sont encore allés plus loin : ils ont recommandé de s'assurer de la réalité de la mort en tuant volontairement celui que l'on s'exposerait à tuer involontairement par une autopsie prématurée.

Le docteur E. E. Capmael, du département médical de l'Université de Berkley (Etats-Unis), recommande, dans le *Morning-Post* de Londres, numéro du 9 septembre 1895, de pratiquer sur chaque cadavre une injection hypodermique de strychnine à dose fortement toxique.

Un autre auteur anonyme, correspondant de l'*Englisch Mechanic,* dans le numéro de ce journal du 25 octobre 1895 don ne la préférence à la morphine sur la strychnine (3).

Le chirurgien Joubert, à la suite de la lecture de l'ouvrage de Sénac sur le cœur, avait pris l'habitude de ne jamais disséquer un cadavre sans le soumettre à une épreuve « qui devrait être reçue, dit Foderé, dans les hôpitaux où l'on attend rarement l'expiration du délai prescrit pour faire transporter les cadavres à l'amphithéâtre. » Ce chirurgien faisait une légère incision entre les deux côtes, à gauche, à l'endroit où se pratique l'opération de l'empyème ; il portait ensuite un doigt sur le cœur, et s'assurait ainsi que le muscle avait perdu tout mouvement. Dans certaines villes d'Autriche, on est encore plus radical, et, avant de disposer d'un cadavre, on pratique le *herzstich,* percement du cœur.

La salle des morts, dans quelques rares hôpitaux, présente toutes les conditions de température, d'aération et d'hygiène susceptibles de favoriser le rappel à la vie.

(1) Bourneville et P. Bricon : *Manuel technique des autopsies.* Paris 1885, p. 8.
(2) Firket, *loc. cit.,* p. 290-291.
3) Cité par William Tebb et Vollum, in *Premature Burial.* Londres, 1895, p.265

Parmi les nombreux documents qui figurent dans notre enquête, nous trouvons les lignes suivantes se rapportant aux dépôts mortuaires des hôpitaux d'Athènes : « La salle dans laquelle on met les cadavres, « *salle de morts* », a tout l'espace et l'air qu'exige l'hygiène, la disposition des fenêtres est telle qu'elles permettent un éclairage suffisant et une large aération sans exposer aux courants d'air ; par conséquent l'endroit où l'on dépose le supposé mort ne s'oppose pas à un rappel à la vie en cas de mort apparente, puisqu'on ne met aucun obstacle à ce rappel, ni un cercueil couvert, ni un manque d'air, ni aucune autre considération défavorable. D'ailleurs, le supposé décédé reste nuit et jour sous l'œil observateur d'un gardien ». « Tels sont les soins, nous dit en terminant le docteur Karandjides qui a bien voulu nous donner ces renseignements, tels sont les soins qu'on prend des corps dans les hôpitaux d'Athènes jusqu'à l'apparition des signes de la mort réelle ».

En Belgique, en Portugal, en Autriche, mais plus particulièrement en Italie, les corps, dans quelques hôpitaux, avant d'être transportés à la salle des morts, séjournent durant un certain temps dans une salle d'observation, étendus sur des lits de sauvetage, lits spéciaux munis d'appareils destinés à donner l'alarme au moindre mouvement du pseudo-décédé. Remarque curieuse, ces salles d'observation qui existent dans un très grand nombre de villes d'Allemagne pour les simples particuliers qui meurent dans leurs familles, ne se trouvent dans aucun hôpital de ces mêmes villes, où les décédés, nous le savons, sont immédiatement descendus à la salle des morts et très rapidement autopsiés.

A Rome, tous les corps, avant d'être autopsiés ou inhumés, doivent rester durant 24 heures dans une salle d'observation sur des lits en bois munis « des appareils les plus propres à manifester la vie en cas de mort apparente ».

A Florence, une heure environ après le décès, les corps sont descendus à la salle d'observation où ils reposent sur des lits semblables à ceux de l'infirmerie ; ces lits sont munis d'un appareil électrique spécial avec fil correspondant à un timbre d'alarme.

A Milan, la salle d'observation est attenante à la salle des morts. Cette salle est chauffée en hiver, les corps y séjournent 6 heures couchés dans des lits munis d'un avertisseur électrique.

A Naples, les corps restent 24 heures dans une salle d'observation, couchés dans des cercueils ouverts : un gardien veille constamment dans cette salle. A l'index de la main droite de chaque corps est placé un anneau qui est en communication par un fil avec une sonnerie électrique ; à la moindre secousse, en cas de mort apparente, cette sonnerie donne l'alarme et indique le numéro des lits,

A Pise, les cadavres ne sont transportés à la salle des morts qu'après un séjour de six heures dans une salle d'observation, (stanza di dubia vita).

A Turin, « dès que la constatation du décès est faite, on procède, avec tous les égards, au transfert du corps à la salle d'observation, et on l'y couche dans un lit de sauvetage en communication électrique avec la salle d'infirmerie ; le corps reste là en observation pendant 24 heures pour les cas ordinaires et pendant 48 heures pour les cas de mort subite ».

A Trieste, chaque corps descendu à la salle mortuaire est mis en contact avec un appareil d'alarme dont le fil est attaché à un doigt de la main.

A Oporto, la salle des morts est aussi une salle d'observation ; elle comprend six lits munis des appareils les plus perfectionnés pour déceler les moindres signes de vie et donner l'alarme en cas de mort apparente.

Mais c'est surtout dans les hôpitaux de Lisbonne, et plus particulièrement à San José, que l'administration a déployé la plus grande vigilance contre l'éventualité possible de la mort apparente.

Les corps sont tout d'abord reçus dans une salle disposée convenablement pour en permettre l'observation durant les premières vingt-quatre heures qui suivent le décès. Dans les salles d'observation sont admis les corps des malades décédés dans les infirmeries, les corps de ceux qui meurent en route avant d'arriver à l'hôpital, et enfin provisoirement les corps qui sont remis en simple dépôt par l'Institut bactériologique (art. 302 du Règlement).

Les salles d'observation sont confiées à une commission administrative. Le service de cette commission est permanent, à sa charge incombe le soin :

(a) De maintenir la propreté la plus scrupuleuse dans les maisons mortuaires et leurs alentours en lavant et désinfectant tout très muniticusement.

(b) D'observer la plus grande vigilance sur les corps qui se trouvent dans les salles d'observation afin d'appeler avec promptitude l'interne de service de l'hôpital ou le surveillant si on venait à découvrir quelque révélation de mort apparente chez l'un des corps déposés dans la salle.

(c) De déposer convenablement les corps sur des lits munis d'appareils d'un fonctionnement rapide et le plus apte à révéler l'état de mort apparente.

(d) De ne jamais permettre la sortie des corps sous quelque prétexte que ce soit, en dehors des conditions des enterrements normaux, sans un avis préalable de l'autorité.

Les corps, revêtus de leurs propres habits, demeurent sur le lit d'observation pendant 24 heures. Ce délai peut être prolongé dans le cas où un corps devra demeurer à la disposition de la justice ; mais alors l'administration doit être dûment instruite de la chose afin qu'elle puisse faire toutes les démarches nécessaires auprès de la justice pour provoquer sa prompte action, et aussi afin qu'elle puisse obvier aux inconvénients que pourrait avoir pour les autres, en cas de mort apparente, le trop long séjour d'un cadavre dans la salle d'observation.

L'article du règlement de l'hôpital de Bavière à Liège et celui de l'Hôpital général de Vienne, en Autriche, qui exigent un séjour prolongé pour chaque décédé dans une salle d'observation sur un lit de sauvetage, sont depuis longtemps tombés dans l'oubli. Nous voulons bien croire qu'il n'en est pas ainsi dans les hôpitaux dont nous venons de faire connaître les mesures de précaution contre le danger de la mort apparente. C'est pourquoi nous ne saurions trop féliciter les administrations de ces hôpitaux du zèle et de l'humanité dont elles ont fait preuve en cette circonstance. Néanmoins nous devons déclarer que nous ne sommes point partisan de ces lits de sauvetage où le corps du supposé décédé, dans l'éventualité d'un rappel spontané à la vie, repose en contact avec un appareil d'alarme plus ou moins perfectionné. Il ne faut pas trop compter, en effet, sur une sonnerie électrique : tout autre mouvement que celui déterminé par les manifestations de la vie peut faire fonctionner l'appareil, et celui-ci, d'autre part, peut rester silencieux alors même qu'il serait en contact avec un sujet chez qui la vie ne serait pas encore complètement éteinte. Ces moyens ne présentent qu'un seul avantage, celui de temporiser, de faire attendre, et il est certain que, pendant ce temps, le retour spontané à la vie peut se produire, mais aussi la vie latente peut continuer, ne se manifestant par aucun signe extérieur et aboutissant fatalement, faute de soins, à la mort définitive. En réalité, ces moyens n'auraient une valeur absolue qu'autant qu'ils permettraient d'attendre le signe de la putréfaction, mais l'attente de ce signe est impossible dans les hôpitaux à cause de la nécessité de la pratique hâtive des autopsies et pour d'autres raisons que nous allons indiquer. Ce qu'il faut, ce n'est pas de surveiller et de surprendre les manifestations spontanées de la vie en cas de mort apparente, mais bien de provoquer ces manifestations et de les déceler le plus tôt possible, ou, en cas de mort réelle, de mettre en évidence un signe précoce qui ne laisse aucun doute sur la disparition complète de la vie.

§ 2. — Les signes de la mort réelle: ce qu'il faut faire dans les hôpitaux pour obtenir en toute certitude la preuve précoce de la réalité de la mort.

1. Le signe de la putréfaction : procédé de la réaction sulfhydrique.

(a) La putréfaction évidente, signe certain mais trop tardif et dont on ne peut attendre la manifestation dans les hôpitaux. — Au Congrès international d'hygiène et de sauvetage (Bruxelles 1876), la question de la mort apparente fut mise à l'ordre du jour, et fut l'objet d'une très longue discussion. M. Berge, professeur de l'Université de Bruxelles, résumant dans son rapport l'opinion des nombreux savants qui prirent part au débat, terminait son travail par cette conclusion peu rassurante : « Il n'est pas facile de constater sûrement la mort réelle. Cette constatation doit être entourée de grandes précautions et confiée à des hommes compétents. » Au cours de la discussion, il fut reconnu que la constatation de la putréfaction est le seul moyen scientifique d'établir avec certitude le diagnostic de la mort réelle. C'est, du reste, l'opinion de presque tous les auteurs, et la circulaire ministérielle du 21 décembre 1866 sur les *mesures à prendre pour empêcher les inhumations précipitées*, recommande, d'après la déclaration du Conseil d'hygiène, d'attendre le signe de la putréfaction avant de procéder à une inhumation.

Le stigmate de la mort marqué par la *tache verte abdominale* est, en effet, un phénomène constant que l'on observe chez les animaux à sang chaud comme chez les animaux à sang froid, chez toutes les races humaines, chez le nègre comme chez le blanc, et dans tous les cas de mort, que celle-ci arrive naturellement ou accidentellement. Quelques auteurs ont essayé d'infirmer la valeur de ce signe en disant que la tache verte de l'abdomen peut être confondue avec certains états pathologiques qui se manifestent, eux aussi, par des colorations abdominales. C'est pour répondre à cette objection que la circulaire ministérielle dont nous parlions plus haut, ne se contente pas de désigner la putréfaction comme le seul signe de mort certain, mais exige encore que ce signe soit constaté par le médecin lui-même. Nous croyons inutile d'insister sur la réfutation de l'objection : la putréfaction est un signe évident et, lorsqu'elle est bien prononcée, elle imprime au cadavre un caractère spécial qui ne saurait tromper ; l'erreur ne serait possible qu'avec des personnes inexpérimentées et absolument étrangères à la médecine. Or, nous sommes ici dans un hôpital, et le médecin appelé à se prononcer dans cette circonstance aura la science nécessaire pour établir, en toute sécurité, un diagnostic différentiel. Nous pouvons donc affirmer que la putréfaction commençante, caractérisée par la tache verte de l'abdomen, est un signe de mort absolument certain (1).

Malheureusement, ce signe n'échappe pas à un grave reproche ; il se manifeste trop tard, rarement avant le quatrième jour, si toutefois une basse température ou des conditions spéciales ne s'opposent pas encore davantage à son apparition. Deschamps (de Melun) est, de tous les auteurs, celui qui a poursuivi avec le plus de soin l'étude de ce signe. Il a constaté que « la coloration ventrale n'arrive jamais à une époque fixe, déterminée par la nature. Les variations les plus grandes sont comprises, à l'air libre, entre quelques heures et dix-huit à vingt jours » (2)

Un si long délai ne saurait être gardé dans les hôpitaux. Contre une telle pratique existeraient d'abord des raisons d'hygiène sur lesquelles nous n'avons pas à nous étendre, et aussi des raisons d'ordre économique avec lesquelles les administrateurs des hospices doivent compter. Les hôpitaux les plus riches sont toujours trop pauvres en face des misères qu'ils sont appelés à

(1) D'après MM. E. Martin et Lafforgue, les microbes aérobies ou anaérobies n'interviendraient, en aucune façon, dans la genèse de la tache verte. Ce phénomène cadavérique ne serait donc pas un signe de putréfaction, mais le simple résultat d'un acte fermentatif. La compression excentrique exercée sur les parois intestinales et ses vaisseaux par les intestins distendus déterminerait la transsudation de l'hémoglobine dans les tissus. Cette transsudation hémoglobinique serait suivie de phénomènes d'oxydation se produisant *in situ* et comparables à ce qui se passe au niveau des ecchymoses *Société de biologie*, 24 décembre 1909 et *Revue de médecine légale*, mai 1910, p. 153.

(2) Deschamps : *Du signe certain de la mort*, Paris 1851, p. 165.

soulager, et leurs administrateurs doivent gérer avec la plus sage économie le patrimoine des indigents que leur a confié la charité publique. Or, les cadavres conservés si longtemps, même en temps ordinaire et en l'absence de toute épidémie, s'accumuleraient trop nombreux dans les salles mortuaires et deviendraient facilement, sans une surveillance continuelle et des précautions coûteuses, des foyers d'infection. Mais il est une raison encore plus importante et qui, à elle seule, devrait suffire pour s'opposer à une aussi longue conservation des cadavres, c'est la raison d'ordre scientifique dont nous avons déjà parlé, c'est-à-dire la nécessité de la pratique hâtive des autopsies. Un médecin, chef de service, pour sa propre instruction ou pour celle de ses élèves, ne saurait être autorisé de par la loi à toucher à un corps avant qu'il ait acquis la certitude de la réalité du décès. Mais si on admet que le diagnostic de la mort réelle ne puisse être porté en toute sécurité qu'à un moment aussi éloigné, force sera d'attendre ce long délai avant de tenter aucune opération sur le cadavre ! Que deviendront alors les autopsies et quel renseignement donneront-elles, pratiquées à une heure aussi tardive ?

(b). — *Le signe hâtif de la putréfaction : procédé de la réaction sulfhydrique*. — Malgré le reproche que semble mériter le signe de la putréfaction de se manifester trop tard, l'apparition de ce signe, en réalité, n'est pas aussi éloignée qu'on le croit généralement. La putréfaction commence dès que la vie cesse, et nous avons démontré de la façon la plus péremptoire, que, bien avant l'apparition de la tache verte abdominale, des gaz sulfurés se produisent dont la présence, dûment constatée, indique la réalité de la mort d'une façon aussi certaine que la putréfaction elle-même (1).

Ces gaz sulfurés, produits précoces de la décomposition cadavérique, se forment plus spécialement en très grande abondance dans les poumons d'où ils s'échappent par les fosses nasales. Il suffira donc, pour avoir la preuve spontanée de la réalité de la mort, d'introduire dans une des fosses nasales ou de déposer sous une des narines ou entre les lèvres un petit morceau de papier réactif dont le changement de coloration, sous l'action des gaz sulfurés, fournira aux moins instruits, et automatiquement, la preuve de la réalité de la mort.

(1) Pour les détails, voir notre livre : *Le signe de la mort réelle en l'absence du médecin : la constatation et le certificat automatique des décès à la campagne* ; 316 p. avec dessins et gravures, Paris 1907, Maloine éditeur.

Le papier que nous proposons, après maintes expériences, est un morceau de papier à écrire ordinaire que l'on trempe dans une solution d'acétate de plomb ou sur lequel, avec cette même solution, on trace des inscriptions, des dessins quelconques, qui en l'état, sont invisibles : *la réalité de la mort sera indiquée par la coloration noire que prendra le papier, ou par l'apparition spontanée des inscriptions et dessins.* (1)

Le signe de la réaction sulfhydrique se produit inévitablement dans tous les cas de mort réelle, et fait défaut dans tous les cas de mort apparente. Les observations cliniques et les nombreuses expériences que nous avons faites pour établir la démonstration de cette vérité, sont absolument concluantes. Ces expériences ont duré de longues années, elles ont porté sur des vivants et sur des morts, sur des cadavres humains et sur des cadavres d'animaux ; nous les avons suffisamment répétées et nous pensons les avoir menées avec assez de soin pour pouvoir affirmer que *la réaction sulfhydrique est de nature à fournir la certitude absolue de la réalité de la mort.*

Lorsque nous avons écrit que les gaz sulfurés se forment plus spécialement dans les poumons, nous n'avons pas voulu dire qu'il ne s'en forme pas ailleurs. C'est ainsi que la production de ces gaz se manifeste dans les organes abdominaux, surtout lorsque la mort a surpris le sujet en pleine digestion. Mais il est rare, même dans ce dernier cas, que la production des gaz sulfurés dans l'estomac et l'intestin devance la production des gaz sulfurés dans les poumons : les expériences d'Anguera de Sojo (de Barcelone) sont venues confirmer notre opinion sur ce point. Quoi qu'il en soit, qu'il y ait ou qu'il n'y ait pas production de gaz sulfurés dans d'autres organes, que la production des gaz sulfurés dans les cavités abdominales soit simultanée, postérieure et même antérieure à la production des gaz sulfurés dans les poumons, le procédé de la réaction sulfhydrique ne perd rien de sa valeur par le fait de l'apparition d'un autre foyer de production de gaz sulfurés : ce dernier, loin de nuire au procédé, en augmente la valeur en leur apportant de nouveaux éléments de diagnostic. Telle est la conclusion de la remarquable et si consciencieuse étude que le docteur Anguera de Sojo a faite de notre procédé de la *réaction sulfhydrique.* Dans nos précédentes publications, nous avons assez longuement répondu à toutes les objections pour nous dispenser de les réfuter encore une fois.

(1) Nous nous servons généralement d'une solution au quart.

D'ailleurs, il s'agit ici d'une question pratique, et, à ce point de vue, l'origine des gaz sulfurés importe peu. Il suffit qu'il soit démontré—et cette démonstration nous l'avons amplement faite— il suffit qu'il soit démontré que *seule la putréfaction cadavérique est capable de donner naissance à la réaction sulfhydrique*. On pourra multiplier les observations, varier les expériences, on ne réussira jamais à infirmer notre conclusion qui est celle-ci : *la réaction sulfhydrique, dans les conditions où nous la cherchons est un signe de mort infaillible, un signe spécifique, pathognomonique, un signe aussi certain que la putréfaction elle-même, puisque, en aucun cas, cette réaction ne saurait avoir lieu en l'absence de la putréfaction cadavérique.*

De plus, ce signe pouvant être constaté par tout le monde est, par excellence, *un signe de mort vulgaire*, c'est-à-dire un signe qui démontre avec certitude la réalité de la mort sans le concours du médecin. C'est le mort lui-même qui, par une inscription révélatrice, dit : « *Je suis mort* », et il fournit ainsi la preuve de la vérité qu'il affirme.

La coloration caractéristique de la présence des gaz sulfurés se manifestera plus ou moins hâtivement suivant les circonstances elles-mêmes qui activent ou retardent la putréfaction, à savoir, pour ne citer que les principales, la chaleur, l'humidité, la nature de la maladie, la durée de l'agonie, l'âge du sujet, l'état de réplétion ou de vacuité de l'estomac. C'est surtout la chaleur qui jouera le principal rôle. La réaction sera d'autant plus rapide que le cadavre se refroidira plus lentement et que la température ambiante sera plus élevée : *une température froide retarderait trop longtemps l'apparition du signe, une température glaciale s'y opposerait indéfiniment.* En été, il ne sera pas nécessaire de se préoccuper de la température de la chambre mortuaire, et, toujours, la réaction apparaîtra bien avant l'expiration du délai légal à garder avant l'inhumation ; mais, en hiver, dans nos climats, il sera indispensable de chauffer la chambre mortuaire et d'y entretenir une température de 16 à 20 degrés environ.

Et, du reste, notre conviction est celle qu'ont acquise tous les auteurs qui ont étudié le procédé et ont voulu l'expérimenter personnellement : tous ont conclu à sa valeur absolue. Nous citerons l'opinion de quelques-uns de ces auteurs dans notre *Appendice*. Nous y signalerons les résultats tous affirmatifs qui ont été obtenus dans différents hôpitaux : à l'hôpital de Périgueux par le docteur Faguet, à l'asile des vieillards des Petites Sœurs des Pauvres de Barcelone par les docteurs Anguera de Sojo et Juan Valls y Campaner, à l'hôpital de Valladolid par les docteurs Lecha-Marzo et Eusebio Zimeno-Sainz, à l'hôpital de Bahia (Brésil) par les docteurs Oscar Freire de Carvalho et Ulbaldo Drummond, aux hôpitaux de Bordeaux par le docteur E. Pessonnier, aux hôpitaux d'Anvers par le docteur Léon Bertrand.

En résumé, le signe de la *réaction sulfhydrique* étant une conséquence de la putréfaction, ce signe, dans aucun cas, ne saurait faire défaut. Nier un tel signe serait nier la putréfaction elle-même : un peu plus tôt ou un peu plus tard, il se manifeste inévitablement. Des observations nombreuses nous permettent d'affirmer que, par une température ambiante moyenne comprise entre 15 et 20 degrés, la réaction sulfhydrique se manifestera dès la fin du premier jour ou le commencement du deuxième jour. Nous l'avons dit plus haut : le facteur le plus important de la putréfaction est la température. La putréfaction n'est, en somme, que le résultat d'une prolifération microbienne, et tout cadavre peut être assimilé à un milieu de culture : dans celui-là comme dans celui-ci, pour que les microbes puissent se développer et se multiplier, une certaine température est indispensable, et si la chaleur requise fait défaut, dans l'un et l'autre cas, dans la chambre mortuaire comme dans le laboratoire, la culture restera stérile. La température représentera donc toujours l'élément essentiel qui décidera de la rapidité de l'apparition du signe, mais nous disons cela sans rien préjuger des autres causes qui, en dehors de la température, sont susceptibles d'activer la putréfaction et de déterminer, par suite, une prompte apparition du signe, même par une température relativement basse. C'est ainsi que le docteur Léon Bertrand a constaté de très nombreux cas où la réaction s'est montrée aussi sensible entre 4 et 10 degrés qu'entre 15 et 20 degrés.

Quoi qu'il en soit, un peu plus tôt ou un peu plus tard, suivant la température de la chambre mortuaire, l'apparition de la réaction sulfhydrique, alors même qu'elle serait lente à se montrer, *se montrera toujours bien longtemps avant* l'apparition du signe dangereux de la putréfaction. L'attente de sa manifestation, avant de procéder à l'inhumation, ne lèse donc en rien les principes de la plus rigoureuse hygiène ; elle favorise même l'application de la loi, puisque le signe qu'elle fournit, remplace avantageusement celui de la putréfaction que la loi exige et que l'on n'attend jamais avant de disposer d'un cadavre. Devançant de plusieurs jours l'apparition de la putréfaction évidente, ce signe met d'accord la loi et l'hygiène, et sauvegarde à la fois les prescriptions de l'une et de l'autre (1).

Toutefois, malgré la certitude absolue qu'il donne, nous estimons que le procédé de la *réaction sulfhydrique* est d'un emploi peu pratique dans les hôpitaux et que son application ne doit pas sortir du sein de la famille. Les résultats qu'il donne, bien qu'infaillibles, sont encore trop tardifs pour les grands hôpitaux où les décès sont nombreux. Tout au plus pourrait-on avoir recours au procédé de la *réaction sulfhydrique* dans les petits hôpitaux-hospices de province où les décès sont peu fréquents et non suivis d'autopsie, et où les soins dont on entoure les morts sont les mêmes que dans la famille. Notre but, en faisant connaître le procédé de la *réaction sulfhydrique*, était uniquement de suppléer à l'absence de médecin et d'offrir aux communes privées de médecin un moyen pratique de se procurer automatiquement un certificat de décès, à l'aide du papier réactif que celles-ci auraient fourni elles-mêmes aux familles; ce papier, après réaction, devait être rapporté à la Mairie comme pièce à conviction apportant la preuve de la réalité de la mort. Mais, jamais, notre pensée n'a été de recommander l'application du procédé pour établir le diagnostic de la mort réelle dans les hôpitaux : ici, en effet, ainsi que nous l'avons déjà dit, il faut un diagnostic précoce, un diagnostic presque immédiat, et c'est aux fonctions de la circulation du sang et non à la putréfaction que nous devons demander de nous fournir les éléments de ce diagnostic.

2· Le signe de l'arrêt complet et prolongé de la circulation du sang ; procédé de la forcipressure et procédé de la fluorescéine.

a) — C'est dans l'arrêt complet et prolongé de la circulation du sang que doit être cherché le signe immédiat de la réalité de la mort : incertitude des moyens employés pour constater ce signe. — Le professeur Tourdes, après avoir longuement étudié chacun des moyens qui ont été préconisés pour

(1) Sur les enfants mort-nés, il serait préférable d'appliquer le *procédé de la fluorescéine* ou celui *de la forcipressure*. Chez ces derniers, en effet, le poumon, se trouvant privé d'air par suite de l'absence de toute respiration, ne se corrompt que très lentement, et le *procédé de la réaction sulfhydrique* mettrait trop de temps à fournir la preuve de la réalité de la mort. Cette exception, qui est d'ailleurs la seule, ne fait que mettre davantage en évidence l'excellence du procédé dans tous les autres cas.

établir avec certitude la preuve hâtive de la réalité de la mort, arrive à cette conclusion que « c'est dans les fonctions de la circulation que nous trouvons les signes de la mort les plus importants et les plus sûrs, c'est elle qui forme la base du diagnostic immédiat » (1). Un autre maître en médecine légale, le savant professeur Tardieu, s'exprime de la même façon : « Les preuves de la persistance de la vie, dit-il, on les trouve dans la persistance de la fonction vitale par excellence, de celle qui appartient aussi bien au fœtus qu'au nouveau-né et qui ne cesse qu'avec la vie elle-même, c'est-à-dire la circulation » (2). Et c'est, du reste, l'opinion de tous les physiologistes qui se sont plus spécialement occupés de cette importante question.

Nous avons donné nous-même, avec tout le développement qu'elles comportent, la preuve expérimentale et la preuve clinique de cette grande vérité biologique, et nous croyons avoir démontré, jusqu'à la dernière évidence, que *la vie ne saurait persister avec un arrêt complet et prolongé des fonctions de la circulation du sang*, fonctions essentielles et capitales par excellence. A moins de dénier toute certitude aux lois de la physiologie les mieux établies, le lecteur qui voudra bien se donner la peine de discuter l'argumentation sur laquelle nous nous sommes appuyé, conviendra nécessairement de la légitimité de notre thèse (3).

Lorsque nous disons que la vie est impossible avec un arrêt complet de la circulation, nous parlons d'un arrêt *prolongé*, et c'est à dessein que nous soulignons ce qualificatif : il est évident, en effet, qu'un arrêt momentané, suivi d'une reprise de la circulation presque immédiate ou à brève échéance, n'est pas incompatible avec la vie, du moins chez les animaux. Mais il faut, et tous les physiologistes insistent sur cette condition, il faut que l'arrêt du cœur ne remonte pas au delà de vingt minutes : ce délai écoulé, on ne doit plus songer à ressusciter l'animal, même avec les procédés de laboratoire les plus perfectionnés (4). D'ailleurs,

(1) Tourdes. In art. *Mort* du *Dict. des sc. méd.* Tome IX. p. 663.

(2) Tardieu. Art. *Infanticide, in nouveau Dict. de méd. et de chir.* pratique. t. XVIII p. 563.

(3) Voir plus spécialement dans notre livre : *La mort réelle et la mort apparente*. chapitre III p. 137 et 149, chap. V. p. 192.

(4) Arabian Harontune. in *Thèses* de Genève 1903. et Peytard. in *Thèse* de Montpellier 1903-1904 : Battelli et Prevost. in *Journal de physiologie et de pathologie expérimentales* 1900. p. 413. n'ont pu réussir à rappeler la vie par le massage du cœur lorsqu'un délai de 15 minutes s'était écoulé depuis le début de l'arrêt.

les résultats obtenus expérimentalement chez les animaux ne
sont pas rigoureusement applicables à l'état de mort apparente
chez l'homme. Nous ne devons pas oublier que ces rappels à la
vie chez les animaux ne se sont pas produits spontanément,
mais sous l'influence d'une intervention directe bien déterminée
et puissamment active (injection dans les vaisseaux de sang
défibriné et chargé d'oxygène, massage rythmique du cœur). Or,
cette intervention n'a pas lieu chez l'homme supposé décédé : les
manipulations dont celui-ci est l'objet de la part du médecin, ont
pour but unique d'établir la preuve de la réalité de la mort et
non de provoquer le retour à la vie, et si une résurrection a lieu,
elle survient spontanément contre toute attente. Bien plus,
lorsque le médecin, supposant la mort apparente, juge utile
d'intervenir, il ne peut disposer que des moyens d'une efficacité
inférieure à ceux dont disposent les physiologistes dans leur
laboratoire. De ce fait, le délai de survie se trouve encore diminué,
et, pour que l'intervention ait quelque chance de succès, il faut
qu'elle soit instantanée et suive immédiatement l'arrêt du cœur,
alors même que l'on aurait recours au massage de l'organe.
Tuffier et Quinquaud sont encore plus rigoureux et soutiennent
que, pour que le massage du cœur réussisse, il faut que l'application de la méthode précède l'arrêt de l'organe, alors que celui-ci
accuse son mauvais fonctionnement par des altérations du
pouls (1).

En fixant à vingt-cinq minutes la durée de la vie latente du
cœur de l'homme, nous reculons jusqu'aux limites extrêmes la
possibilité d'un rappel à la vie, et nous nous croyons autorisé à
considérer comme définitivement mort celui chez qui, pendant
tout ce temps, nous aurons constaté un arrêt complet de la circulation du sang : cette affirmation est la conclusion nécessaire de
toutes les observations cliniques de mort apparente dûment
constatées et bien étudiées, et aussi la conclusion de tous les
travaux de laboratoire qui ont été faits sur cette importante
question.

Mais, de quelque courte durée que soit cet arrêt, il n'en est
pas moins démontré que la vie peut persister avec un arrêt
complet de la circulation du sang. Cette constatation justifie,
entre autres reproches, celui d'insuffisance que nous faisons
aux différents moyens préconisés jusqu'ici pour établir la preuve

(1) *Société de chirurgie*, séance du 19 février 1903.

de l'arrêt définitif de la circulation, que ces moyens soient l'artériotomie(1),l'examen direct du fond de l'œil par l'ophthalmoscope, l'auscultation, la cardiopuncture, la radiographie ou autres procédés.

Admettons que l'ouverture de l'artère soit faite durant un arrêt momentané de la circulation, il n'y aura aucun écoulement de sang, et alors de deux choses l'une : ou l'opérateur se décidera à lier l'artère ou la laissera telle quelle, convaincu que la mort est bien réelle, et que, par suite, il est inutile de perdre un temps précieux à prendre une précaution superflue. Dans le premier cas, si la circulation, après un certain temps d'arrêt, vient à reprendre, il n'y aura aucun écoulement de sang puisque l'artère sera liée,et l'*artériotomie* n'aura donc servi à fournir aucun signe de cet heureux événement; dans le second cas, si le supposé décédé est abandonné et n'est pas constamment surveillé — et c'est ce qui a lieu ordinairement — il pourra se produire une hémorragie grave, capable de transformer la mort apparente en mort réelle. Bien plus, alors même qu'on ne quitterait pas l'opéré et que l'on aurait constamment les yeux sur l'artère ouverte, la reprise de la circulation peut se produire sans déterminer par l'artère sectionnée le moindre écoulement. Il arrivera, en effet,que les tuniques internes se recroquevilleront en dedans, apportant un obstacle à la circulation du sang, obstacle très favorable à la formation d'un caillot. Comme la circulation ne reprend qu'avec une certaine lenteur et une impulsion cardiaque très faible, le caillot résistera, se développera même, et la circulation pourra se rétablir d'une façon complète sans que la plaie fournisse la moindre gouttelette de sang. Ainsi s'expliquent ces arrêts spontanés d'hémorragie, constatés si fréquemment sur les champs de bataille chez des soldats atteints de traumatisme intéressant des artères importantes.

Le reproche que nous faisons à l'*artériotomie*, s'adresse, du reste, à tous les autres moyens, dont l'emploi a été recommandé, y compris l'auscultation cardiaque, pour constater la persistance ou l'arrêt définitif de la circulation du sang. Ces moyens ne nous renseignent sur l'état de la circulation que

(1) Lors d'une épidémie cholérique qui sévit à Hambourg, les médecins conçurent un tel doute sur la valeur de leurs moyens de diagnostic que, vers la fin de l'épidémie, pour ne point se tromper et établir avec certitude la preuve de la réalité de la mort, ils prirent la précaution de pratiquer l'*artériotomie* chaque fois qu'ils étaient appelés à constater des décès de cholériques.

pendant le temps de leur application. L'arrêt de la circulation indiqué par ces moyens peut être définitif, mais il peut aussi n'être que momentané. Si l'artère, si la veine, si les capillaires ouverts ne donnent pas de sang, si l'ophthalmoscope indique l'absence de toute circulation rétinienne, si l'aiguille à cardiopuncture reste immobile, si la radiographie montre l'arrêt du cœur, si l'oreille la plus fine constate le silence de la mort, *c'est parce qu'au moment et pendant tout le temps de l'emploi de ces moyens*, la circulation était complètement arrêtée. Mais l'emploi de ces moyens ne saurait être prolongé fort longtemps ! Or, la reprise de la circulation peut avoir lieu après le moment où aura cessé l'emploi des moyens de contrôle. Cette objection est très grave et infirme complètement la valeur des moyens que nous indiquent les auteurs comme capables de nous renseigner pleinement sur l'état définitif de la circulation. Bouchut, lui-même, qui a défendu avec tant d'ardeur l'infaillibilité de l'auscultation cardiaque, est obligé d'en convenir, et c'est pourquoi, après avoir fixé à vingt minutes la durée de l'auscultation cardiaque avant de se prononcer sur la réalité de la mort, il ajoute : « Si quelqu'un trouve ce temps trop court et le chiffre de vingt minutes trop faible, il peut l'élever et mettre une heure par exemple ». Puis, de concession en concession, il va jusqu'à accorder douze heures et même vingt-quatre heures (1). Laborde, lui aussi, est arrivé à cette conclusion que le signe de mort certaine tiré du résultat négatif de l'emploi des tractions rythmées de la langue n'a réellement de valeur que si les tractions rythmées ont été prolongées « durant trois heures au moins, six heures et même douze heures » (2). Or, il est matériellement impossible de faire une application aussi prolongée de ces moyens, et ceux-ci, par suite, perdent le caractère de garantie absolue que leur accordent leurs inventeurs.

En pratique, l'auscultation cardiaque est le seul moyen auquel le médecin ait recours, et celle-ci constitue évidemment un moyen d'investigation des plus précieux, mais elle est loin d'être infaillible et de pouvoir indiquer, en toute occasion, la persistance ou l'arrêt de la circulation du sang.

L'absence de bruits du cœur, constatée à l'auscultation, ne prouve nullement que cet organe ait cessé de fonctionner. Les battements peuvent être tellement faibles que les bruits cardia-

<hr>

(1) Bouchut : *Les signes de la mort*, Paris 1883, p. 200 et 201.
(2) Laborde : *Le signe automatique de la mort réelle*. Paris 1900.

ques restent imperceptibles à l'oreille la plus délicate, mais le
cœur n'en continuera pas moins à se contracter et la circulation à
se faire, cette dernière quoique très atténuée et comme réduite
à son minimum. De toutes parts ont surgi des observations et
des travaux de laboratoire tendant à infirmer la valeur de l'auscultation cardiaque et à prouver que la vie n'est pas incompatible
avec une absence, en apparence complète, des bruits cardiaques.

Le lecteur trouvera, dans nos précédentes publications, le
récit et les indications bibliographiques de ces observations : elles
appartiennent à des auteurs de grande réputation et d'une
autorité scientifique non contestée. Depuis, le nombre de ces
observations s'est encore augmenté, mais nous croyons utile,
pour donner plus de force à notre démonstration, de citer tous
les nouveaux cas de mort apparente que nous avons enregistrés,
avec absence complète de contractions cardiaques, constatée à
l'auscultation. Au surplus, les expériences entreprises sur les
animaux viennent confirmer, d'une façon absolue, les résultats
fournis par les observations cliniques. Nous avons nous-même
répété maintes fois ces expériences : le cœur que l'auscultation
désignait comme étant sans mouvement chez un animal mis en
état de mort apparente, la cardiopuncture ou la mise à nu du
cœur nous le montraient continuant à battre régulièrement.

Nous sommes donc obligé de reconnaître de nombreuses
causes d'erreur à l'auscultation elle-même, et nous ne pouvons
accepter sans réserve les renseignements qu'elle nous fournit,
bien qu'elle soit le seul moyen employé par le médecin pour
établir la preuve de la réalité de la mort. Les résultats de l'auscultation, en effet, sont à la fois objectifs et subjectifs : ils varient
avec le sujet que l'on ausculte et aussi avec le sujet qui ausculte.
Tel battement constaté par un médecin ne le sera pas par un
autre. Là où celui-ci entendra un bruit net, celui-là n'entendra
qu'un bruit sourd, confus, un vague murmure, un troisième n'entendra absolument rien. On ne saurait donc logiquement attribuer
un caractère d'infaillibilité à un signe dont la valeur augmente
ou diminue suivant la finesse ou la dureté de l'ouïe de celui qui
est appelé à en rechercher la présence.

L'auscultation et les autres moyens recommandés peuvent,
sans doute, indiquer des signes de vie : mais, en l'absence de
ces signes, ils ne permettent pas de conclure à la certitude de la
mort : *le fait de ne pas paraître vivant ne prouve pas que l'on
soit réellement mort.* Ce qu'il faut pour éviter toute erreur, c'est

un moyen de contrôle permanent, automatique. un véritable appareil enregistreur. La véritable épreuve, l'épreuve infaillible, la seule qui mérite une confiance absolue, est celle qui démontre l'arrêt complet et aussi prolongé que l'on voudra, l'arrêt définitif de la circulation du sang. Or, cette épreuve peut être faite par deux procédés que nous allons décrire, à savoir : le procédé de la *forcipressure*, et le procédé de la *fluorescéine*.

b). — *Procédé de la forcipressure*. — Il n'y a pas de persistance de la vie sans persistance de la circulation du sang, ou si l'on aime mieux, il n'y a pas de retour de la vie sans retour de la circulation, tel est le fait physiologique, disions-nous plus haut, auquel tous les auteurs ont demandé la preuve de la réalité de la mort ; tel est le principe biologique qui constitue la base des deux procédés de diagnostic de la mort réelle que nous avons dénommés : le premier, *procédé de la forcipressure* ; le second, *procédé de la fluorescéine*.

Lorsqu'on examine, à l'éclairage par transparence, l'oreille d'un lapin vivant. on constate une teinte rouge rosée. et, se dessinant nettement sur cette teinte, de petits vaisseaux de différents calibres, qui vont se bifurquant et s'anastomosant entre eux, et dont les diverses branches, ainsi réunies, forment un réseau des plus curieux à observer. Sur cette oreille, appliquons une pince hémostatique à forcipressure, que nous laisserons en place, fortement serrée, pendant quatre à six minutes. et notons les phénomènes qui vont se produire sur la partie de l'oreille qui a été comprimée. A l'endroit occupé par les mors de la pince. nous observons un espace blanc ou à peine légèrement rosé qui, à l'éclairage par transparence, tranche nettement sur le fond teinté rouge du reste de l'organe : cette absence de coloration est due à ce que tout le sang a été chassé de cette partie par la pression de la pince. Mais. après quelques minutes d'attente, le sang commence à se montrer de nouveau. et nous pouvons assister au rétablissement progressif de la circulation dans la partie comprimée ; d'abord apparaissent les gros vaisseaux dont les bouts s'avancent à la rencontre les uns des autres et finissent par se joindre coupant ainsi complètement de lignes rouges l'espace blanc, alors que les autres vaisseaux plus petits commencent à peine à poindre. Le courant sanguin poussé par la *vis a tergo*, bien que très lentement, marche toujours, et la circulation se rétablit dans les petits vaisseaux comme elle s'est rétablie dans les gros vaisseaux. Bientôt l'oreille reprend sa coloration normale et présente l'aspect du début. et,si ce n'étaient quelques petits sillons tranversaux déterminés par les mors de la pince, sillons qui d'ailleurs disparaissent rapidement, on affirmerait que l'oreille de l'animal n'a été l'objet d'aucune expérimentation (1).

Tels sont les phénomènes déterminés par la *forcipressure* sur l'oreille du lapin vivant : *tout rentre dans l'ordre et retourne à l'état primitif.* Or, sur le cadavre les phénomènes observés *ne sont point les mêmes et varient du tout au tout.*

L'application de la pince à *forcipressure* sur l'oreille d'un lapin mort chasse aussi le sang et détermine le vide dont nous avons parlé plus haut, *mais le vide est permanent, et, par suite l'espace blanc qui l'indique, persiste indéfiniment : cet espace n'est plus réoccupé par le sang qui en a été chassé, les vaisseaux n'y réapparaissent plus, et les sillons laissés par les mors de la pince ne s'effacent pas.*

La différence si tranchée existant entre les phénomènes que détermine la *forcipressure* suivant que celle-ci est faite sur le *lapin vivant* ou sur le *lapin mort,* est nettement mise en évidence par l'expérience suivante. Examinez attentivement l'espace vide de sang laissé par la pression de la pince, et lorsque la circulation sera à peu près rétablie dans les gros vaisseaux et qu'elle commencera à faire son apparition dans les petits vaisseaux, *sacrifiez brusquement l'animal.* Aussitôt vous constaterez l'arrêt des phénomènes indiquant le rétablissement de la circulation : *vous ne verrez plus les vaisseaux progresser ni d'autres vaisseaux apparaître dans l'espace vide, et, quelque temps que vous attendiez la teinte rose n'ira plus s'accentuant.* La mort, en déterminant l'arrêt de la circulation, a donc déterminé aussi l'arrêt des phénomènes dont la manifestation est corollaire de la persistance de cette circulation.

Si, d'autre part, nous procédons à la *forcipressure* sur des parties molles (lèvres, langue,etc.), nous constatons aussi que les phénomènes consécutifs à la compression évoluent d'une façon absolument différente suivant que la *forcipressure* a été appliquée sur un *sujet vivant* ou sur un *sujet mort.* Bien qu'une simple pince hémostatique à *forcipressure* puisse suffire, nous croyons qu'il y aurait avantage, pour cette opération, à se servir

---

(1) Dans notre livre : *La mort réelle et la mort apparente.* ch. IV. p. 188 et s. on trouvera toute une série de figures montrant les différents aspects que présente, à l'éclairage par transparence. l'oreille du lapin après l'application de la *forcipressure.*

de la pince spéciale que nous avons fait fabriquer dans le but de rendre encore plus évidents et plus caractéristiques les phénomènes déterminés par la compression. Cette pince (fig. ci-dessous) est pourvue de branches très fortes et de mors très puissants, de manière à obtenir une compression très énergique ; elle se distingue de la pince à *forcipressure* ordinaire par la présence d'une

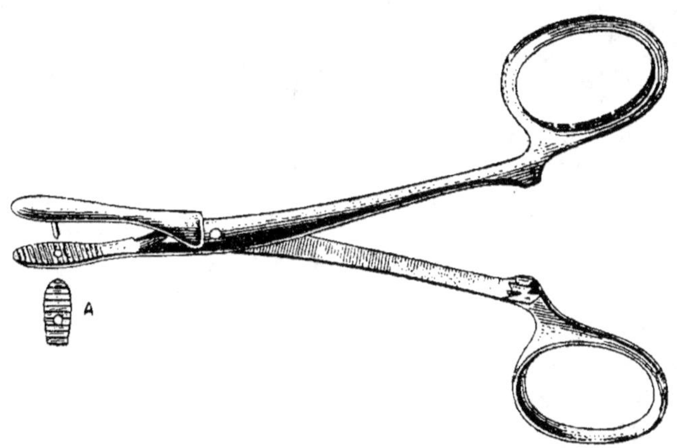

Pince pour l'Application du Procédé de la Forcipressure

Le mors supérieur de cette pince est muni d'une pointe dont l'extrémité est reçue dans un trou ménagé dans l'épaisseur du mors inférieur : la profonde encoche et l'empreinte (a) laissées sur chaque face des tissus fortement comprimés ainsi que le trou (a) déterminé par la pointe qui a traversé les tissus de part en part, persistent indéfiniment lorsque la mort est réelle, mais disparaissent rapidement lorsque la mort n'est qu'apparente. (Voir p. 168).

pointe fixée sur un mors et dont l'extrémité libre est reçue dans un trou ménagé dans l'épaisseur de l'autre mors : les crans d'arrêt sont au nombre de trois.

Appliquons cette pince sur le bord de la lèvre supérieure d'un lapin vivant et comprimons lentement, progressivement, de manière à tasser les tissus, à les exprimer et à en chasser la partie liquide, et cela sans les lacérer ni les écraser. Lorsque, après 4 à 6 minutes de compression, nous enlèverons la pince, nous constaterons, à la place occupée par les mors, sur chaque face, une profonde encoche, soit deux encoches, une sur la face externe l'autre sur la face interne, séparées l'une de l'autre par un mince diaphragme que forment les tissus fortement comprimés. Sur cette cloison apparaissent de petits sillons transversaux, déterminés par les dents des mors, et, au milieu se voit, comme s'il avait été fait à l'emporte-pièce, le trou laissé par le passage de la pointe, laquelle a perforé la lèvre de part en part (v. *a* fig. p. 169). Si, par transparence, on éclaire ce diaphragme, on constate que la lumière le traverse très facilement, circonscrivant un espace lumineux ayant exactement la forme et les dimensions des mors de la pince, et de plus, phénomène caractéristique, la lumière passe à travers le trou du diaphragme comme à travers une petite fenêtre. Mais cet aspect morphologique des parties comprimées ne dure pas: après quelques minutes, le diaphragme, de blanc ou à peine coloré qu'il était, devient rosé: on voit apparaître les vaisseaux, et, après vingt à trente minutes, le trou est bouché et ne laisse plus passer la lumière ; les encoches commencent à se déformer très rapidement, elles s'atténuent et disparaissent peu à peu à mesure que la circulation se rétablit: la peau reprend sa souplesse et son aspect normal, et, après quatre à six heures, il n'existe plus aucune trace de la compression ; tout au plus si l'on constate quelquefois de légères ecchymoses transversales succédant aux petits sillons laissés par les dents de la pince, ecchymoses qui surviennent lorsque la pression a été faite trop brusquement et comme d'un seul coup.

Sur le cadavre, l'aspect morphologique que les mors de la pince impriment aux tissus comprimés, *ne change plus*: les deux encoches, le mince diaphragme et, sur ce dernier, les petits sillons transversaux, le trou, *tout persiste*. Bien plus, la compression détermine rapidement le *parcheminement* des parties comprimées.

Le *parcheminement* est un signe de mort des plus importants: il est occasionné par le dessèchement des téguments. Sa manifestation hâtive, en la circonstance, s'explique par le fait que les parties comprimées ont été en quelque sorte vidées de tout le liquide (sang et sérosité) qu'elles contenaient, liquide qui ne leur est plus rendu par suite de l'arrêt de la circulation, et dont l'absence favorise singulièrement le dessèchement. Mais le signe qui retiendra le plus notre attention sera la *persistance du trou laissé par la pointe, l'ouverture persistante de la petite fenêtre qui aura été ménagée à travers le diaphragme* : ce signe, à lui seul, est caractéristique de l'absence de toute circulation, et doit être considéré comme un signe de mort certain. Au surplus, la constatation de ce signe se fait avec la plus grande facilité : il suffit de soulever

légèrement la lèvre que l'on éclaire par dessous avec une allumette
ou une bougie, et, si le trou est ouvert, on perçoit aussitôt le
passage de la lumière se traduisant par l'apparition d'un point
brillant. Pour faciliter l'opération, on pourra se servir d'un petit
écran que l'on fabriquera, séance tenante, à l'aide d'un morceau
de papier (carte de visite) : ce morceau de papier sera monté sur
les deux branches d'un fil de fer recourbé (crochet à cheveux),
de telle sorte que la partie du fil de fer recourbé et constituant
une anse reste libre sur une longueur de quelques centimètres.
L'écran étant tenu entre le pouce et l'index de la main gauche,
on introduit sous la lèvre, au niveau de l'encoche, la partie du fil
de fer courbée restée libre, de manière à amener le bord de l'écran
en contact avec le bord de la lèvre, et, tandis que celle-ci est
légèrement soulevée, on tient sous l'écran une allumette ou
une bougie allumée ou mieux une petite lampe électrique de
poche.

L'expérience que nous avons faite sur la lèvre, nous l'avons
répétée, avec le même succès, sur la langue et autres parties molles
se prêtant à l'application du procédé.

Mais nous ne nous sommes point contenté d'expérimenter
sur les animaux, nous avons fait aussi l'application du procédé
sur de nombreux cadavres humains en ville et à l'hôpital (1), et
les résultats obtenus ne se sont jamais démentis.

Au surplus, certains faits de la pratique médicale journalière
viennent encore accentuer la signification des résultats de nos
expériences. Nous avons eu occasion, en effet, d'observer, maintes
fois, que chez les enfants nés en état de mort apparente et que
l'on traitait par les tractions rythmées de la langue, les empreintes
laissées sur la langue par les mors de la pince à traction dispa-
raissaient rapidement et ne laissaient aucune trace lorsque l'enfant
revenait à la vie, tandis qu'elles persistaient indéfiniment lorsque
la mort était bien réelle. Nous avons pu faire la même constatation
sur des adultes traités par les tractions rythmées de la langue.
Durant la chloroformation, on est quelquefois obligé de tirer
fortement sur la langue à l'aide d'une pince pour parer à certains
symptômes de suffocation : dans ce cas aussi, les empreintes
laissées par les mors de la pince disparaissent rapidement. De
tels faits, que tout médecin a pu vérifier, sont la confirmation
des résultats que nous avons obtenus dans nos expériences sur

(1) Hôpital de la Conception à Marseille (1909-1910).

les animaux, et démontrent toute la valeur du *procédé de la forcipressure* appliqué au diagnostic de la mort réelle.

On procédera à l'application du procédé d'après la technique suivante :

La partie destinée à être comprimée sera choisie sur le bord des lèvres. Ce lieu d'élection s'explique par les nombreux avantages que présente la région au point de vue de l'application du procédé. Ici, en effet. la compression ne portera plus simplement sur des capillaires mais bien sur de véritables artérioles (coronaire des lèvres), circonstance éminemment favorable et qui rendra plus sensible et plus rapide la manifestation des phénomènes consécutifs à la compression. D'autre part. la disposition des lèvres fait que celles-ci se prêtent admirablement à l'application de la pince et à l'examen des encoches, du diaphragme, des empreintes et du trou.

Le bord de la lèvre supérieure sera saisi entre les mors de la pince, de telle sorte que le mors muni de la pointe (fig. p. 169) se trouve appliqué sur la face extrême : la lèvre sera donc traversée de part en part de dehors en dedans. La compression ne devra pas être brusque : *elle sera lente, graduelle.* Tout d'abord la pince sera arrêtée au premier cran ; à la fin de la seconde minute la compression sera portée au second cran. et elle n'atteindra le troisième et dernier cran qu'à la fin de la quatrième minute. La pince sera alors laissée en place deux minutes : la compression durera donc six minutes environ. L'examen de l'encoche, des empreintes et du trou sera fait suivant la technique que nous avons suivie dans nos expériences sur les animaux, c'est-à-dire en soulevant légèrement la lèvre à l'aide de l'écran en papier décrit plus haut, écran que l'on éclairera par dessous au moyen d'une allumette. d'une bougie ou mieux. d'une petite lampe électrique de poche.

La preuve de la mort réelle sera acquise si, plusieurs heures après la fin de l'expérience (7 à 8 heures au maximum), l'aspect morphologique déterminé par la compression persiste tel quel ou ne présente que de légères modifications : *ce sera surtout la persistance ou la disparition du trou du diaphragme qui entraînera la conviction.*

Nous croyons inutile d'insister sur la valeur que présente le *procédé de la forcipressure :* les expériences. dont les résultats si concluants nous ont permis de présenter ce procédé comme absolument sûr. sont les plus simples et restent à la portée de tous les médecins.

Nous nous contenterons de citer l'opinion de Maurice d'Halluin Maître de conférence à la Faculté de Lille : «Ce procédé si simple, « imaginé par Icard, permet, grâce à l'aspect morphologique des « séguments et à la détermination hâtive du parcheminement de « la peau, de diagnostiquer l'arrêt de la circulation (1).

Lorsque Maurice d'Halluin formulait ce jugement si favorable à notre procédé, nous n'avions pas encore songé à *perforer le diaphragme séparant les deux encoches :* ce perfectionnement, que nous avons apporté en dernier lieu, en mettant si nettement en évidence les phénomènes consécutifs à la compression, augmente encore la simplicité du procédé et en rend l'application essentiellement pratique.

Nous pensons aussi que la possibilité d'une vive douleur provoquée par le pincement violent des lèvres, loin d'être un inconvénient en cas de mort apparente, pourrait devenir le point de départ d'une excitation salutaire susceptible de provoquer le réveil du pseudo-mort.

Toutefois, le procédé de la *forcipressure*, bien que donnant des résultats plus rapides que le procédé de la *réaction sulfhydrique*, exige encore un examen trop prolongé, et l'application devra en être réservée pour les cas où il n'y aura pas urgence à porter *immédiatement* le diagnostic de la mort réelle. Nous n'en recommanderons donc pas l'emploi dans les hôpitaux, et le seul procédé auquel il faudra avoir recours en la circonstance sera le procédé de la *fluorescéine* qui nous reste à décrire.

c) — Procédé de la fluorescéine. — Le procédé de la *fluorescéine* a pour but aussi de démontrer la persistance ou l'arrêt de la circulation du sang, et cela non d'une façon directe comme le procédé de la *forcipressure*, mais d'une façon indirecte par l'observation des phénomènes de l'absorption.

La persistance de la circulation, en effet, entraîne la persistance de l'absorption, et celle-ci, par suite, doit toujours se faire si on opère dans les conditions voulues : absorption est donc synonyme de circulation, et circulation synonyme de vie. D'autre part, toute substance, quelle qu'elle soit, et quelle que soit la voie d'absorption, ne peut être absorbée, c'est-à-dire arriver au contact de tous les tissus et pénétrer dans les éléments anatomiques qui constituent chacun de ces tissus, sans le concours de la

---

(1) Maurice d'Halluin : *Contribution à l'étude du massage du cœur : les trémulations fibrillaires*, Paris et Lille, 1905, p. 4 et 5 ; voir aussi E. Pessonnier, Thèse de Bordeaux 1907, p. 65.

circulation, sans l'intervention du sang, ce « milieu intérieur », selon la belle expression de Claude Bernard, qui porte dans toutes les profondeurs de l'organisme les principes de vie dont il est chargé : jamais un cadavre, par aucune méthode, n'absorbera rien, et toute substance mise en contact avec lui restera inerte sur place, parce qu'elle se trouvera privée du véhicule ordinaire qui est le courant sanguin : elle n'avancera pas plus que n'avance un bateau sur un canal qui est à sec ou dont les eaux se sont gelées. Et la conclusion rigoureuse de ces déductions physiologiques est qu'il suffira de constater un simple transfert, de trouver par exemple, dans le sang et les tissus du bras, une substance qui aura été injectée dans la cuisse, pour déclarer, sans aucune crainte de se tromper, qu'au moment de l'injection la vie sûrement existait encore.

Afin d'éviter toute cause d'erreur ou d'échapper à toute objection, pour permettre au produit destiné à l'absorption de pénétrer rapidement et sûrement dans l'organisme, nous recommandons d'avoir recours à la méthode des injections (injection intra-veineuse ou injection intra-musculaire). Quel que soit l'état de mort apparente, tant que cet état ne sera pas la mort réelle, la circulation persistant, tout produit susceptible d'être injecté sera repris par le sang avec lequel il se mélangera et circulera dans toutes les parties du corps où nous le retrouverons, mais il faut que le produit choisi présente certaines qualités : il devra ne pas se trouver normalement ou accidentellement dans l'organisme au moment de l'injection ; n'offrir, à la dose nécessaire pour pratiquer l'épreuve, aucun danger d'intoxication ; être facilement reconnaissable par la seule inspection ou à l'aide de réactions simples et pratiques, à la portée de tous les médecins, et dispensant de toute recherche délicate.

C'est pourquoi, après essai de différents produits, (*iodure de potassium, ferro-cyanure de potassium, sels de lithine, substances volatiles et odorantes*), nous avons arrêté définitivement notre choix sur la *fluorescéine*.

La fluorescéine est la phtaléine de la résorcine, elle a été découverte par Baeger et étudiée notamment par Fischer. Insoluble dans l'eau pure, elle est très soluble dans l'eau alcalinisée. Les solutions alcalines de fluorescéine très concentrées présentent une couleur rouge brique ; diluées, elles offrent une *magnifique fluorescence verte*, très nettement caractéristique. La fluorescéine constitue la substance la plus colorante que l'on connaisse : son pouvoir colorant est tel que la coloration verte apparaît encore dans une solution au $\dfrac{1}{45.000.000}$,c'est-à-dire qu'il suffit d'un milligramme de fluorescéine pour colorer 45 litres d'eau.

Lorsque,par injection,on fait absorber de la fluorescéine à un animal quelconque, la peau et les muqueuses deviennent jaunes : *on dirait que le sujet injecté a une jaunisse intense ;* l'œil présente une étrange coloration verte ; *on dirait qu'une superbe émeraude a été enchâssée dans l'orbite.* La fluorescéine est vraiment la substance idéale que nous devions employer. Notre méthode des injections était la méthode la plus sûre pour établir, en toute certitude, le diagnostic de la mort réelle ; l'emploi de la fluorescéine en a fait encore la méthode la plus simple et la plus pratique, puisque la recherche de cette substance, après son absorption par l'organisme, dispense de tout travail de laboratoire ; avec elle,aucune manipulation,pas de réactif,*il suffit de regarder*.

Les nombreuses expériences que nous avons faites sur toute la série animale —lesquelles expériences,du reste,ont été répétées avec un égal succès par d'autres auteurs — ne nous laissent aucun doute sur la parfaite innocuité de la fluorescéine. Certains expérimentateurs ont injecté à des nouveau-nés et à des vieillards, et cela sans constater les moindres troubles, des doses bien supérieures à celles que nous indiquons comme nécessaires pour pratiquer l'épreuve.D'ailleurs,la fluorescéine s'élimine rapidemen t par les urines qu'elle colore fortement en vert : en général, après vingt-quatre heures, les yeux ont perdu leur coloration verte, et, après quarante-huit heures,les téguments ont cessé d'être jaunes. De plus, les solutions alcalines de fluorescéine se conservent indéfiniment : des expériences faites avec des solutions dont la préparation remontait à plus de douze ans, nous ont démontré que la fluorescéine.en vieillissant,ne perdait rien de ses précieuses qualités.

Quelles que soient la lenteur de la circulation et la voie d'absorption choisie,la fluorescéine injectée sera toujours absorbée L'absorption sera plus lente par la voie hypodermique et plus rapide par la voie intra-musculaire (20 à 30 minutes), mais elle sera presque instantanée par la voie intra-veineuse. Deux auteurs anglais,les docteurs Meltzer et Auer(*Journ.of.expérim.méd.*1907) ont fait des expériences avec la fluorescéine,la morphine, etc., et disent avoir acquis la preuve que l'absorption par les tissus musculaires est aussi rapide que par les veines.Nous ne sommes point de l'avis de ces deux auteurs. et l'absorption nous a paru toujours plus rapide par la voie *intra-veineuse* que par la voie *intra-musculaire*. La voie intra-musculaire. toutefois. donne des résultats plus rapides que la voie hypodermique et doit être préférée à cette dernière. laquelle en la circonstance, ne doit pas être utilisée. Puisqu'ici l'opération doit être faite par un homme de l'art et qu'il y a urgence a être fixé le plus tôt possible sur la réalité de la mort ou la persistance de la vie, le médecin vérificateur devra recourir, de préférence, à la voie intra-veineuse, laquelle permettra de porter un diagnostic immédiat (1).

Technique du procédé de la fluorescéine. — La dose de fluorescéine nécessaire pour pratiquer l'épreuve et en rendre les résultats nettement sensibles en cas de survie variera suivant que l'on aura recours à la voie *intra-veineuse* ou à la voie *intra-musculaire :* par la voie *intra-veineuse* la dose sera de 1 centigramme par kilogramme du poids du sujet. par la voie *intra musculaire* la dose sera environ 8 fois plus forte. soit 8 centigrammes par kilogramme. Ces doses ont été établies après maints essais faits autant par nous que par d'autres auteurs, et bien qu'elles soient suffisantes, il n'y aurait aucun danger à les augmenter.

L'injection *intra-veineuse* sera pratiquée dans une veine superficielle du membre supérieur ou du membre inférieur, et l'injection *intra-musculaire* dans n'importe quelle masse musculaire, mais de préférence dans la masse musculaire fessière. L'injection *intra-musculaire*, au lieu d'être faite en un seul point, sera pratiquée en 2 ou 3 points différents, et cela afin de diviser les doses à injecter et d'en rendre ainsi l'absorption plus rapide.

Nous nous servons habituellement d'une des deux solutions suivantes : sol. n· 1 et sol. n· 2, selon que nous avons recours à l'injection *intra-veineuse* ou à l'injection *intra-musculaire*.

(1) L'injection *intra-musculaire*. pour laquelle on emploiera de préférence la solution N· 2. sera réservée pour les cas où il n'y aurait pas urgence à porter un diagnostic *immédiat*, dans la clientèle privée. par exemple. et aussi pour les cas où il serait peu commode d'avoir recours à l'injection *intra-veineuse*. sur les champs de bataille. par exemple. (voir notre livre : *Le danger de la mort apparente sur les champs de bataille*. Maloine éditeur. Paris 1905). L'injection sera faite avec une seringue hypodermique ordinaire, mais d'un fort calibre (seringue à sérum). Il y aurait avantage à tenir à la disposition des médecins. tout prêts à être employés, des tubes de fluorescéine *auto-injectables :* ceux-ci seraient fabriqués d'un tube d'étain que l'on viderait par écrasement.

Solution n° 1

Eau distillée . . . . 50 c. m.³
Carbonate de Soude . . . . . 15 grammes
Fluorescéine de Merck . . . 10 grammes

Sept centimètres cubes de cette solution n° 1 contiennent un gramme de fluorescéine. La quantité de fluorescéine à injecter par la voie *intra-veineuse* devant être de 1 c. g. par kilog, en se tenant un peu au-dessus de cette moyenne, la dose de 5 à 7 c. m³ sera plus que suffisante pour faire l'épreuve sur un corps d'adulte. Par la voie *intra-musculaire*, la quantité de fluorescéine utilisée devant être 8 fois plus forte, la dose à injecter de la solution n° 1 serait trop volumineuse et compliquerait l'opération. Pour garder à celle-ci toute sa simplicité et ne pas la faire sortir du cadre de la pratique médicale courante, nous recommanderons de n'utiliser la solution n° 1 que pour l'injection *intra-veineuse*, et d'employer pour l'injection *intra-musculaire* la solution n° 2, laquelle, étant plus concentrée, permettra de pratiquer l'expérience avec une dose beaucoup moindre.

Solution n° 2

Eau distillée . . . . 28 c. m³
Ammoniaque liquide à 28° . 14 c. m³
Fluorescéine de Merck . . . . . 17 grammes

Trois centimètres cubes de cette solution n° 2 contiennent un gramme de fluorescéine. Pour un adulte d'un poids moyen, la dose à injecter sera donc de 2 à 3 c. m³ par la voie *intra-vei-neuse* et de 16 à 25 c. m³ par la voie *intra-musculaire*.

L'absorption et l'élimination de la fluorescéine, à la suite d'une injection *intra-musculaire*, nous ont paru plus rapides avec l'emploi de la solution n° 2 qu'avec l'emploi de la solution n° 1.

Il semblerait que la présence d'une assez forte dose d'ammoniaque dans la solution n° 2 dût rendre dangereux l'emploi de cette dernière solution : il n'en est rien. L'ammoniaque, en effet, ne s'y trouve plus à l'état de liberté : elle s'y trouve fixée par la fluorescéine avec laquelle elle s'est combinée pour fournir un sel ammoniacal. Tout au plus si la solution est légèrement caustique ce qui, en la circonstance, doit être considéré comme un avantage puisque l'excitation déterminée par la douleur consécutive à l'injection pourrait, en cas de mort apparente, provoquer la manifestation de signes non équivoques de la persistance de la vie. D'ailleurs, les récentes expériences que nous avons faites avec cette solution, nous permettent d'affirmer son innocuité absolue aux doses que nous indiquons comme nécessaires pour obtenir l'apparition du signe.

Ces expériences se groupent en trois séries :

Première série d'expériences. — Injection intra-musculaire d'une dose de la solution N· 2 correspondant à 8 c. g. de fluorescéine par kilog. du poids de l'animal : invariablement après vingt à trente minutes, coloration intense de la peau, des muqueuses et des yeux ; disparition de la coloration après vingt à vingt-quatre heures environ ; l'animal est observé pendant quelques jours, et a continué à vivre sans présenter le moindre trouble.

Deuxième série d'expériences. — Injection intra-musculaire quotidienne *pendant 10 jours consécutifs* d'une dose de la solution N· 2 correspondant à 8 c. g. de fluorescéine par kilog. du poids de l'animal : ce dernier, ainsi quotidiennement injecté, a continué à vivre sans paraître incommodé.

Troisième série d'expériences. — Injection massive intra-musculaire d'une dose de la solution n· 2 correspondant à *80 c. g, de fluorescéine par kilog.* du poids de l'animal, c'est-à-dire correspondant à une dose *10 fois plus forte* que celle que nous avons indiquée comme dose très largement suffisante pour faire l'épreuve sur le corps humain : l'animal a continué à vivre et n'a présenté aucun trouble apparent.

Ces expériences ont porté sur des rats albinos, des cobbayes, des lapins, des chats et des chiens : nous les avons maintes fois répétées et toujours avec un égal succès. Elles montrent toute la valeur du procédé et aussi la parfaite innocuité de la solution n· 2 puisque nous n'avons observé aucun trouble sur aucun de nos animaux injectés, même sur ceux à qui nous avons injecté une dose dix fois plus forte que la dose normale.

Dans tous les cas de mort apparente, la persistance de la vie sera donc mise en évidence par l'emploi de notre procédé, *presque instantanément* si on a recours à la voie *intra-veineuse* ou *plus lentement* (20 à 30 minutes) si on a recours à la voie *intra-musculaire*. Nulle autre épreuve que celle de la fluorescéine ne permettra de constater avec plus de sûreté et de facilité l'état de la circulation. Alors même qu'il y aurait des cas de mort apparente s'accompagnant d'un arrêt complet de la circulation, notre procédé de la fluorescéine ne perdrait rien de sa valeur. Cet arrêt, en effet, ne peut être que momentané ou définitif : s'il est définitif, la mort apparente deviendra bientôt la mort réelle, ce qui sera indiqué par l'absence d'absorption de la fluorescéine injectée, absence constatée à des moments différents et aussi éloignés les uns des autres qu'il plaira de le fixer au critique le plus exigeant ; si l'arrêt n'est que momentané, le produit injecté étant resté sur place sera pris et entraîné par le sang dès que celui-ci recommencera à circuler, et le moment de cette reprise de la circulation, quelque tardif qu'on puisse le supposer, ne pourra jamais dépasser un délai de deux heures. Dans tous les cas de mort apparente susceptibles d'un rappel à la vie, on constatera, bien avant la fin de la deuxième heure, l'absorption de la fluorescéine, et cette simple constatation permettra d'affirmer le retour à la vie, alors que l'emploi d'aucun des moyens préconisés jusqu'ici n'aurait pu indiquer la reprise de la circulation. Lorsque, par contre, une heure après l'injection, deux heures si l'on veut, on ne constatera aucune coloration caractéristique de l'absorption (couleur jaune intense de la peau et des muqueuses, couleur verte des yeux), on pourra affirmer, sans aucune crainte de se tromper, que la mort est bien certaine, qu'elle a été dûment vérifiée, et cela aussi sûrement que si l'on se trouvait en face d'un cadavre marqué du stigmate infaillible de la putréfaction avancée ; on pourra dès lors, c'est-à-dire dès la dernière heure, procéder, en toute sécurité, à l'autopsie.

Nous disions plus haut que ce qu'il faut pour éviter toute erreur, c'est un moyen de contrôle *permanent, automatique, un véritable appareil enregistreur*. Or, l'emploi de la fluorescéine constitue un moyen de contrôle possédant au plus haut degré toutes ces qualités : le moyen est d'une application *permanente et continue* puisqu'il est incorporé au sujet lui-même, si bien que celui-ci l'emporte avec lui dans la tombe ; il est *automatique* puisque les résultats se manifestent spontanément, et il réalise *un véritable appareil enregistreur* puisqu'il suffit d'un simple coup d'œil pour être pleinement renseigné sur la persistance de la vie ou la réalité de la mort.

Des expériences de contrôle répétées dans maints laboratoires ont permis d'établir la valeur du procédé et de conclure à la sécurité complète que donne son emploi. Parmi les auteurs qui ont plus spécialement étudié et expérimenté le procédé de la fluorescéine nous citerons : Maurice d'Halluin, E. Pessonnier,

Pereira da Silva (de Lisbonne), le professeur Bastero (de Sarragosse) A. Lecha-Marza (de Valladolid), Léon Bertrand (d'Anvers).

Tous ces auteurs et d'autres encore se sont plu à reconnaître à notre méthode une supériorité marquée sur tous les autres procédés utilisés jusqu'ici pour le diagnostic rapide de la mort, et ont demandé qu'on en vulgarisât l'emploi *« à cause de la simplicité et de l'ingéniosité du procédé et aussi à cause de la certitude absolue qu'il fournit »* (1) : nous donnerons l'opinion de quelques-uns de ces orateurs dans notre appendice.

L'épreuve de la fluorescéine constitue le procédé de choix auquel on devra avoir recours dans les hôpitaux pour dissiper tout doute et établir en toute garantie le *diagnostic immédiat* de la mort réelle. Plusieurs travaux, à la suite du nôtre, ont été publiés sur la si intéressante question du *diagnostic précoce* de la mort à l'hôpital en vue de la *pratique hâtive des autopsies.* Nous devons plus particulièrement rappeler la thèse du docteur E. Giraud (de Marseille) et celle de E. Pessonnier (de Bordeaux), études fort intéressantes dont nous avons déjà parlé dans le précédent chapitre et concluant l'une et l'autre à la *« nécessité de rendre obligatoire dans les hôpitaux l'emploi du procédé de la fluorescéine ».*

« Appliqué systématiquement à tous les cas de décès dans les hôpitaux, l'épreuve d'Icard donnerait toutes les garanties désirables. Il est impossible de laisser échapper un cas de survie. En fixant à deux heures après l'injection intra-veineuse le délai que l'on doit attendre, s'il y a cours du sang, si faible soit-il, la réaction a eu le temps de se produire largement. et il est bien certain qu'après un arrêt de deux heures de la circulation, le retour spontané à la vie est impossible, et le massage du cœur, même pratiqué au bout de cet intervalle, si les indications y étaient, n'aurait amené aucun résultat ; la période intermédiaire de d'Halluin pendant laquelle la résurrection par le massage du cœur peut être tentée est écoulée, la période de mort réelle est un fait accompli.

« L'autopsie, dès cet instant, peut être pratiquée sans crainte.

« Nous ne pouvons mieux faire que de citer le modèle d'un règlement qui devrait être imposé dans les hôpitaux pour constater le décès et pour acquérir rapidement la certitude de la mort.

(1) Société française d'hygiène. séance du 12 février 1897 et du 12 octobre 1900.

Il appartient à Icard : très complet, très précis, il énumère minu-tieusement tous les détails de l'opération » (1).

Nous consacrerons le chapitre qui suit, à l'étude de ce règlement.

(1) E. Pessonnier, *loc. cit.* p. 108.

CHAPITRE V

Règlement à suivre dans les hôpitaux pour obtenir la preuve précoce de la réalité de la mort permettant la pratique hâtive des autopsies. — Modèle d'un Règlement.

§ 1. — Ce qu'il faut faire dans la salle même où a eu lieu le décès

Les administrations ne devront plus désormais se contenter de l'affirmation d'un simple infirmier pour considérer un hospitalisé comme réellement mort : telle est la première réforme à obtenir. Presque tous les règlements, il est vrai, portent que les décès doivent être constatés par les médecins chefs de service, mais nous savons à quoi nous en tenir sur l'application de cet article du règlement : les chefs de service ne vérifient jamais la réalité de la mort, et toute leur intervention consiste à signer, sans le moindre examen, un bulletin de décès.

Nous croyons inutile de réserver aux seuls chefs de service le soin de constater les décès : un interne a toute la science nécessaire pour remplir cette tâche.

Dans certains hôpitaux, on ne laisse pas mourir les malades dans la salle commune : lorsque l'heure de la mort approche, on transporte l'agonisant dans un cabinet spécial. Cette coutume existe à Bâle, à Lucerne et dans certains hôpitaux français. Il y a intérêt, évidemment, à ce que les malades traités dans un hôpital ne soient pas à chaque instant témoins du spectacle de la mort, mais nous croyons que l'on peut atteindre ce but tout en laissant l'agonisant s'éteindre dans son lit de souffrance. Il suffira pour cela, au moment de l'agonie, d'entourer son lit d'un paravent. Le modèle que nous avons imaginé convient admirablement à cet usage. Ce paravent est très léger, il tient peu de place, et il est très facile de le transporter : il se compose de tringles articulées sur lesquelles se déplacent, devant et sur les

deux côtés, des rideaux en toile, de manière à entourer complètement le lit et à le soustraire aux regards des voisins. Il est bien
entendu que ce paravent sera laissé en place jusqu'au transfert
du corps à la salle des morts.

Lorsque le décès paraîtra être un fait acquis à la surveillante
en chef de la salle, celle-ci fera prévenir immédiatement l'interne
de garde. Ce dernier se rendra aussitôt auprès du décédé, et,
après s'être informé de la maladie dont il était atteint, il procédera
à l'examen minutieux et complet du cadavre.

Il semble qu'il y ait contradiction entre ce que nous demandons actuellement et ce que nous avons dit ailleurs touchant
l'incertitude des signes de la mort lorsque la constatation du décès
est faite immédiatement et peu de temps après le moment supposé
de la mort. A cela nous répondrons que l'examen minutieux et
complet du corps fait par un médecin sera toujours utile et
présentera une grande garantie contre le danger de la mort
apparente. Le médecin, en effet, ne constatera pas des signes de
mort d'une valeur absolue, mais il pourra constater des signes
de vie, et s'il ne peut, dans aucun cas, avoir la preuve de la réalité
de la mort, il pourra, dans certains cas, surprendre la preuve de la
persistance de la vie.

Rappelons le fait dont nous avons été témoin (1). La demoi-
selle Juglary avait été déclarée morte par tout le personnel d'un
hôtel meublé ; depuis de longues heures, elle était abandonnée
comme telle, toutes les démarches avaient été faites pour procéder
à l'enlèvement du corps, lorsque l'auscultation nous révéla la
persistance des battements du cœur et nous permit de rendre à
la vie celle que l'on se disposait déjà à porter en terre : *on l'eût
sûrement inhumée sans l'intervention d'un médecin.* Nous savons
le peu de valeur que présente, au point de vue de la certitude de
la mort, l'absence du pouls, néanmoins le médecin Zacutus
Lusitanus put sauver un malade que l'on portait en terre simplement en examinant le pouls au poignet.

Ces faits sont très nombreux et nous montrent toute l'importance de l'intervention du médecin en pareille circonstance.
Là où une personne étrangère à la médecine aura une certitude
absolue, un médecin consciencieux et instruit aura un doute,
quelquefois un doute vague, dont il ne pourra nettement saisir

(1) Icard : De la réalité du danger de la mort apparente. *Presse médicale* 1904
N° 66 p. 521-526

les raisons, mais qui sera suffisant pour mettre son attention en éveil et peut-être sauver le pseudo-mort.

Le cas dont le professeur Morache. de Bordeaux. a été témoin est des plus instructifs, à cet égard :

« Jeune étudiant de garde avec un camarade des plus expérimentés, nous avions à constater le décès d'un malade, et notre ancien profita de cette circonstance pour nous donner une petite leçon clinique et nous initier à l'une des particularités du service de garde. Bientôt, il crut soupçonner que la mort n'était pas absolue ; aussitôt il met tout en œuvre pour ranimer le moribond : il réussit. Cette leçon nous a laissé une impression profonde qu'aujourd'hui nous voudrions faire partager au lecteur(1) ».

Si l'interne, moins avisé, se fût contenté de la déclaration de l'infirmier pour signer le bulletin de décès, sûrement on eût descendu un vivant à la salle des morts. Nous sommes convaincu que le danger de la mort apparente serait considérablement diminué si aucune déclaration de décès n'était acceptée sans une vérification médicale sérieuse, alors même que le rôle du médecin ne serait pas de rechercher des signes de mort mais se résumerait simplement à constater l'absence de certains signes de vie.

Au cas où le décédé serait dans le service même de l'interne de garde appelé à constater le décès, celui-ci devrait se méfier de ses prévisions, et alors même qu'il croirait trouver dans la nature du mal fatalement mortel dont le malade était atteint, une preuve morale de la certitude de la mort, il devrait, dans tous les cas, se déranger et procéder à l'examen de ce décédé comme s'il s'agissait d'un malade étranger à son service et inconnu de lui. Nos pronostics, en effet, ne sont pas suffisamment infaillibles pour nous prononcer avec certitude sur un décès plusieurs heures avant l'issue fatale. Combien de malades condamnés par des maîtres éminents qui ont guéri et ont joui par la suite d'une santé parfaite ! Notre ami, le docteur Vayssettes, avec la bonne foi et la franchise qui le caractérisent. n'a pas craint de nous autoriser à raconter le fait suivant. heureux de voir l'erreur profiter de la vérité. Lors de l'épidémie cholérique qui sévit à Marseille en 1885, ce distingué praticien fut appelé auprès d'une vieille femme atteinte du choléra. L'état de cette malade était si grave, le dernier moment lui parut si rapproché, qu'il jugea une dernière visite inutile et demanda que l'on passât chez lui pour

<hr>

(1) G. Morache: *Naissance et Mort*. Paris-1904. p. 218-219.

prendre le certificat de décès dès que la mort aurait achevé son œuvre. Or, personne ne vint ; le docteur pensa que sa malade avait dû être transportée à l'hôpital où elle était morte. Quelques mois après, à sa grande surprise, le docteur Vayssettes recevait la visite de sa malade, qui venait le remercier de ses bons soins et lui demander la note de ses honoraires. Il n'est pas un confrère qui n'ait à son acquit des faits semblables. Il y a quelques années, nous fûmes appelé accidentellement à visiter un enfant que soignait jusque-là un médecin de Marseille réputé, à juste titre, excellent praticien. Or celui-ci, jugeant le cas désespéré, avait signé par provision le certificat de décès de l'enfant, lequel, d'après lui, devait mourir le lendemain. Il était parti si convaincu de la sûreté de son pronostic qu'il n'était plus retourné auprès de son petit malade. L'enfant vécut encore plusieurs jours, et c'est nous-même qui, en l'absence du médecin, avons signé le certificat de décès. Nous gardons comme pièce à conviction le certificat signé par le confrère, certificat sur lequel la mère devait écrire l'heure exacte du décès de son enfant.

Dans les hôpitaux où existe la coutume de transporter dans un cabinet spécial les agonisants pour les laisser mourir loin des yeux de leurs compagnons de salle, nombreux sont ceux qui en sortent pleins de vie pour retourner dans les salles, y continuer leur traitement et y guérir.

« La mort, disent Bourneville et P. Bricon, ne peut en tout cas être mise en doute lorsque le malade a succombé à l'hôpital, à la suite d'une longue maladie, d'une agonie prolongée dont ont été témoins les médecins traitants et leurs attestants » (1). « Quand un malade, atteint de paralysie générale, par exemple, a parcouru toutes les périodes de la maladie et qu'il est mort dans le marasme paralytique, quelle crainte pourrait-on conserver en autorisant l'autopsie quelques heures après la mort » (Baillarger). Nous nous inscrivons en faux contre l'opinion de ces auteurs, et nous croyons qu'il y aurait danger à rechercher dans les seuls commémoratifs et la nature de la maladie des indices que l'on pourrait considérer comme propres à fournir la preuve de la réalité de la mort : *ces indices ne peuvent qu'aider le diagnostic, mais non le remplacer*, et c'est parce que ces indices peuvent être d'une certaine utilité que l'interne appelé à constater le décès sera informé de la nature du mal qui a emporté le malade.

---

(1) Bourneville et P. Bricon : *Manuel des techniques des autopsies*, Paris 1885, p. 4.

L'interne devra toujours se déplacer pour constater le décès, et les règlements hospitaliers sur ce point seront très sévères : ils exigeront pour chaque décès une visite médicale sérieuse, et frapperont d'une peine disciplinaire l'interne qui, chargé de vérifier un décès, ne remplirait pas ce devoir ou s'en acquitterait avec négligence.

Le rôle de l'interne ne devra pas se borner à rechercher les signes ordinaires de la mort, signes qui peuvent aider au diagnostic, mais qui ne sauraient en fournir tous les éléments. Dans tous les cas, il devra procéder à l'épreuve de la fluorescéine : l'injection sera de préférence intra-veineuse et sera faite d'après les règles que nous avons établies plus haut (p. 176).

Nous n'excepterons de l'épreuve de la fluorescéine que les seuls cas où le diagnostic s'impose nécessairement par la nature de la cause qui a déterminé la mort, tels un vaste délabrement, un traumatisme incompatible avec toute possibilité de survie : dans ces cas, une simple constatation énonçant la cause du décès suffira, sans qu'il soit nécessaire d'avoir recours à l'injection de fluorescéine, dont l'emploi sera de toute rigueur dans tous les autres cas. Cette règle paraîtra peut-être un peu absolue, et on nous accusera d'exagération. Mais n'oublions pas qu'il faut demander beaucoup pour obtenir peu, et si nous laissons l'interne appelé à constater le décès libre de juger du cas où l'épreuve de la fluorescéine devra être faite, bientôt le procédé sera complètement négligé, le règlement, comme toujours, deviendra lettre morte, et le service de la vérification des décès redeviendra ce qu'il est aujourd'hui.

L'interne notera l'épreuve de ce premier examen sur un imprimé dont il n'aura qu'à remplir les blancs et sur lequel il apposera sa signature : nous donnons ci-dessous le modèle d'un certificat de vérification de décès. La tâche de vérificateur sera ainsi considérablement facilitée, et, d'autre part, les questions posées par l'imprimé obligeront celui-ci à fixer son attention sur certains points et à répondre d'une façon nette et précise. Ce certificat de vérification de décès, qui doit accompagner le décédé jusqu'à son départ pour le cimetière ou l'amphithéâtre, ne doit pas être confondu avec le simple certificat de décès, pièce que l'interne établira sur-le-champ pour que l'administration puisse remplir toutes les formalités de l'état-civil relatives aux actes de décès.

Le flacon de fluorescéine et la seringue à injection seront

renfermés dans une boîte qui constituera le nécessaire pour la vérification des décès : ce nécessaire, ainsi que l'imprimé pour le certificat, seront confiés aux soins de la surveillante en chef qui devra les présenter à l'interne au lit du décédé.

L'examen de l'interne terminé, le corps sera allongé dans le lit, couché sur le dos, les bras ramenés sur les côtés, sous la couverture, le visage seul découvert. Le supposé décédé restera ainsi deux heures dans les mêmes conditions où il était avant la mort, et si, après deux heures, il ne présente pas les signes si caractéristiques et si nettement évidents de l'absorption de la fluorescéine, il pourra être considéré comme étant définitivement et irrémédiablement mort. Nous avons démontré ailleurs qu'en fixant à *vingt-cinq* minutes la durée de la vie latente du cœur, nous reculions, jusqu'aux limites extrêmes, la possibilité d'un rappel à la vie (1), et nous sommes autorisé à regarder comme réellement mort celui chez qui, après ce délai, on n'aura pas constaté la reprise de la circulation du sang. Cette affirmation est la conclusion nécessaire de toutes les observations de mort apparente dûment constatées et bien étudiées, et aussi la conclusion rigoureuse de tous les travaux de laboratoire qui ont été faits sur cette importante question. En portant à deux heures le délai d'observation, nous faisons toutes les concessions, et nous mettons ainsi sûrement à l'abri de tout danger de mort apparente ceux qui désormais mourront à l'hôpital. Mais, durant ce délai d'observation de deux heures, le supposé décédé sera considéré comme un malade et continuera à être traité comme tel, ainsi d'ailleurs que le veut la loi : la surveillante en chef veillera sur lui, elle lui fera au moins une visite, et dans le cas où elle constaterait le signe de l'absorption de la fluorescéine, elle ferait prévenir immédiatement l'interne de garde.

Si le décès survenait dans la nuit, pour ne pas troubler le repos des malades et pour ne pas nuire à la bonne marche des services, on pourrait ne procéder à la levée du corps qu'à la première heure du jour : mais, dans aucun cas, on ne fera le transfert avant qu'il se soit écoulé deux heures à partir du moment de l'injection.

Au moment du transfert à la salle des morts, la surveillante en chef examinera une dernière fois le corps et constatera s'il

____

(1) Icard : De la limite physiologique du traitement de la mort apparente, *in* Archives générales de médecine 1904, p. 2753-2762.

est froid, si la peau et les muqueuses ne sont pas jaunes, si les yeux ne sont pas verts : elle notera ses observations sur l'imprimé qu'elle signera à son tour, et le certificat, ainsi revêtu de la signature de l'interne et de la signature de la surveillante en chef, sera alors déposé au bureau de l'administration.

Le corps habillé ou simplement roulé dans le drap dit *serpillière* sera descendu à la salle des morts, le visage découvert ou caché par un léger voile de gaze. Le transfert se fera à l'aide d'un brancard sans couvercle, revêtu d'une toile caoutchoutée, dont la partie supérieure, faisant voûte sur le cadavre et le recouvrant sans le toucher, sera percée de nombreux trous : la toile caoutchoutée, pouvant se laver à grande eau, permettra d'avoir enfin un brancard propre, et la libre circulation de l'air, durant le parcours, sera assurée par les ouvertures.

Si le décès a lieu dans un pavillon d'isolement, la vérification de la réalité de la mort sera faite de la même façon, mais le corps sera transporté dans un dépôt mortuaire spécialement affecté aux contagieux, et le transfert se fera à l'aide d'un brancard dont le revêtement en caoutchouc ne présentera pas de trous et dont l'usage sera exclusivement réservé à cette catégorie de décédés (1).

§ 2. — Ce qu'il faut faire au dépôt mortuaire. Ceux que l'on apporte morts à l'hôpital : curieux cas de résurrection au dépôt mortuaire.

Le lecteur n'a pas oublié le sombre tableau que nous avons fait, dans notre premier chapitre, de l'état vraiment déplorable dans lequel se trouvent la plupart des dépôts mortuaires des hôpitaux : « Ces dépôts, disons-nous, vrais asiles de la mort, semblent avoir été aménagés pour hâter le moment fatal et achever de tuer complètement celui qui, par erreur, y serait déposé encore vivant ». Et l'indignation que nous manifestions alors contre une telle incurie, s'expliquait par le danger possible de la mort apparente, danger dont la crainte était pleinement justifiée par l'absence complète de toute vérification des décès dans les hôpitaux ou par la pratique d'une vérification absolument illusoire.

Mais, à l'heure actuelle, le diagnostic de la mort réelle a été établi d'une façon infaillible et nous n'avons plus à craindre aucune surprise. C'est pourquoi nous serons moins sévère sur

---

(1) Icard : *De la constatation des décès en temps d'épidémie, in Annales d'hyg. publiq.,* Octobre 1904, p. 326-353

les chances de sauvetage que nous devrons trouver dans les salles des morts, et nous estimons qu'il faudra s'y préoccuper moins du danger de la mort apparente que de l'obligation d'y conserver les cadavres dans les meilleures conditions pour l'hygiène et pour l'enseignement médical. Avec le diagnostic de la mort réelle nettement établi dès la sortie du corps de la salle des malades, le dépôt cesse d'être une *salle d'observation* pour devenir vraiment une *salle de morts*. Il suffira qu'on n'y trouve rien qui offense l'hygiène et la décence, et on veillera simplement à ce que la disposition, la tenue et la surveillance des lieux s'inspirent du respect dû à la mort.

Les corps seront déposés dans un cercueil ouvert, sur une table ou sur une dalle suivant la coutume de chaque hôpital : mais, dans tous les cas, ils seront complètement recouverts d'une toile métallique en forme de berceau renversé, laquelle, sans s'opposer à la reconnaissance des corps, permettra de les défendre contre les injures des bêtes (rats, mulots, mouches, etc.)

Dès leur arrivée au dépôt mortuaire, c'est-à-dire à partir de la deuxième heure après l'injection de fluorescéine, les corps pourront être soumis à l'autopsie ou être inhumés si l'hygiène exige d'urgence une inhumation hâtive. L'autopsie ne devra jamais être faite dans le dépôt mortuaire, mais dans une salle spéciale consacrée exclusivement à ce service. L'exploration terminée, les organes devront être rétablis à leur place respective, et les différentes parties incisées seront réunies et cousues, de manière à rendre au corps, aussi complètement que possible, l'aspect qu'il présentait avant l'autopsie. Le plus grand respect et la plus haute décence devront toujours présider aux diverses manœuvres que nécessiteront le transfert du corps, son séjour à la salle des morts et son autopsie.

Nous croyons inutile de recommander aux différents employés du service, chaque fois qu'ils auront à toucher un corps, de l'examiner attentivement. Les examens successifs, en effet, dont un corps, après l'injection de fluorescéine, doit être l'objet, se font d'eux-mêmes, spontanément, sans aucune préoccupation, sans aucun dérangement, sans entraver la bonne marche des services, par le seul fait des manipulations que tout corps de décédé doit nécessairement subir soit dans la salle même au moment de la levée du corps, soit au dépôt mortuaire au moment de l'arrivée du corps et au moment de l'autopsie : en cas de survie, le changement de coloration serait si prononcé, la physionomie prendrait un aspect si changé, que la chose deviendrait évidente et s'imposerait inévitablement à l'attention de toutes les personnes présentes, alors même que celles-ci, étrangères au service, se trouveraient là accidentellement. Néanmoins, par excès de prudence, pour ne pas laisser subsister le plus petit doute et rassurer complètement les familles. nous recommanderons à l'opérateur avant de donner le premier coup de scalpel. ou au gardien de dépôt, s'il n'y a pas autopsie, avant de clouer le cercueil, de relever la paupière et de s'assurer, une dernière fois, que l'œil n'est pas devenu vert et ne présente pas le signe de vie, si net et si facile à constater, dont nous avons parlé (p. 173).

Il est bien entendu que, si le moindre doute survenait touchant la réalité de la mort, l'interne de garde serait immédiatement appelé pour appliquer, s'il y avait lieu, le traitement de la mort apparente.

Lorsqu'un malade, dirigé sur l'hôpital, y arrivera paraissant décédé, l'interne de garde fera transporter le corps non à la salle des morts, mais dans un cabinet d'observation, dont la disposition, la tenue et la surveillance s'inspireront de la possibilité du danger de la mort apparente. Il sera procédé au diagnostic de la mort réelle et à l'examen du supposé décédé comme il a été indiqué plus haut pour les malades décédés dans les salles de l'hôpital, et ce ne sera qu'après deux heures d'observation que le corps sera transporté à la salle des morts. Le plus souvent, ce sera un malade qui sera mort en cours de route avant d'atteindre l'hôpital ; d'autres fois, ce sera un malade que l'on aura recueilli sur la voie publique agonisant et même dans un état que l'on aura cru être la mort réelle : il sera tombé victime de la faim, du froid ou de trop abondantes libations.

Une femme de trente-huit ans est trouvée gisante dans une fosse, froide et sans connaissance. A son arrivée à l'hôpital de la Pitié, elle est dans le coma complet : le refroidissement est tel que la *température prise avec soin, au moment même de la visite, donne 26 degrés à l'aisselle et au vagin*. En quelques heures, un traitement approprié tire la malade de cette léthargie déterminée par le froid et l'alcool (Duguet).

Le nommé Bancar est trouvé couché tout nu sur le parquet de sa chambre dont la fenêtre était restée ouverte. On l'apporte à l'hôpital de la Pitié. Bourneville, qui observe le malade, constate l'absence de pouls aux radiales et un refroidissement considérable non seulement des extrémités supérieures et inférieures et du nez, mais encore de toute la surface du corps; la température ne marquait que 27 degrés 4 : ce malade, néanmoins, ne mourut que le lendemain (1).

Un homme est apporté à l'hôpital Necker : il avait été recueilli sur la voie publique, dans la neige, où, après s'être assis pour dissiper les fumées du vin, il s'était laissé aller au sommeil. Il était dans un état d'engourdissement qui aurait pu être qualifié de mort apparente : peau froide et couverte de vergétures livides, absence complète de sensibilité, résolution complète des membres, pas de pouls. Tout fut mis en œuvre pour rétablir la chaleur, et l'on vit peu à peu les fonctions reprendre leur cours naturel (2).

Le docteur Laborde, alors qu'il était interne à Bicêtre, étant de garde, fut appelé à constater le décès d'un homme qui, suivant les termes des témoins « venait d'être trouvé mort dans un champ des environs ». Le corps, suivant Laborde lui-même, avait les apparences de la mort :

« Pâleur de la face, lividité des lèvres, demi-fermeture des yeux avec passivité des paupières, flétrissure commençante, ou tout au moins sécheresse de la cornée, bouche entr'ouverte et chute du maxillaire inférieur, refrigération de la peau surtout aux extrémités, lividité des ongles, etc., tout à l'extérieur et objectivement annonçait la mort. Le pouls était complètement absent ou du moins imperceptible dans toute l'étendue accessible des artères radiales, brachiales, carotides et fémorales. La main, fortement appliquée à plat sur la région précordiale, ne percevait pas le moindre mouvement, et, à l'auscultation, il nous était impossible de saisir le moindre bruit défini, pas plus dans la région cardiaque que dans toute l'étendue de la surface thoracique. »

Bien que convaincu que la mort fût un fait accompli chez cet homme, Laborde crut bon de faire transporter le corps dans le service de l'infirmerie de son maître, le docteur Léger, et le pseudo-mort revint spontanément à la vie (3).

Dans les deux observations suivantes, les supposés décédés revinrent à la vie dans le dépôt mortuaire même, au moment où l'on se préparait à disposer de leurs cadavres.

En mars 1877, l'aide chirurgien Borthwick, attaché à un régiment anglais dans l'Inde, reçut l'ordre, en compagnie d'autres chirurgiens, d'accompagner un convoi. En cours de route, il montra de violents symptômes de choléra, dont il souffrit toute une nuit, et, le lendemain, on le trouva froid et raide : il fut considéré comme mort.

(1) Observations communiquées par Bourneville à la *Société de Biologie*.
(2) Bouchut: *Le signe de la mort*. Paris 1883, p. 160.
(3) Laborde : *Moyens pratiques de reconnaître la mort réelle*, Paris 1871. p. 3 et 4

« Nous n'osâmes retourner en arrière, dit le docteur Chew (de Calcutta), à qui nous empruntons l'observation, à cause du conseil de guerre, devant lequel nous aurions été déférés pour avoir désobéi à des ordres absolument formels ; n'osant, d'autre part, disposer du cadavre en l'abandonnant, nous décidâmes de continuer notre route en l'emportant avec nous ». Pendant toute la journée, aucun mouvement, aucun signe de vie ne vint indiquer que la vie n'était pas encore complètement éteinte, et la mort paraissait toujours réelle le lendemain quand, vers cinq heures du soir, le convoi arriva à Peshawur. Le cadavre fut alors retiré du chariot et porté dans le dépôt mortuaire de l'hôpital, où flambait un feu ardent ; or, tandis que l'on signait les papiers et que l'on prenait les dernières dispositions pour l'inhumation, Borthwick, sans doute sous l'action de la chaleur, revint à la vie. « Jusqu'en 1880, ajoute le docteur Chew, Borthwick servit dans la même station militaire que moi, vers la frontière nord-est. Il m'accompagna à la Faculté de médecine de Calcutta, où nous nous séparâmes en février 1882. Je partis alors pour l'Egypte, et lui, pour le service de la frontière : nous avons d'abord correspondu régulièrement, mais, depuis 1885, nous nous sommes perdus de vue. »

« Le sergent J. Clément Twining, du 109ᵉ régiment d'infanterie, en garnison à Dinopore (Indes anglaises), fut apporté sans connaissance à l'hôpital, à la suite d'un coup de soleil. Tout fut essayé, mais en vain, pour le rappeler à la vie ; on le déposa à la salle des morts pour y attendre l'autopsie, qui devait avoir lieu le lendemain. Vers deux heures du matin, le gardien descendit précipitamment au dépôt, distant d'environ 45 mètres, déclarant avoir entendu quelque chose d'anormal dans la chambre mortuaire. Aussitôt, mes deux aides et moi nous nous rendons sur les lieux et nous trouvons J. Clément Twining, qui avait en partie repris connaissance, couché sur les dalles de la salle, gémissant à faire pitié : il avait roulé de la table jusqu'à terre. Il revint à la santé, et, en 1877, accompagna son régiment en Angleterre, où je le rencontrai à Woolwich en 1883. Il m'a demandé de confirmer l'histoire de son retour à la vie auprès de quelques-unes de ses connaissances qui avaient refusé d'y croire ». (1)

La possibilité d'un retour à la vie dans la salle des morts est encore démontré par certains cas de résurrection observées dans les dépôts mortuaires municipaux et dans les morgues.

Dans de nombreuses villes d'Allemagne, il existe des *obitoires*, c'est-à-dire des salles de dépôt où l'on garde les morts jusqu'à l'apparition du signe évident de la putréfaction. Tous ceux qui ont visité ces sortes d'établissements, sont unanimes à reconnaître leur mauvaise tenue, exception faite pour quelques

---

(1) Raconté par le médecin de l'hôpital, témoin lui-même du fait, et cité par William Tebb et Vollum, in *Premature Burial*, Londres, 1896, p. 94.

obitoires, tel celui de Munich qui est le modèle du genre. Il paraîtrait, d'après certains auteurs, qu'on n'a jamais eu à enregistrer dans ces asiles de la mort « de ces résurrections dont on aime à effrayer l'imagination populaire », et ils tirent de ce fait un argument qu'ils croient sans réplique contre la réalité du danger de la mort apparente. Mais ces auteurs qui reprochent aux autres d'être si crédules quand on leur cite une observation de mort apparente, ne sont-ils pas eux-mêmes trop crédules lorsqu'ils affirment, sur la foi d'autrui, que dans les obitoires d'Allemagne on n'a jamais eu à constater des cas de mort apparente ? Personnellement, nous n'avons fait qu'une enquête très succincte dans ce dernier pays, et nous avons pu néanmoins nous procurer l'observation d'un cas de résurrection survenue dans un obitoire, observation que nous pouvons donner comme authentique, puisque, comme pour certains cas dont nous avons parlé au début, les registres de l'état-civil en portent la mention officielle. Au reste, voici la lettre que nous a écrite à ce sujet, à la date du 4 novembre 1903, le bourgmestre de Ludwigshaffœn-sur-Rhin, la ville de Bavière où le fait a été observé :

« En réponse à votre honorée, je m'empresse de vous dire que, le 13 juin 1903, on a porté, en effet, vers six heures du soir, au dépôt mortuaire de notre ville, un enfant de quatre jours qui, une heure après son transport au dépôt, donnait des signes de vie. Voici comment le fait s'était produit : Une ouvrière de fabrique allait chercher dans le courant de l'après-midi un médecin pour lui annoncer la mort de son enfant qui avait eu lieu à neuf heures du matin. *Le médecin examina l'enfant, trouva tous les signes de la mort*, et par conséquent fit transporter le cadavre au dépôt. Après son retour à la vie, l'enfant fut rendu à sa mère, au domicile de laquelle on le rapporta, mais il mourut le même soir, à dix heures. »

Pour prouver combien notre remarque est justifiée, nous ajouterons les faits suivants :

« On apporte à la morgue de Strasbourg, dit Tourdes, un homme qui venait de se brûler la cervelle, nous étions là avec quelques élèves au moment où on le déposa sur les dalles : la face était affreusement mutilée ; procédant à l'examen extérieur, nous apercevons que cet homme donne des signes de vie, mais il succombe pendant qu'on cherche un brancard pour le transporter dans une salle » (1).

Durant une épidémie cholérique qui sévit à Hambourg, un jeune homme, ayant été atteint de la maladie, passa pour mort et fut transporté à la morgue pour y attendre l'heure de l'enterrement ; quand les porteurs

(1) Tourdes : Art Mort, in *Dict. encyclop. des sciences médicales*, 2ᵉ série tome IX, p. 607.

entrèrent, quelques heures après, pour enlever les cadavres au nombre de cent environ, ils trouvèrent le jeune homme assis, très souffrant et dans la plus grande frayeur. On le porta dans une salle d'hôpital où, du reste, il guérit rapidement. Ce fut durant la même épidémie que la jeune fille dont nous avons donné ailleurs l'observation, revint à la vie au cimetière même, sur les bords de la tombe.

En 1878, un régiment anglais, en détachement dans l'Inde, fut décimé par le choléra. Le sergent E. Thall et le caporal Bellamy furent envoyés pour être inhumés, comme décédés cholériques, dans la partie du cimetière de Nowshué, spécialement affectée à cet effet. La difficulté de se procurer du bois pour faire les cercueils ayant fait retarder l'ensevelissement, les deux corps furent placés dans le dépôt mortuaire où l'on répandit en abondance des désinfectants pour éloigner la contagion. Or, il arriva que Thall d'abord, Bellamy ensuite, recouvrèrent leurs sens et reprirent peu après leur service. Bellamy fut envoyé en convalescence en Angleterre « où j'ai appris, dit l'auteur à qui nous empruntons cette observation, qu'il jouit actuellement d'une excellente santé. » (William Tebb et Vollum).

Cet autre cas est encore plus extraordinaire, si extraordinaire même que nous aurions hésité à le publier s'il n'avait été donné comme authentique par le baron Larrey, l'illustre chirurgien des armes impériales, à qui nous l'empruntons :

« Le nommé Morel, à peine guéri des graves blessures qu'il avait reçues sous les murs de Saint-Jean-d'Acre. contracta au camp de Césarée, la peste, qui lui fut communiquée par l'un de ses camarades, porteur d'un bubon pestilentiel abscédé, et près duquel il avait couché une nuit.

« Arrivé au fort d'El-Arich, sur la frontière d'Egypte, où nous avions établi une ambulance, écrit Larrey, tous les symptômes de la peste la plus intense se déclarèrent et notre infortuné Morel tomba dans l'assoupissement léthargique ; *on le crut mort*, et il fut jeté, avec d'autres corps des sujets qui avaient péri de la même maladie, dans une fosse commune, qu'on avait pratiquée à une courte distance du fort.

« Peu d'heures après, une de nos sentinelles passa près de cette fosse, et ayant aperçu des mouvements faits par l'un de ces sujets, courut à son secours : à sa grande surprise, il trouva *l'un de ces morts debout et prêt à s'élancer hors de sa tombe ;* il s'empressa de le conduire à l'ambulance, où il fut ranimé et pansé d'un charbon qui s'était établi sur l'une des cicatrices de la cuisse gauche.

« Il était parvenu à la convalescence, lorsqu'il retomba dans une nouvelle léthargie, qui le mit encore dans un état de *mort apparente, et, pour la deuxième fois, il fut enseveli* dans un mauvais sac de toile et déposé dans une fosse particulière, qu'on avait creusée dans le sable à côté du fort ; mais, pendant la nuit, des vents impétueux ayant soulevé le peu de sable qui le recouvrait, ce malheureux s'éveille, déchire son enveloppe, se traîne jusqu'à la porte du fort, d'où il est encore conduit à l'ambulance; là, on lui prodigue tous les secours que son état réclamait ; enfin, après cette espèce de résurrection, il est évacué sur les hôpitaux d'Egypte, où il fut longtemps à se rétablir.

En octobre 1834, à son retour d'un voyage en Italie, M. le baron Larrey s'arrêta en Avignon et passa l'inspection, en compagnie du général vicomte Lenoir, gouverneur, de 900 invalides qui se trouvaient, à cette époque-là, dans la succursale de l'Hôtel des Invalides : il eut le plaisir de revoir là le lieutenant honoraire Morel.

Larrey termine son récit par cette reflexion · « Ce fait, attesté par les compagnons de Morel et connu de toute l'armée, nous prouve que, dans toutes les maladies qui portent atteinte à l'intégrité des propriétés vitales du cerveau et des nerfs de la vie de relation, les fonctions qui en dépendent peuvent être, dans beaucoup de cas, suspendues, sans que la vie nutritive ou intérieure ait cessé d'exister. C'est une leçon importante pour les médecins »(1).

L'interne préposé aux entrées ne devra donc point se hâter de considérer comme mort le malade qui lui est apporté comme tel : ce dernier, en effet, peut n'être qu'en état de mort apparente, ainsi qu'en témoignent les observations ci-dessus et surtout, la très intéressante observation suivante ; le fait est arrivé à M. le Professeur Brouardel alors qu'il était interne à la Pitié.

« A ce moment, dit-il, la salle de garde et la direction ne vivaient pas en très bons termes. On apporte un jour un petit fumiste de 13 ans qui était tombé du sixième étage sur le pavé de la rue. L'accident était arrivé quai de Tournelle, on avait porté l'enfant chez un pharmacien qui avait déclaré qu'il était mort, et on l'avait amené à l'hôpital. Le directeur refusait de le recevoir parce qu'il était mort. Est-ce par intuition, est-ce pour faire pièce au directeur, je déclare que l'enfant était vivant quoiqu'à l'auscultation le cœur ne donnait plus aucun bruit : je le fis mettre dans un bain sinapisé, et j'eus la joie de le voir revivre ; il n'avait aucune blessure, aucune lésion, seulement il ne se souvenait de rien. Messieurs, entre le moment où cet enfant est tombé et celui où il est entré dans la salle de l'hôpital, je présume qu'il s'est écoulé au moins une heure et demie : songez qu'on l'a porté chez un pharmacien, qu'il a été examiné, qu'on est allé chercher un brancard, qu'on a parlementé à la porte de l'hôpital. Cet enfant a eu une commotion célébrale dont il est sorti brusquement sans trouble extérieur ».

Cet enfant a dû à un simple hasard de ne pas avoir été reconnu mort et d'avoir été soumis au traitement qui l'a rappelé à la vie. Sans cette heureuse coïncidence, que serait-il arrivé ? « On l'aurait

(1) Cité par le docteur Bonnete (de Toul), in *Chronique médicale*, 1909, N· 19.

peut-être enterré vivant ! conclut le Professeur Brouardel. Peut-être serait-il revenu à la vie auparavant ! je l'espère. mais je n'ose dire que j'en suis sûr » (1).

Ces paroles du maître et les observations que nous avons citées, nous disent suffisamment quelle doit être la conduite de l'interne et quelle prudente circonspection celui-ci doit montrer avant de se décider à envoyer au dépôt mortuaire un sujet qu'on amène à la salle de garde comme ayant rendu le dernier soupir durant son transport à l'hôpital, ou comme ayant été trouvé mort sur la voie publique.

L'observation suivante nous a été communiquée par un chirurgien chef de service des hôpitaux de Marseille : il n'a pas été lui-même témoin du fait, mais l'enquête qu'il fit à cette occasion, les témoignages qu'il put recueillir auprès des personnes qui assistèrent à l'événement, lui permettent d'affirmer que le fait est absolument authentique.

Un certain soir de l'année 1898, on amène à l'Hôtel-Dieu de Marseille une femme malade. L'interne de garde X..., aujourd'hui notre confrère, l'examinant dans la voiture, constata le décès et donna l'ordre de faire transporter le corps à l'amphithéâtre : ce qui fut exécuté immédiatement. Le soi-disant cadavre reposait sur la dalle de pierre depuis une ou deux heures quand une religieuse qui n'avait pas encore quitté son service — il était 8 heures du soir — entendit des cris et des gémissements venant de l'amphithéâtre. On descendit aussitôt : la supposée morte était ressuscitée. On la transporta dans la salle où elle ne mourut que quelques jours après.

Durant l'épidémie cholérique de 1881, nous avons vu mourir à l'hôpital du Pharo (Marseille) 339 malades : sur ces 339 décès, il faut compter 36 cholériques qui, arrivés à l'hôpital, furent déclarés comme étant morts en cours de route par la personne qui les accompagnait en voiture ; l'interne de garde jetait un vague coup d'œil sur le supposé cadavre. et ordre était donné de le descendre immédiatement au dépôt mortuaire. d'où il était retiré peu de temps après pour être inhumé *(voir p. 67)*. Des renseignements pris à ce sujet nous autorisent à dire que la façon de procéder fut la même lors du choléra de 1885 : cette épidémie fut, il est vrai, moins violente, et on n'eut à enregistrer que cinq décès survenus en cours de route durant le transport des malades à l'hôpital du Pharo. Il conviendrait que l'on n'eût jamais à enregistrer de pareils faits, et que l'on se déterminât enfin à appliquer

____

(1) Brouardel : *La mort et la mort subite*, Paris 1895. p. 30 et 31.

un moyen qui, tout en donnant satisfaction aux exigences de l'hygiène, sauvegarderait à la fois les droits de l'humanité et les intérêts de la science.

§ 3. — Nécessité d'imposer à l'interne vérificateur des décès un (modus faciendi) très précis: modèle d'un règlement à suivre.

Nous voulons que la constatation des décès soit réelle et vraiment efficace, et nous estimons que les règlements hospitaliers manqueraient complètement leur but s'ils se contentaient de déclarer simplement et d'une façon vague « *que la constatation des décès doit être faite par le médecin* », sans indiquer les moyens à employer pour assurer cette constatation.

Bientôt, en effet, le médecin se familiarisant avec sa fonction et oubliant toute l'importance de la grave mission qui lui est confiée, cesserait de se déplacer, et, retombant dans l'ancienne routine, recommencerait à certifier la réalité de la mort sur la seule affirmation de l'infirmier de service.

« Aux erreurs inhérentes aux difficultés mêmes de la constatation des décès, il faut ajouter, dit la circulaire du Préfet de la Seine (1), les difficultés qui peuvent naître des entraînements de l'habitude, de l'indifférence et de la négligence même ». Des plaintes nombreuses émanant des familles ont été formulées contre les médecins vérificateurs des décès : ces plaintes étaient motivées, et, à plusieurs reprises, l'autorité préfectorale a dû signaler aux médecins inspecteurs du service des décès l'incurie avec laquelle les médecins vérificateurs s'acquittaient de leurs devoirs: nous n'insisterons point sur la légitimité de ce reproche déjà signalé par nous, avec preuves à l'appui, dès le début de ce livre et dans des publications précédentes.

Pareille négligence, d'ailleurs, existe partout, aussi bien à l'Etranger qu'en France. Nous lisons dans le journal médical anglais " *The Lancet* " numéro du 23 août 1881, vol. 11 p. 329 : « C'est plutôt une insouciance inexcusable qu'une hâte trop précipitée qui est à blâmer: cette négligence, qui aboutit à un crime, équivaut à un homicide. Nous nous exprimons aussi sévèrement pour qu'on prenne *immédiatement* des mesures afin de rendre impossibles des actes aussi terribles et d'écarter toute frayeur de l'esprit humain ».

(1) *Nouvelles instructions sur la vérification des décès dans la ville de Paris*, 5 juillet 1844.

MODÈLE

Certificat de Vérification de Décès [1]

1º Je, soussigné, P. LOMBARD, interne de garde, certifie avoir fait moi-même le *10 février 1910*, à 2 heures de *l'après-midi*, la visite du corps du nommé LOUIS RENUCI, *journalier*, âgé de *38* ans, entré à l'hôpital le *18 février 1904*, et occupant le lit nº *10* de la salle *Saint-Benoit*. J'ai constaté : *l'absence de pouls et de tout bruit cardiaque à l'auscultation prolongée ; l'absence de la sensibilité générale et des sensibilités spéciales, l'insensibilité de la cornée et de la conjonctive, la dilatation de la pupille, son immobilité sous l'action de la lumière, sa déformation sous l'action de la pression. J'ai pratiqué une injection de fluorescéine.* (2)

Signature : P. LOMBARD.

2º Je, soussignée, L. ARNOUX, surveillante en chef, certifie avoir examiné, une heure environ après la visite de l'interne, et au moment de son transfert au dépôt mortuaire le corps du sus-nommé et avoir constaté *qu'il était froid, que la peau et les muqueuses n'étaient pas jaunes, que les yeux n'étaient pas verts. (3)*

Signature : L. ARNOUX.

A...........................*le 10 février 1910*

(1) Ce certificat, revêtu de la signature de l'interne et de la signature de la surveillante en chef, ne devra être déposé au bureau de l'administration qu'au moment du transfert du corps à la salle des morts.

(2) Ce premier examen du corps doit être fait par l'interne de garde, immédiatement après le moment supposé du décès : celui-ci doit constater l'état du pouls et des contractions cardiaques, l'état de la sensibilité générale et des sensibilités spéciales, l'état des yeux : il doit faire une injection de fluorescéine, de préférence intra-veineuse, et indiquer tout ce qu'il croirait de nature à établir plus sûrement le diagnostic de la mort réelle.

(3) Ce deuxième examen doit être fait par la surveillante en chef une heure après la visite de l'interne et au moment du transfert du corps au dépôt mortuaire : celle-ci doit indiquer si le corps est froid, si la peau et les muqueuses ne sont pas jaunes, si les yeux ne sont pas verts.

N. B. — Tout ce qui est imprimé en italique dans ce modèle, doit être écrit à la main.

Au surplus, il ne faut pas que cette négligence nous surprenne plus qu'il ne convient : la répétition fréquente du même acte, cet acte serait-il encore d'une plus haute importance, transforme l'homme le plus attentif en un simple automate, agissant et arrivant au but final sans se rendre compte bien exactement des moyens par lui employés. C'est à l'Administration qu'incombe le soin de combattre cette funeste tendance par un règlement sévère dont les dispositions spéciales et précises rappellent constamment les médecins vérificateurs aux détails et à la réalité de leur devoir. Les règlements de certains hôpitaux à l'Etranger, tel le règlement de l'hôpital de Bavière, à Liège, indiquent et déterminent les recherches à faire pour la vérification de la réalité de la mort.

La négligence que nous trouvons à l'hôpital pour le service de la constatation des décès n'a d'égale que celle que nous retrouvons en ville auprès des médecins dans leur clientèle privée : nous savons que le plus souvent le bulletin de décès est signé par le médecin sans que celui-ci fasse une dernière visite à son malade supposé décédé : « Très souvent, dit le docteur Dufour en parlant de Marseille, dans les quartiers ouvriers principalement, le médecin ne visite un malade qu'une fois ou deux ; on vient un jour lui demander un billet de décès, et il le délivre de son cabinet, ne se souvenant pas, la plupart du temps, du diagnostic de la maladie, et surtout n'allant jamais s'assurer de la réalité de la mort. Nous nous rappelons avoir été requis pour examiner le cadavre d'un enfant de vingt mois, qui était mort sûrement des suites de privations et de manque de soins. Un confrère de ce quartier pauvre avait, pour la modique somme de deux francs, délivré un certificat de décès avec un diagnostic banal, sans avoir préalablement soigné cet enfant, ni visité le corps. »

Nous savons, d'autre part, qu'une telle négligence dans la vérification des décès n'est pas particulière à la France. En juillet 1838, le ministre de l'Intérieur de Belgique, frappé de la fréquence du danger et de la gravité de la mort apparente, envoya une circulaire à tous les gouverneurs du royaume, leur ordonnant de ne procéder à aucune inhumation avant que l'officier de l'Etat-Civil n'eût rempli certaines prescriptions, lesquelles, d'ailleurs, étaient les mêmes que celles exigées par l'article 77 du Code Civil français. Il fut constaté, un an après, au Conseil central de salubrité publique de Bruxelles, que la loi

(1) Duvergie, in *Annales d'hyg.* 2ᵉ série, Tom. XXVII, p. 293.

n'était exécutée dans aucune province et que, nulle part, les médecins vérifiaient le décès.

Or, nous avons vu plus haut M. le Professeur Brouardel constater qu'à l'hôpital on n'apprenait pas aux étudiants à faire le diagnostic de la mort, et, dans les conclusions formulées par l'Académie de Médecine à propos du concours institué par le Marquis d'Ourches, en 1871, il est dit « que cette partie de la science est trop négligée et que l'attention des médecins n'a pas été appelée avec assez de soin sur ce diagnostic » (1). La Société de Londres contre le danger des enterrements prématurés, dans ses préliminaires, signale aussi l'insuffisance de l'instruction médicale sur ce point. Un règlement sévère, imposé dès l'hôpital, aurait l'avantage d'habituer l'étudiant à la pratique rigoureuse d'un devoir qu'il apprendrait ainsi à considérer comme étant un des plus importants de sa profession.

Nous avons donné ci-dessus un modèle de certificat de vérification de décès : tout ce qui est imprimé dans ce modèle en italique doit être écrit de la main des signataires ; pour plus de clarté et mieux faire comprendre le but de cette pièce, nous la supposons déjà remplie, c'est-à-dire au moment même où, l'examen du corps terminé, la certitude de la réalité de la mort étant acquise, cette pièce est déposée aux bureaux de l'Administration par les soins de la surveillante en chef de la salle même où a eu lieu le décès.

Nous avons cru utile aussi de formuler les principales lignes d'un règlement à suivre dans les hôpitaux pour écarter le danger de la mort apparente. Nous ne tenons point au texte de ce règlement que chaque Administration pourra changer comme bon lui semblera, mais nous pensons qu'il faut en respecter les dispositions essentielles si l'on veut que la vérification des décès dans les hôpitaux cesse enfin d'être une simple formalité. Et en traçant ce règlement, nous répondons, d'ailleurs, au vœu formulé par la circulaire ministérielle du 25 décembre 1899 sur l'organisation des hôpitaux, laquelle se termine par ces mots adressés au Préfet : « Il est une dernière recommandation générale que j'ai à vous faire : veillez à ce que le rôle du médecin de l'hôpital ou de l'hospice soit fixé d'une manière satisfaisante ». Nous estimons que le rôle du médecin en cette occasion est de la plus haute importance, et ce rôle doit être nettement défini par un règlement précis, s'inspirant à la fois des intérêts des malades et des intérêts de la science.

MODÈLE D'UN RÈGLEMENT

à suivre pour la constatation des décès dans les hôpitaux

Article I. — Dès qu'un malade paraîtra décédé, la surveillante en chef de la salle fera prévenir l'interne de garde ; si le décès survient pendant la nuit, l'interne ne sera averti qu'à la première heure du jour.

Article II. — L'interne de garde se rendra aussitôt à la salle du décédé, et procédera immédiatement et en toute conscience à l'examen du corps. Il recherchera les signes ordinaires de la mort et procédera ensuite à l'épreuve de la fluorescéine. Les résultats de ces observations seront consignés par lui sur un certificat de vérification imprimé qu'il laissera, après l'avoir signé, sur le lit du décédé. (*Voir le modèle de ce certificat p. 198*).

Article III. — Ce certificat de vérification, qui doit rester avec le décédé jusqu'à son départ pour la salle des morts, ne doit pas être confondu avec le simple certificat de décès que l'interne établira sur le champ pour que l'administration puisse remplir toutes les formalités de l'état-civil relatives aux actes de décès.

Article IV. — L'imprimé pour le certificat, la seringue à injection, la solution de fluorescéine seront confiés à la garde de la surveillante en chef qui devra les présenter à l'interne au lit du décédé.

Article V. — Ce premier examen terminé, le corps sera allongé dans le lit, couché sur le dos, les bras ramenés sur les côtés sous les couvertures : le visage seul restera découvert. Un paravent sera disposé autour du lit de manière à l'encadrer complètement et à soustraire le corps à la vue des voisins. Le corps restera ainsi deux heures dans le lit, dans les mêmes conditions où il était avant la mort. Durant ce délai d'observation de deux heures, le supposé décédé sera considéré comme un malade et continuera à être traité comme tel : la surveillante en chef veillera sur lui et lui fera au moins une visite.

Article VI. — Si le décès survient dans la nuit, pour la bonne marche des services, on pourra ne procéder à la levée du corps qu'à la première heure du jour ; mais, dans aucun cas, on ne fera le transfert avant qu'il se soit écoulé deux heures à partir du moment de l'injection de fluorescéine.

Article VII. — Au moment du transfert à la salle des morts, la surveillante en chef examinera une deuxième fois le corps et constatera s'il est froid, si la peau et les muqueuses ne sont pas jaunes, si les yeux ne sont pas verts : elle notera ses observations sur l'imprimé qu'elle signera à son tour, et le certificat, ainsi revêtu de la signature de l'interne et de la signature de la surveillante en chef, sera alors déposé au bureau de l'administration.

ARTICLE VIII. — Si le décès a lieu au pavillon d'isolement, la vérification de la réalité de la mort sera faite de la même façon ; mais le corps sera transporté dans un dépôt mortuaire spécialement affecté aux contagieux, et le transfert se fera à l'aide d'un brancard dont l'usage sera exclusivement réservé à cette catégorie de décédés.

ARTICLE IX. — Dès son arrivée à la salle des morts, c'est-à-dire à partir de la deuxième heure après l'injection de fluorescéine, le corps pourra être soumis à l'autopsie ou être inhumé si l'intérêt de l'hygiène exige une inhumation hâtive.

ARTICLE X. — L'exploration terminée, les organes devront être rétablis à leur place, et les différentes parties incisées seront réunies et cousues, de manière à rendre au corps, aussi complètement que possible, l'aspect qu'il présentait avant l'autopsie. Le plus grand respect et la plus grande décence devront présider aux diverses manœuvres que nécessitent le transfert du corps, son séjour à la salle des morts et l'autopsie.

ARTICLE XI. — Si, durant les diverses manipulations dont le corps sera l'objet avant l'autopsie ou l'inhumation, la coloration si caractéristique de l'absorption de la fluorescéine se manifestait, ou si un doute quelconque sur la réalité de la mort se produisait, l'interne de garde serait immédiatement appelé pour examiner très attentivement le corps et appliquer, s'il y avait lieu, le traitement de la mort apparente.

ARTICLE XII. — Dans le cas où le diagnostic de la mort réelle s'imposerait par le seul fait de la nature de la cause qui aurait déterminé le décès, tels un vaste délabrement, un traumatisme incompatible avec toute possibilité de survie, mais dans ce cas seulement, on se contentera d'une simple constatation, énonçant la cause du décès, et on se dispensera d'avoir recours aux épreuves et aux examens successifs recommandés par ce règlement.

ARTICLE XIII. — Lorsqu'un malade, dirigé sur l'hôpital, paraîtra être décédé en cours de route, l'interne de garde fera transporter le corps non à la salle des morts mais dans un cabinet d'observation dont la disposition, la tenue et la surveillance s'inspireront de la possibilité du danger de la mort apparente. Il sera procédé au diagnostic de la mort réelle et à l'examen du supposé décédé comme il a été indiqué ci-dessus pour les malades décédés dans les salles de l'hôpital, et ce ne sera qu'après deux heures d'observation que le corps sera transféré à la salle des morts.

ARTICLE XIV. — La vérification des décès sera faite sous la responsabilité des signataires du certificat de vérification, et toute infraction au présent règlement sera passible de poursuites disciplinaires, sans préjudice des actions que les familles, lésées dans leur droit, pourraient intenter devant les tribunaux compétents.

Quel que soit, d'ailleurs, le texte des règlements hospitaliers, ceux-ci seront toujours très sévères pour tout ce qui regarde à la constatation des décès, et ne permettront jamais que l'on dispose de la dépouille d'un hospitalisé avant que la réalité de la mort ait été sérieusement vérifiée.

§ 4. — Responsabilité des hôpitaux vis-à-vis des familles : le devoir des médecins et de l'autorité préfectorale vis-à-vis des Commissions hospitalières

Le règlement ci-dessus, dans notre esprit, n'était point un projet définitif, mais un simple modèle dont les administrations hospitalières devaient s'inspirer pour formuler le règlement qui paraîtrait à chacune le plus convenable, le mieux adapté aux circonstances. Certains nous ont fait l'honneur de trouver ce modèle de règlement « *très complet, très précis* », et ont demandé « *qu'il fût imposé dans tous les hôpitaux pour constater les décès et acquérir rapidement la certitude de la mort.* » Le docteur Pessonnier est du nombre de ceux-là, et, dans sa thèse, il conclut ainsi : « Il n'y a pas que la science qui retirerait des avantages de l'application d'un pareil règlement. Les administrations hospitalières auraient un moyen qui leur permettrait de faire effectuer d'une façon régulière la constatation des décès et, par suite, d'observer strictement les exigences de la loi. D'après l'article 80 du code civil, la vérification des décès dans les hôpitaux incombe à l'officier de l'état-civil qui, dans la circonstance, est le médecin traitant ; or, d'après l'enquête faite par Icard, jamais un chef de service n'est venu en personne s'assurer de la réalité de la mort ; il se contente d'apposer sa signature au bas d'un papier administratif et on s'en rapporte à la religieuse ou à la cheftaine, quelquefois même à l'infirmier, pour déclarer que le malade est mort. En donnant à l'interne l'autorisation de constater les décès, en le mettant dans l'obligation d'exécuter strictement, dans tous les cas, les prescriptions qu'il a reçues, l'administration serait en règle avec la loi ; en ordonnant de pratiquer l'examen direct du cadavre, elle ferait tomber la lourde responsabilité qui pèse sur elle du fait de la non exécution de cette loi. La science et les administrations hospitalières ont donc à gagner à l'application d'un semblable règlement. »

« Quoique l'administration doive s'en reposer sur l'examen de l'interne, et exige qu'il accomplisse consciencieusement cette formalité, rien ne s'oppose à ce que la loi augmente la responsabilité du chef de service en le chargeant d'une façon effective des fonctions de médecin de l'état-civil. En réalité, on lui en reconnaît les attributions mais sans qu'il en ait le titre, sans qu'aucun texte ne lui donne formellement le droit de les exercer.

Le vœu du sénateur Hérold devrait être exaucé, la situation du médecin traitant dans les hôpitaux devrait être régularisée en lui imposant d'une façon officielle le rôle de médecin de l'état-civil. Et ce ne serait pas une charge plus lourde, le diagnostic de la mort devant être assuré en toute sécurité par l'interne de la salle. A la responsabilité morale qui commande au médecin de s'assurer de la réalité de la mort, s'ajouterait une responsabilité légale. Nous ne voulons pas supposer que, du fait que cette obligation serait inscrite dans le code, elle serait exécutée avec plus d'exactitude, notre intention n'est pas de douter de la conscience qu'apporte tout médecin à s'assurer de la réalité du décès avant l'autopsie. Pour le médecin, il n'y aurait rien de changé, en plus des fonctions de médecin de l'état-civil qu'il doit exercer actuellement dans les hôpitaux : il en aurait le titre, et comme la réalité de la mort serait régulièrement vérifiée par l'interne, le médecin traitant continuerait, comme par le passé, à examiner uniquement les seuls cadavres décédés qui sont soumis à l'autopsie. Vis-à-vis de la loi il y aurait un fait nouveau, le chef de service serait responsable : actuellement l'administration hospitalière se repose sur le médecin pour constater les décès, et les médecins s'en rapportent au contrôle administratif, c'est-à dire que cette vérification ne se fait pas.» (1)

Dans certains pays, à l'Etranger, le médecin est le *vérificateur légal* des décès qui ont lieu dans son service. C'est ainsi, pour ne citer qu'un seul exemple, qu'à Gratz le médecin de l'hôpital établit le certificat de décès *sous sa responsabilité*.

Le projet de loi sur la vérification des décès, présenté au Parlement Anglais par la *Société de Londres contre le danger des enterrements prématurés*, renferme, touchant les hôpitaux, l'article suivant : « Lorsque l'agent du service médical fera enlever le corps sans avoir délivré un rapport écrit des preuves qu'il aura trouvées de la réalité de la mort, ou qu'il basera ce rapport sur des motifs futiles et sans valeur il sera coupable de contravention à la présente ordonnance. »

En attendant que la loi décharge les administrations du soin de la constatation des décès pour en faire une obligation aux

____

(1) E. Pessonnier, *loc. cit.*, **p.** 113 et 114.

médecins, les Commissions hospitalières resteront responsables vis-à-vis de la loi et vis-à-vis des familles. N'oublions pas ce que nous avons déjà dit : l'administration à l'hôpital remplace l'officier de l'état-civil à qui la loi a confié la mission de constater les décès. L'administration se rendrait donc coupable vis-à-vis de la loi si elle manquait à cette mission. L'arrêté du Préfet de la Seine du 15 avril 1839, portant création du *comité d'Inspection pour la vérification des décès*, rend responsables les Maires et les administrations des préjudices qui résulteraient pour les tiers du fait de la violation de la loi sur la constatation des décès : « Considérant, dit cet arrêté, que la responsabilité des maires à qui la loi confie, en premier ordre, la mission de constater les décès, n'est pas moins intéressée que celle de l'administration chargée d'assurer l'exécution de la loi, à ce que cette exécution soit aussi complète que possible. » Les précautions nombreuses et si minutieuses que les pouvoirs publics ont cru devoir prendre pour assurer la vérification des décès, indiquent que l'Administration centrale, elle-même, avait conscience de la lourde responsabilité qui pesait sur elle en cette délicate circonstance.

La responsabilité des Commissions hospitalières ne saurait donc être niée, et plus récemment encore (mars 1907), M. le Directeur de l'assistance publique a eu soin de la rappeler dans la circulaire qu'il a adressée aux Directeurs des hôpitaux et hospices (voir p. 209). M. Mesureur, après avoir signalé la coupable habitude qui existe dans les hôpitaux de laisser à un infirmier sans compétence le soin de vérifier les décès, ajoute : « Je n'ai pas besoin d'insister sur les dangers qui peuvent résulter pour nos malades de cette manière de faire qui, en contradiction formelle avec l'article premier de l'arrêté du 12 février 1845, pourrait engager la responsabilité de l'administration au cas où un administré viendrait à être transféré à l'amphithéâtre de l'établissement sans que la mort ait été dûment constatée. »

Il est vrai que les Commissions hospitalières, bien que légalement seules responsables, peuvent avoir recours contre les médecins ou autres agents administratifs sur qui, d'après les termes d'un règlement accepté de part et d'autre, elles se seraient reposées de certains soins que leur impose la loi.

Dans une lettre adressée le 11 septembre 1889 au Président du Conseil général d'administration des hospices civils de Lyon, le Préfet du Rhône se fait l'interprète des plaintes des familles touchant la violation de certains articles du règlement. « J'ai l'honneur, disait-il, d'appeler votre attention sur ce point, et je vous prie de faire aux agents de votre administration et aux chefs de service de chirurgie et de médecine des recommandations formelles sur la nécessité absolue de se conformer au règlement. J'ajouterai enfin que si des infractions au règlement, au mépris des droits des familles, m'étaient signalées, je me verrais dans la nécessité de vous demander des poursuites disciplinaires contre les auteurs de ces infractions, sans préjudice des actions que les familles pourront intenter devant les tribunaux compétents ». Il s'agissait, en la circonstance, du règlement du service des autopsies, mais nous estimons que le service de la vérification des décès est encore plus important, et doit être considéré comme le service au bon fonctionnement duquel les familles se trouvent le plus directement intéressées.

Quoi qu'il en soit, jusqu'à nouvel ordre et jusqu'à ce que la loi ait été modifiée dans ce sens, le médecin n'est qu'indirectement responsable devant les tribunaux de la faute qu'il commet en signant un certificat de décès sans procéder à aucun examen du supposé décédé, mais sa responsabilité sera directement engagée lorsqu'il pratiquera l'autopsie, l'opération césarienne *post-mortem*, l'embaumement, en un mot toutes les fois qu'il entreprendra une opération qui ne peut être faite que sur un cadavre.

Le médecin a donc intérêt à prendre toutes les précautions pour éviter une erreur : car, suivant la juste remarque de Firket, dans le cas où le médecin imprévoyant viendrait à porter le scalpel sur un corps que la vie n'aurait pas abandonné, il n'est pas de règlement d'hôpital qui puisse le couvrir devant la justice, et celle-ci engagerait des poursuites du chef de blessures ou du chef d'homicide par imprudence dans le cas où la fâcheuse intervention de l'opérateur serait allée jusqu'à déterminer la mort (1).

Au médecin incombe encore le devoir d'éclairer la Commission hospitalière, et, dans le cas où celle-ci croirait ne pas devoir modifier un règlement notoirement défectueux, l'autorité préfectorale doit intervenir. Sans doute, les Commissions hospitalières sont libres de faire choix du règlement qui leur plaît, mais, aux termes de l'article 8 de la loi du 7 août 1851, les Commissions administratives « arrêtent, avec l'approbation du préfet, les règlements du service de santé » des établissements dont la gestion leur est confiée. Les hôpitaux et hospices sont donc sous la

(1) Firket, *loc. cit.* p, 290-291.

tutelle directe de l'autorité préfectorale. Cette disposition fonda-
mentale de l'organisation hospitalière impose donc à l'administration préfectorale l'examen détaillé des délibérations portant
constitution ou révision du règlement de chaque établissement.
En cette matière, l'appréciation de l'autorité centrale est souveraine ; le Conseil d'Etat a mis ce point hors de doute en spécifiant,
dans un arrêt du 11 mars 1887, que « l'acte par lequel le Préfet
refuse d'approuver la modification du règlement intérieur votée
par la Commission des hospices, ainsi que la décision confirma-
tive du Ministre de l'Intérieur ne sauraient être soumis au Conseil ·
d'Etat par la voie contentieuse » (1). Bien plus, ce droit de tutelle
dont le préfet est investi comporte une action indicatrice, ainsi
que le fait remarquer la circulaire ministérielle du 15 décembre
1851 : « Vous avez, en conséquence, Monsieur le Préfet, à aider de
vos conseils les administrateurs du patrimoine des pauvres, et plus
spécialement ceux qui ont été nommés par vous. Vous intervien-
drez donc pour surveiller de près la réglementation de l'hospice ».

En vertu de ce pouvoir, le Préfet doit se faire l'interprète et
le défenseur de la loi auprès des administrations hospitalières.
La loi a édicté le principe de la vérification des décès, et les circulaires ministérielles ont expliqué comment cette vérification doit
être entendue et comment elle doit être faite. Or, la façon actuelle
de procéder dans les hôpitaux met ceux-ci absolument hors la
loi, et c'est le devoir des Préfets de rappeler les administrations
au respect de la loi.

---

(1) Circulaire ministérielle du 15 décembre 1851, in *Bulletin officiel du Ministère
de l'Intérieur*, 1890 p. 163.

RÉSUMÉ ET CONCLUSION

La loi et les pouvoirs publics ont tout prévu pour écarter de celui qui meurt au sein de sa famille le danger de la mort apparente : les mesures prescrites sont empreintes d'une telle prudence et d'une telle sagesse qu'on est sûr de trouver dans leur rigoureuse application une garantie complète contre le péril des inhumations précipitées. Les pouvoirs publics, interprètes officiels et fidèles de la loi, exigent que « *l'on ne rende le corps à la terre qu'après la certitude absolument acquise de la mort* », et n'ont voulu confier le soin de la vérification des décès « *qu'à des médecins d'élite choisis dans les rangs les plus élevés de l'art médical* ». Les hôpitaux sont soustraits à la visite des médecins vérificateurs des décès, parce que, disent les circulaires ministérielles, « *la constatation de la certitude de la mort trouve toutes les garanties de sûreté désirable dans la haute compétence des sommités médicales des hôpitaux* ». Or, la *haute compétence des sommités médicales* sur lesquelles se reposent les pouvoirs publics, n'est qu'un vain mot : les médecins n'interviennent jamais dans la constatation des décès dans les hôpitaux, et il *suffit de l'affirmation d'un simple infirmier pour qu'un malade soit déclaré mort et traité immédiatement comme tel.*

Un fait tout récent (septembre 1910) vient de se passer à Marseille, qui est la confirmation absolue de tout ce que nous avons dit touchant la coupable désinvolture avec laquelle, dans les établissements publics d'hospitalisation, sont traités les mourants et les morts.

Un pauvre hère était venu demander asile au *Local des voyageurs indigents*. Le lendemain, il est trouvé inanimé sur sa couchette par le gardien de cet établissement municipal, et celui-ci, le croyant mort, sans plus ample informé, le met en bière. Or, le malheureux n'était pas mort, et il ne rendit le dernier soupir que le soir, dans une salle de l'Hôtel-Dieu, où on l'avait transporté dès que l'erreur avait été reconnue. Ce fait, bien qu'invraisemblable, est absolument authentique. Il a provoqué, d'ailleurs, une enquête judiciaire destinée à établir si la hâte employée à mettre l'indigent dans le cercueil n'avait pas pu déterminer sa mort en provoquant une violente frayeur, le fait constituant alors un homicide par imprudence.

Que peuvent répondre à des arguments de cette nature ceux qui seraient tentés de nous accuser d'exagération ? Au surplus, s'il en est qui pensent que nous prenons plaisir à noircir le tableau, que ceux-là s'en rapportent à la circulaire émanant du Directeur de l'Assistance publique lui-même, et datant à peine de quelques années ! En mars 1907, M. Mesureur, écrivant aux Directeurs des hôpitaux et hospices : « Il m'a été signalé, que, dans la plupart des établissements hospitaliers, les corps des administrés décédés seraient transportés dans la salle des morts sur les seules instructions de la surveillante de service, sans qu'aucune personne compétente, chef de service ou interne en médecine, n'ait été appelée à constater le décès ».

Nous avons fait la preuve de la négligence inqualifiable, de l'incurie absolue qui règnent dans les hôpitaux touchant la vérification des décès et le respect que l'on doit à la mort : nous estimons que notre démonstration a été suffisamment complète, et, après les détails que nous avons donnés, après les faits que nous avons cités, aucun lecteur ne pourra douter encore de l'urgente nécessité, pour les Commissions hospitalières, d'intervenir sans plus tarder et de faire cesser un état de choses qui, aux yeux des moins philanthropes, constitue un véritable crime de lèse-humanité.

Le pauvre est chez lui à l'hôpital, et les soins qu'il y reçoit, ne sont point gratuits. L'hôpital les lui fait largement payer en exigeant de lui la rémunération la plus onéreuse : le pauvre acquiert le droit d'asile à l'hôpital par l'entier abandon qu'il est obligé de faire de sa personne à la science avant et après sa mort. Il doit donc se trouver à l'hôpital comme au sein de sa famille, et l'Administration doit s'acquitter vis-à-vis de lui de tous les devoirs dont la loi fait une obligation à la famille lorsqu'elle perd un des siens. Elle doit exiger la preuve de la réalité de la mort et ne permettre aucune investigation sanglante sur aucun corps avant qu'on ait acquis la conviction que la mort persiste sans aucun espoir de rappel à la vie. Les soins dont il faut qu'elle entoure le corps du décédé jusqu'au moment de la preuve évidente de la réalité de la mort, doivent témoigner de sa sollicitude pour la vie d'autrui. Or, tout le souci de l'Administration hospitalière est de mettre sa responsabilité à couvert sous la signature du médecin qu'elle a délégué à la constatation des décès.

Elle sait pourtant que le médecin ne fait aucune vérification, et que, répréhensible lui-même, ce dernier signe de confiance, s'en rapportant à la parole des employés du service.

Une lourde responsabilité pèse sur les Administrations hospitalières, et aucune raison ne saurait les justifier de la coupable négligence dont elles font preuve en pareille circonstance ; elles sont, du reste, condamnées par les précautions mêmes qui ont été prises dans quelques hôpitaux pour écarter le danger de la mort apparente. Ce danger ne saurait être nié ; les faits sur lesquels nous nous sommes appuyés sont de nature à convaincre les plus sceptiques et les plus endurcis dans leur indifférence.

Un règlement sérieux s'impose qui donne toutes les garanties et ne permette pas de disposer de la dépouille d'un hospitalisé avant d'avoir acquis la preuve infaillible et absolue de la réalité de la mort.

Mais il ne suffit pas que la certitude de la mort ne laisse aucun doute, *il faut encore que cette certitude soit acquise d'une façon immédiate, ou, tout au moins, aussi précoce que possible.* Le délai légal de vingt-quatre heures à garder avant l'autopsie va à l'encontre des intérêts capitaux de la science médicale. *Celle-ci exige des autopsies moins tardives.* Les recherches de la physiologie cadavérique, celles, non moins importantes, de l'anatomie pathologique, et toutes celles qui ont trait à la bactériologie, à la chimie biologique, à l'histologie, exigent des cadavres que l'on puisse observer le plus tôt possible après la mort. Le cadavre est le siège de changements perpétuels, de métamorphoses de chaque instant : il est à l'heure actuelle ce qu'il n'était pas quelques heures auparavant. *Plus nous nous rapprocherons du moment que nous appelons la mort, plus nous nous trouverons dans des conditions favorables pour étudier et saisir les forces que nous appelons la vie. Pour être vraiment scientifique et donner tout enseignement, l'autopsie devrait être faite dans des conditions telles qu'aucune modification n'ait eu le temps de se produire dans le cadavre à partir du moment de la mort, si bien que les lésions constatées seraient exactement et uniquement celles existant au moment même où la vie a cessé.* Ceci évidemment est un *desideratum* qui ne sera jamais réalisé, mais il est permis de s'en rapprocher et de lui donner quelques satisfactions en devançant autant que possible l'heure de l'autopsie.

Nous estimons que l'autopsie devrait être autorisée dès que

le diagnostic de la mort aurait été porté en toute certitude. Il est donc indispensable que le diagnostic soit précoce, et on ne saurait attendre, ainsi que le veulent certains auteurs, la manifestation du signe évident de la putréfaction. Le procédé de la *réaction sulfhydrique* lui-même bien qu'excellent, lorsqu'il est appliqué dans la famille ou dans un hôpital de moindre importance, est d'une application peu pratique dans les grands hôpitaux, dans les hôpitaux de clinique où l'autopsie est la règle : le signe que fournit ce procédé, quoique infaillible et relativement précoce, *est encore trop éloigné pour permettre la pratique hâtive des autopsies.*

C'est dans l'arrêt complet et prolongé de la circulation du sang qu'il faut chercher la base du *diagnostic immédiat* exigé en la circonstance. Or, il existe un moyen aussi simple que sûr de constater l'arrêt définitif de la circulation du sang : *ce moyen consiste dans une injection de fluorescéine, laquelle, de préférence, sera faite intra-veineuse.*

Tout supposé décédé sur qui l'épreuve de la fluorescéine aura été négative, pourra être autopsié dès la deuxième heure, et cela avec autant de sécurité que si le cadavre présentait le signe de la putréfaction. Cette conclusion de notre travail est celle de tous les auteurs qui se sont plus spécialement occupés de l'intéressante question de l'autopsie hâtive : nous la trouvons dans la thèse toute récente du docteur Giraud et dans la thèse du docteur E. Peissonnier inspirée par le professeur Sabrazès (de Bordeaux). E. Pessonnier, après avoir expérimenté le *procédé de la fluorescéine* termine ainsi : « A l'heure actuelle, on peut dire que le signe d'Icard est le plus précis des signes de la mort, celui qui permet de la déceler d'une façon très précise, sans crainte d'erreur : le résultat négatif de son application confère au médecin la certitude de la mort. Appliqué systématiquement à tous les cas de décès dans les hôpitaux, l'épreuve d'Icard donnerait toutes les garanties désirables : il est impossible de laisser échapper un cas de survie... Il serait donc légitime et utile que l'autopsie fût permise dès que la réalité de la mort est reconnue. Un délai de deux heures après l'injection intra-veineuse de fluorescéine est suffisant pour autoriser *moralement* le médecin à faire l'autopsie : il devrait l'être *légalement.* »

Il convient donc de modifier et de compléter dans ce sens les règlements administratifs des hôpitaux et hospices et d'exiger, l'application rigoureuse d'un règlement qui, en permettant d'établir le diagnostic précoce de la mort réelle, *ferait enfin cesser, pour le grand bien de la société, tout antagonisme entre les droits de l'humanité et les intérêts de la science.*

Bien plus, l'application généralisée du procédé de la fluorescéine, en éloignant toute crainte de mort apparente, rassurerait les familles, les rendrait moins hostiles à l'autopsie, et diminuerait d'autant la fréquence des oppositions.

L'habitude d'établir sérieusement le diagnostic de la mort, habitude contractée dès l'hôpital, aurait encore pour l'étudiant l'insigne avantage de l'initier à sa future mission de vérificateur des décès, et de le former à la pratique d'un devoir qu'on a le tort de ne pas lui apprendre, et vis-à-vis duquel les médecins montrent la plus grande indifférence. Tout récemment encore (1910) un médecin signa un certificat de décès sans faire aucune vérification de la réalité de la mort, et il arriva que, lorsque les employés des pompes funèbres se présentèrent au domicile pour procéder à l'enlèvement du cadavre, ils se trouvèrent en présence d'un vivant.

Les médecins, trop familiarisés avec la mort, doivent enfin sortir de cette indifférence professionnelle qui semble leur laisser ignorer le danger que nous avons signalé. Ils n'ont pas voix au conseil de l'Administration ; mais, aux termes des règlements, le devoir des chefs de service est d'éclairer les Commissions hospitalières et de leur signaler les modifications à apporter au règlement.

Les Commissions administratives écouteront les conseils des médecins, elles entendront notre appel qui est celui de l'humanité outragée dans ce qu'elle a de plus respectable : *l'infortune* et *la mort*. Elles ne devront pas attendre pour agir que l'opinion publique s'émeuve ! Si elles dédaignent de nous entendre, comme en cette circonstance, nous ne sommes que le porte-parole de tous les hommes de cœur, de tous ceux que préoccupe une telle incurie, le devoir de ceux-ci serait alors de solliciter l'attention de l'autorité supérieure elle-même, et de ne point hésiter à porter devant les représentants de la nation les doléances des pauvres. Sans doute, ainsi que le disent les règlements, les Administrateurs des hôpitaux sont maîtres chez eux, comme des pères de famille dans leur maison ; mais encore faut-il qu'ils se comportent en vrais pères de famille !

APPENDICE

Quelques opinions sur la valeur des procédés de diagnostic de la mort réelle proposés par l'auteur : procédé de la fluoroscéine, procédé de la réaction sulfhydrique.

Durant plus de 15 ans, nous n'avons cessé d'étudier, d'une façon méthodique, le signe de la mort réelle, consacrant tous nos loisirs à la recherche « *des moyens les plus propres à écarter le danger des inhumations précipitées* ».

Le programme que nous nous étions tracé comprenait trois parties :

1° *Mettre en évidence* l'INCURIE COMPLÈTE *qui règne dans le service de la constatation des décès, et démontrer la réalité du danger de la mort apparente par suite de l'absence de toute vérification sérieuse des décès.*

2° *Trouver un* SIGNE MÉDICAL *de la mort réelle qui pût permettre aux médecins de se prononcer immédiatement et en toute certitude sur la réalité de la mort.*

3° *Trouver un* SIGNE VULGAIRE *de la mort réelle qui, en l'absence du médecin, pût permettre aux moins instruits d'établir le diagnostic de la mort réelle sans être obligés d'attendre le signe trop tardif et dangereux de la putréfaction.*

Notre enquête a porté sur toutes les circonstances où le danger des inhumations prématurées est plus spécialement à craindre, à savoir : sur les champs de bataille, en temps d'épidémie, sur la voie publique, en cours de route, durant un voyage en mer, dans une armée en marche et dans toutes les occasions où il faut agir vite et se débarrasser rapidement des cadavres, et aussi à la campagne où il n'y a aucune vérification des décès par suite de l'absence de médecin, et dans les villes où le danger est encore à craindre par suite de la coupable négligence que les médecins apportent dans le service de la constatation des décès. Nous pouvons affirmer que, nulle part, on ne constate sérieusement les décès : ceux que l'on enterre ne sont presque toujours, que des *supposés décédés*. Nous avons pu nous procurer des observations absolument authentiques, établissant, d'une façon indubitable, la preuve de la réalité du danger de la mort apparente.

L'accueil favorable que le monde savant a fait à nos travaux, les hautes récompenses qui ont été décernées à nos procédés de diagnostic de la mort réelle (*procédé médical* par la fluorescéine, *procédé vulgaire* par la réaction sulfhydrique), nous donnent lieu de croire que nous avons rempli notre programme d'une façon satisfaisante.

Voici quelques opinions prises parmi les nombreux témoignages d'approbation qui nous ont été accordés en France et à l'Etranger.

Je me plais à reconnaitre que le docteur Icard a fait des expériences intéressantes au point de vue physiologique et qu'il ressort de son travail des faits nouveaux. (*Extrait du rapport de M. le professeur Brouardel à l'Académie des Sciences, concours de 1895 ; membres de la commission :* MM. *Bouchard, Marey, Verneuil, Potin, Brouardel, rapporteur*).

On doit reconnaitre que depuis dix ans, M. le docteur Icard a étudié très scientifiquement la question de la mort apparente, qu'il a indiqué un procédé qui peut rendre des services... Il est certain que ce procédé est, entre les mains d'un médecin, un moyen précieux. (*Extrait du rapport de M. le professeur Brouardel à l'Académie des Sciences, concours de 1900*; *membres de la commission* : MM. *Bouchard, Lannelongue, Marey, Brouardel, rapporteur*.

A la suite de ces rapports, l'Académie des sciences a bien voulu par deux fois couronner nos travaux, et nous a accordé en 1900 le Prix Dusgate, destiné à récompenser « l'auteur du meilleur ouvrage sur les signes diagnostiques de la mort et sur le meilleur moyen de prévenir les inhumations prématurées ».

« Le docteur Icard (de Marseille) a indiqué un procédé ingénieux et simple qui peut rendre les plus grands services dans le diagnostic de la mort apparente. » (*Extrait du Précis de médecine légale du Professeur Lacassagne de Lyon, Paris 1906, p. 277*).

« L'épreuve par l'injection de la fluorescéine constitue un procédé ingénieux, loué par beaucoup de médecins légistes et approuvé officiellement, car les travaux de l'auteur sur cette question ont été récompensés deux fois par l'Académie des Sciences (Prix Dusgate). » (*Extrait du Traité de médecine légale de Vibert, Paris, 1907, p. 39*).

Dans son ouvrage : *Naissance et Mort*, Paris 1904, p. 256, le docteur Morache, le très regretté professeur de médecine légale de l'université de Bordeaux, n'accorde qu'au seul procédé de la fluorescéine la faculté de nous renseigner pleinement et en toute certitude sur l'état de vie et de mort :

« Si nous analysons, écrit-il, les résultats fournis par les différents signes de mort que nous avons rapidement indiqués, les principaux de ceux que l'expérience des âges a successivement proposés, nous pouvons remarquer que tous n'ont pas la même valeur ; on pourrait les diviser en signes de possibilité, de probabilité, de certitude ; ces derniers ne sont pas nombreux, jusqu'à présent même il n'en est qu'un, celui de Séverin Icard. »

Le docteur E. Pessonnier, dans sa thèse inaugurale soutenue devant la Faculté de Médecine de Bordeaux (1907), déclare :

« Nous avons tenu à expérimenter le procédé d'Icard, ne fût-ce que pour nous familiariser avec sa pratique et apprécier sa sensibilité : nous avons toujours employé la voie intra-veineuse. Sur le cadavre, nous avons injecté environ 1 à 5 centimètres cubes de fluorescéine, tantôt dans une veine de la jambe, tantôt dans une veine superficielle du bras, dans la veine humérale, au pli du coude : ces expériences ont été faites de demi-heure à une heure après la mort ; jamais nous n'avons observé la moindre trace d'absorption. *Une injection, poussée sous pression dans la veine humérale une heure après la mort, ne nous a pas donné de coloration.*

« Chez l'animal vivant, la coloration est obtenue par voie intra-veineuse, *presque instantanément.*

« *A l'heure actuelle, on peut dire que le signe d'Icard est le plus précis des signes de la mort, celui qui permet de la décider d'une façon très précise, sans crainte d'erreur : le résultat négatif de son application confère au médecin la certitude de la mort.* »

Dans ses séances du 12 février 1897 et du 12 octobre 1900, par l'organe de son rapporteur, la *Société Française d'Hygiène* a demandé que l'on vulgarisât le procédé de la fluorescéine à cause de la « *simplicité et de l'ingéniosité du procédé, et aussi à cause de la certitude qu'il donne.* » A la même société (séance du 24 juin 1897), le docteur Foveau de Courmelles, après avoir raconté la tragique histoire d'un cultivateur que l'on venait d'enterrer vivant à Bouffilhac (Lot), concluait :

« Il serait bon, à notre avis, que les faits néfastes d'inhumations précipitées soient tous collectionnés et publiés par notre Société afin de permettre, à un moment donné, leur suppression totale, ce qui est possible, nous le savons, *la solution colorante du docteur Icard décelant la vie.* »

Mais, c'est surtout Maurice d'Halluin, maître de conférence à la Faculté libre de Lille, qui, dans ses remarquables travaux sur le massage du cœur, a montré l'extrême sensibilité de notre procédé. Une injection de fluorescéine a permis à cet habile expérimentateur de reconnaître la persistance de la circulation du sang dans des cas où, pratiquement, celle-ci pouvait être considérée comme arrêtée *puisque l'application du kimographe ne traduisait plus aucun mouvement du cœur.*

« Je me suis assuré, au préalable, nous écrit cet auteur, qu'en faisant des injections intra-veineuses chez un chien dont le cœur trémule, le massage provoque (*dès l'instant où on le commence*) la coloration des téguments, des muqueuses oculaires et autres. Mes conclusions sont favorables à votre procédé et *en démontrent même l'extrême sensibilité*. Pour moi, fluorescéine négative après injection intra-veineuse égale impossibilité de retour spontané à la vie : donc pas de danger de réveil dans la tombe. »

Et cette déclaration si catégorique, Maurice d'Halluin l'a renouvelée à la *Société de Biologie* (séance du 4 octobre 1905), et dans sa belle étude sur les *Étapes de la mort* (1906), où il a écrit :

« L'auteur de ce procédé a certainement droit à la reconnaissance de ceux que tourmente la crainte d'une inhumation prématurée. A qui veut se convaincre de la sensibilité du procédé, nous conseillons la lecture de nos expériences publiées dans le journal des *Sciences Médicales* du 9 décembre 1905.

« De l'aveu général des biologistes, le signe le plus certain de la mort consiste dans la constatation de l'arrêt du cœur prolongé au moins quelques minutes. L'épreuve de la fluorescéine semble, par son résultat négatif, donner à ce diagnostic toute la certitude désirable : plus de circulation, *pas de réveil spontané possible, le permis d'inhumer peut être délivré*. »

A l'Etranger, l'opinion des médecins légistes nous est tout aussi favorable.

Le procédé de la fluorescéine est vivement recommandé dans le *Manual technic de médecina légala*, du professeur Nicolae Minovici, de Bukarest (1904), et dans le traité du professeur Lecha Martinez (*Elementas de Medecina legal y jurisprudencia medica* (Volladolid 1905).

Le professeur Bastero de Saragosse, à la date du 17 novembre 1906, nous écrivait :

« Il y a déjà quatre ans, j'ai eu l'occasion de m'occuper, en cours et au laboratoire, de vos travaux, et j'arrivai à les considérer comme d'une importance capitale pour le diagnostic de la mort, ainsi, d'ailleurs, que vous avez pu vous en rendre compte par la conférence thérico-pratique que donna sur mon instance, mon élève interne, L. Serrano. »

Ce dernier, après expérimentation, n'hésita pas à reconnaître notre procédé comme « *un moyen infaillible et immédiat pour établir le diagnostic différentiel entre la mort réelle et la mort apparente* ».

Le docteur Léon Bertrand, chef du service de bactériologie et d'anatomie pathologique des hôpitaux d'Anvers, nous écrit :

« Nous avons pratiqué un certain nombre d'injections intra-veineuses et intra-musculaires de votre solution à la fluorescéine ; nous n'avons jamais observé sur le cadavre la dissémination du principe colorant à travers le corps, tandis qu'un chien injecté dans les muscles de la cuisse s'est montré 20 minutes plus tard uniformément coloré en jaune verdâtre » (25 janvier 1910).

Le docteur E. Stockis, professeur agrégé de médecine légale à la Faculté de Liège, dans une très intéressante monographie sur les signes de la mort, juge de la façon suivante nos deux procédés de diagnostic.

« Le procédé le meilleur pour apprécier l'arrêt de la circulation est *incontestablement* celui d'Icard qui utilise l'injection de *fluorescéine*. Ce signe donne une *certitude absolue* : il a été contrôlé un très grand nombre de fois déjà, et on peut l'employer avec confiance.

« Nous possédons actuellement un signe de mort, donnant aussi une *certitude absolue*, et qui est basée sur la putréfaction gazeuse des voies respiratoires : la *réaction sulfhydrique* fournit ce que son auteur appelle le *signe vulgaire* de la mort, par opposition au *signe médical* de la fluorescéine.

« Ces deux procédés ne s'excluent pas l'un l'autre : la *réaction sulfhydrique* qui peut être recherchée en l'absence du médecin, mérite de voir son emploi se généraliser : il appartient aux vérificateurs des décès de le faire connaître et d'en propager l'usage. Le procédé à la fluorescéine, le signe médical, conserve néanmoins toute sa valeur d'un signe précoce et sûr (1) ».

En 1907, une très intéressante discussion s'éleva au sein de la *Société médico-pharmaceutique de Saints Cosme et Damien*, de Barcelone, au sujet du diagnostic de la mort réelle : des sommités médicales de Barcelone prirent part à la discussion. A cette occasion, un mémoire très documenté sur le procédé de la *réaction sulfhydrique* fut présenté à la *Société* par le docteur Anguera de Sojo et le docteur Juan Valls y Campaner. Ces deux

<hr>

(1) E. Stockis : *Les signes de la mort*. Bruxelles. 1908.

auteurs affirmèrent n'avoir jamais eu à enregistrer le moindre insuccès tant avec des cadavres humains qu'avec des cadavres de différents animaux. Leurs observations avaient été faites à l'amphithéâtre de l'asile des vieillards des Petites Sœurs des Pauvres et, *bien que ce fût pendant l'hiver*, elles avaient été toutes nettement concluantes. « Le raisonnement et l'expérimentation, déclarèrent-ils en terminant, nous ont amenés à cette conclusion ferme : *la réaction d'Icard est un signe vulgaire, précoce, de la putréfaction et par suite, de la mort (1).* »

Le docteur Angera de Sojo, craignant d'avoir été trop affirmatif, fut pris de scrupule. Il se fit un cas de conscience d'étudier, à nouveau et à fond, le principe de notre procédé, afin, dit-il, « de pouvoir se rétracter et confesser publiquement son erreur au cas où il se serait trompé et aurait surpris la bonne foi de ses collègues ». Or, la conclusion à laquelle aboutit cet auteur si consciencieux, à la suite de cette seconde série d'expériences, fut aussi nette et même plus catégorique que la première. « De nouvelles expériences, écrit-il, nous ont permis de contrôler la valeur de la réaction d'Icard et d'en étendre même la signification » ; et il a soin d'ajouter : « *De toute manière, je n'aurais osé apporter ici une telle affirmation si je n'étais sûr du résultat de mes expériences.* » (2).

Le docteur A. Lecha-Marzo (de Volladolid), dont les remarquables travaux sont si appréciés des médecins légistes, s'est fait, en Espagne, le propagateur infatigable de nos méthodes de diagnostic : il a prêté à cette cause vraiment humanitaire tout l'appui de sa science et de son beau talent d'écrivain. Il a contrôlé nos résultats par des expériences personnelles, et il conclut :

« Nous avons beaucoup insisté sur les méthodes d'Icard pour le diagnostic différentiel de la mort réelle et de la mort apparente. L'inhumation prématurée, par conséquent la mort dans la tombe, est la plus horrible de toutes les morts, et celui qui propage les méthodes d'Icard pour rendre impossible cette erreur, mérite des applaudissements sincères et enthousiastes... A notre entente, le procédé de la *réaction sulfhydrique* est appelé à rendre les plus grands services : *la réaction sulfhydrique a autant de valeur que la putréfaction* ». 3)

(1) Angera de Sojo et Juan Walls : La certificacion de las defunciones y la reaccion de Icard. in *El criterio catolico en las ciencias medicas*. Barcelona, 1907, nᵒˢ 114. 115. 116 et 117.

(2) Angera de Sajo : Las bases de la reaccion de Icard. in *El criterio catolico en las ciencias médicas*. Barcelona. 1907. nᵒ 120 et 1908, nᵒˢ 121. 122. 123.

(3) A Lecha-Marzo in *El Confidento de las Ciencias medicas*. janvier et février 1907.

A la même Faculté de Volladolid, des expériences ont été faites par le docteur Eusebio Zimeno-Sainz, dont les résultats furent aussi tout à fait concluants :

« En essayant cette méthode, écrit-il, nous avons toujours obtenu des résultats positifs, même en opérant sur des cadavres destinés aux travaux anatomiques, lesquels cadavres avaient été conservés au moyen de substances injectées qui rendaient la putréfaction plus difficile : cela est si vrai que, sur ces cadavres, même longtemps après, la réaction est peu manifeste. » (1).

E. Pessonnier a expérimenté le procédé de la réaction sulfhydrique dans les hôpitaux de Bordeaux. Rendant compte des résultats qu'il a obtenus (thèse de la Faculté de Médecine 1907, p. 84 et 85), il termine ainsi :

« Loin de condamner les conclusions d'Icard, *nous sommes dans l'obligation de les adopter* : Le plus ordinairement, par une température moyenne, la réaction se produira vers la fin du premier jour, ou tout au moins vers le commencement du deuxième après la mort. Mais, du reste, nous n'avons pas à nous préoccuper du temps plus ou moins long qu'exige la réaction sulfhydrique, il nous suffit de savoir que le signe de la mort réelle, tiré de la manifestation de cette réaction, se montre toujours bien avant l'apparition de la tache verte abdominale, c'est-à-dire plusieurs jours avant que le cadavre ne devienne un danger de contamination. Il n'y aura donc jamais aucun inconvénient à garder le cadavre jusqu'à l'apparition de la réaction sulfhydrique, quelque tardive que puisse être celle-ci. »

Le docteur Ch. Faguet, médecin en chef de l'hôpital de Périgueux, médecin légiste agréé près la Cour d'appel de Bordeaux, rendant compte de ses expériences sur le procédé de la réaction sulfhydrique, dans la *Gazette hebdomadaire des sciences médicales de Bordeaux* (n· du 23 septembre 1906, page 453), s'exprime ainsi :

« L'ouvrage du docteur Icard est d'un intérêt capital pour tous les médecins et aussi pour tout le monde. J'ai expérimenté personnellement le nouveau procédé, et les bons résultats que j'ai obtenus, en tout conformes à ceux que le docteur Icard lui-même a constatés, me l'ont fait adopter tant à l'hôpital que dans la clientèle. »

Nous adressons nos plus vifs remerciements à tous ceux qui,

---

(1) In *El Mes therapeutico*, janvier 1907 : les résultats obtenus ont été si constants que l'auteur a cru pouvoir indiquer cette apparition plus ou moins tardive de la *réaction sulfhydrique* suivant les substances antiseptiques employées comme un excellent moyen pour établir la valeur respective des différents procédés d'embaumement.

en la circonstance, nous ont si grandement aidé à faire connaître nos procédés de diagnostic. Parmi les hommes de cœur à qui doit aller toute notre reconnaissance, nous signalerons plus spécialement M. Thiel Brahm (d'Anvers), M. Emile Gautier, directeur de l'*Année scientifique*, et M. Henri de Varigny, membre de la *Société de biologie*. M. Thiel Brahm a assuré la publication du présent travail, et si notre livre obtient enfin que l'on constate les décès dans les hôpitaux, c'est à la générosité de M. Thiel Brahm que les pauvres devront cet acte de haute philanthropie. M. Emile Gautier dans le *Journal* (1905 et 1907). M. Henri du Varigny dans le *Temps* (1906), ont mené une campagne des plus actives en faveur de nos procédés. Il suffira de lire les si intéressants articles de ces deux auteurs pour être pleinement convaincu des avantages que présenterait, au point de vue humanitaire et social, l'application généralisée de nos deux procédés. M. Henri de Varigny terminait ainsi :

« Si ceux que cela regarde ne comprenaient pas quel est leur devoir en cette circonstance, la presse ne manquerait pas, assurément, de le leur rappeler, et peut-être avec une certaine rudesse. Les faits qu'annonce M. Icard, sont de grande importance ; s'ils sont aussi certains qu'il le semble, on ne peut les laisser passer inaperçus. » (*Le Temps*, 4 octobre, 1906).

Or, l'expérience, aujourd'hui, est faite : elle a été concluante en tout point. Déjà quelques municipalités se sont rendues à l'évidence, et le « *Concours médical* », à l'occasion, dit-il, des nouvelles dispositions prises officiellement par certains maires, et à la demande de plusieurs médecins qui désiraient être renseignés », a cru nécessaire (10 août 1905, n° 154) de revenir une seconde fois sur la description du procédé de la fluorescéine et sur les inappréciables avantages que présente ce mode de diagnostic.

De toutes les communes, la ville de Besançon a été la première à comprendre toute l'utilité de la mesure dont nous réclamons l'application. M. le docteur L. Baudin, médecin en chef de l'Asile départemental et directeur du Bureau municipal d'hygiène, absolument convaincu de la valeur du procédé de la fluorescéine, demanda à la *Société des médecins de Besançon et de la Franche-Comté* si elle ne pensait pas que la question fût mûre pour une mise en pratique officielle. Une commission fut nommée, composée de MM. les docteurs Prieur, directeur de l'Ecole de médecine, Vaissier, ex-chef de clinique à l'hôpital

Saint-Jacques, et Baudin, rapporteur (1). Après une très longue et consciencieuse étude de la question, M. le docteur Baudin concluait : « Tous les signes auxquels les médecins de l'état-civil s'arrêtent pour constater le décès, sont ou douteux ou à peine probants : *à eux tous réunis, ils sont loin de valoir l'unique signe d'Icard.* Dès lors, ce dernier doit être *recommandé et imposé même dans certaines circonstances.* » Ce rapport fut approuvé dans ses termes et ses conclusions, à l'unanimité de ses membres présents, par la *Société de médecine de Besançon et de la Franche-Comté;* il fut soumis ensuite à M. le maire de Besançon, qui l'approuva pleinement à son tour, et écrivit, à la date du 25 juin 1905, une lettre-circulaire aux médecins de l'état-civil leur annonçant la mise en pratique officielle du procédé de la fluorescéine. Un avis, inséré dans les journaux de la localité, portait cette innovation à la connaissance du public et insistait sur les avantages que celui-ci était en droit d'en attendre.

Le docteur Filliette, chef des services municipaux d'hygiène, a fait, pour la ville de Boulogne, ce que le docteur Baudin avait fait pour la ville de Besançon. Sur sa demande, le comité consultatif du Bureau d'hygiène donna son approbation à l'application, dans la ville de Boulogne, du procédé de la fluorescéine pour la constatation des décès, et, le 10 avril 1906, le Conseil municipal décida de « tenir à la disposition des intéressés l'instrument et le produit nécessaires en vue de mettre le moyen la à portée de tous ceux qui désireraient le contrôle de la suprême épreuve. »

A la demande de la *Société Anversoise pour la crémation*, des expériences ont été faites dans les hôpitaux d'Anvers par le docteur Léon Bertrand. Ces expériences portèrent sur le procédé de la *fluorescéine* et sur le procédé de la *réaction sulfhydrique*, et les résultats qu'elles donnèrent furent si concluants que le docteur Léon Bertrand s'est cru pleinement autorisé à nous écrire : « *J'ai trouvé à vos deux procédés une valeur indiscutable.* »

A la suite du rapport du docteur Léon Bertrand, la *Société Anversoise pour la crémation*, voulant faire bénéficier ses membres des avantages de nos procédés, à la date du 27 mai 1910, leur envoyait la circulaire suivante :

(1) L'intéressante étude du docteur Baudin : *Mise en pratique officielle du nouveau procédé du docteur Icard*, se trouve in *extenso* dans la *Revue de la Franche-Comté*, n° 7, 1er juillet 1905, dans la *Revue pratique d'hygiène municipale urbaine et rurale*, n° 6, 6 juin 1905, et dans le *Concours médical*, n° du 27 juillet 1905.

« Nous vous avons signalé, par de fréquentes publications dans notre journal « *La Crémation* », les expériences qui ont été poursuivies sous les auspices de notre *Société* pour la constatation du décès réel par les méthodes du docteur S. Icard. Ainsi que vous le savez, *ces expériences ont donné des résultats entièrement concluants.* Désirant mettre tous les membres de notre *Société* à même d'avoir recours à ces méthodes, nous vous remettons ci-joint une demande imprimée pour la vérification des décès. Le cas échéant, il vous suffira de remplir la formule et de l'adresser à un des médecins dont le nom est mentionné ci-après. »

La municipalité de la ville d'Anvers a été également saisie d'un projet tendant à rendre officiel l'emploi de nos deux procédés. L'échevin en a ordonné l'emploi par les médecins de l'Etat-Civil à titre d'essai : un rapport sera fait ultérieurement, et on décidera.

Au IVe *Congrès International de la Crémation,* tenu à Bruxelles lors de l'Exposition Internationale de 1910, le docteur Arendt (d'Anvers), dans un rapport des plus documentés, dont le Congrès vota l'impression, a demandé qu'il fût décrété par une loi « *qu'immédiatement après le décès présumé, la vérification de la mort fût faite par l'application des procédés du docteur Icard (réaction sulfhydrique et procédé de la fluorescéine)* ».

Aux résultats, tous affirmatifs, obtenus dans les différents hôpitaux que nous venons de citer, nous ajouterons ceux, aussi nettement concluants, obtenus à l'hôpital et au laboratoire de médecine légale de la Faculté de Bahia (Brésil), par le professeur Oscar Freire de Carvalho et par son élève, le docteur Ulbaldo Drummond.

Ce dernier, sur les indications de son maître, s'était proposé, comme sujet de thèse, l'étude de la *réaction sulfhydrique* (1). Or, voici ce qu'il nous écrivait en nous adressant son intéressant travail :

« *Mes conclusions confirment en tous points la valeur de votre signe vulgaire de la mort réelle.* La réaction se produit toujours entre 8 et 20 heures après la mort, ce que confirment aussi les observations et les expériences de mon maître le professeur Oscar Freire. »

Ces deux auteurs signalent dans leur rapport que, le plus souvent même, la réaction se manifestait entre les onzième et douzième heures. Cette apparition rapide du signe de la *réaction*

---

(1) Ulbaldo Drummond : *Reacção sulfhydrica de Icard*, Thèse de la Faculté de médecine de Bahia, décembre 1907.

sulfhydrique s'explique ici par des conditions de température éminemment favorables : ce fut, en effet, par une température moyenne de 24 degrés environ que les expériences furent faites, tant à la Faculté qu'à l'hôpital.

Des résultats aussi affirmatifs entraînèrent la conviction de la *Société de médecine* de Bahia, et, sur la proposition du professeur Oscar Freire de Carvalho, en avril 1910, cette savante Société sollicita des Pouvoirs publics l'application officielle du procédé de la *réaction sulfhydrique*.

Espérons que l'exemple donné par les médecins et par les autorités municipales de la ville de Besançon et de la ville de Boulogne, par la municipalité de la ville d'Anvers, par la *Société Anversoise pour la crémation* et par la *Société de médecine* de Bahia, sera suivi ailleurs, et que la constatation du décès, cessant d'être une simple formalité, deviendra enfin une vraie sauvegarde contre le danger des inhumations prématurées.

Il est inutile d'ajouter d'autres approbations. Celles que nous venons de citer, nous paraissent suffisantes pour démontrer la valeur absolue de nos deux procédés de diagnostic et pour convaincre le lecteur de la sécurité complète que donnerait leur emploi dans la constatation officielle des décès : *il y aurait avantage à ce qu'on ne procédât à aucune inhumation avant d'avoir acquis la preuve infaillible de la réalité de la mort en appliquant, dans les villes, le procédé de la fluorescéine, et, dans la campagne, en l'absence du médecin, le procédé de la réaction sulfhydrique.*

Et si, en terminant, nous avons tenu à rappeler des témoignages aussi favorables et émanant de maîtres dont la science fait autorité en médecine légale, qu'on ne croie pas que nous ayons cédé à un mouvement d'amour-propre : nous avons pensé simplement qu'en nous appuyant sur l'opinion de tels maîtres, nous provoquerions plus sûrement l'attention des pouvoirs compétents et des médecins sur les moyens que nous avons proposés pour établir, en toute certitude, le diagnostic de la mort réelle, et qu'ainsi nous pourrions plus facilement rendre quelques services à l'humanité et à la science médicale.

FIN

TABLE DES MATIÈRES

CHAPITRE QUATRIÈME

**La preuve infaillible de la réalité de la mort. Ce qu'il faut
faire dans les hôpitaux pour obtenir cette preuve précoce
devant permettre la pratique hâtive des autopsies......**   149

CHAPITRE CINQUIEME

RÉSUMÉ DE L'OUVRAGE ET CONCLUSION

APPENDICE

AUTRES PUBLICATIONS DU MÊME AUTEUR

La Femme pendant la période Menstruelle. — *Etude de psychologie morbide et de médecine légale.* 1 vol. in-8 de 300 pages. Paris, 1889. Félix Alcan, éditeur.

Le *même ouvrage* traduit en espagnol par le docteur Rafaël Ulecia y Cardona, 1 vol. in-8 de 366 pages. Madrid, 1890.

« Ce livre est une des plus belles monographies de notre époque. »
Professeur Lombroso. Turin. 14 février 1890.

« On trouvera, dans cette admirable étude physiologique, la peinture la plus exacte de la mentalité de la femme pendant la période pubère. »
(Docteurs Platon et Sépet. Hygiène de la femme. Paris, 1902).

L'alimentation des nouveau-nés. — *Hygiène de l'allaitement artificiel,* 1 vol. de 300 pages, cartonné. Paris, 1894. Félix Alcan, éditeur.

Ouvrage couronné par l'Académie de médecine, par la Société protectrice de l'enfance et par la Société médicale des hôpitaux de Paris.

Paradoxes ou vérités. — 1 vol. de 300 pages. Paris, 1895. Félix Alcan, éditeur.

« Un livre de psychologie sociale qui, dans ces paradoxes, renferme une bonne dose de vérité ; c'est l'œuvre d'un homme qui connait très bien son époque et le cœur humain. » *Le Matin,* 14 avril 1895.

Le *même ouvrage* traduit en castillan par Demetrio Rodriguez. La Plata, 1910.

Catholiques et Républicains. — 1 vol. in-18 de 200 pages, 5e édition. Paris, 1890. Tolra, éditeur.

De la contagion du crime et du suicide par la Presse. — In *Nouvelle Revue,* avril 1902, p. 447-456.

Etudes photographiques sur les effluves humaines (en collaboration avec M. le docteur Sépet) *Congrès des Aliénistes* 1898.

Bain d'air comprimé et atmosphères médicamenteuses. — Brochure, Marseille, 1897.

Nouvelle méthode simple et pratique pour doser exactement et rapidement dans les vins l'alcool, l'extrait sec et l'acide acétique. — Brochure, Marseille 1898.

Le sucromètre du docteur Icard. — Brochure, Marseille 1898.

De l'imperméabilité des cercueils. — Un cercueil imperméable à bon marché n'apportant aucun retard à la destruction normale du cadavre au sein de la terre. — In *Annales d'hygiène publique et de médecine légale,* décembre 1905.

Différentes notes sur l'histoire de la médecine. — In *Chronique médicale* de 1904 à 1910.

Les eaux minérales dans Pline l'Ancien. — In *Saison médicale du Midi,* septembre 1901.

L'eau de mer d'après Pline l'Ancien. — In *Saison médicale du Midi*, décembre 1901.

Du phénomène de l'eau morte dans les auteurs de l'antiquité. — *Recherches faites pour le mémoire de M. V. Wolfrid Ekman, de Stokolm, sur le curieux phénomène constaté par Nansen dans son voyage au Pôle Nord*, in *Nature* 1902. 2ᵉ sem. p. 130.

Des précautions hygiéniques à prendre en temps d'épidémie d'après les anciens rituels romains. — In *Chronique médicale*, 1904, nᵒ 10.

La maladie d'Antrochus. — In *Chronique médicale*, 1906, nᵒ 14, 15 et 16.

Nouvelle méthode indicatrice de la présence du grisou applicable à toutes les lampes de sureté. — *Congrès international de chimie appliquée*, Londres 1909. — In *Revue scientifique*, 14 mai 1910, et in *Annale d'hygiène publique et de médecine légale*, juillet 1910.

Nouvelle méthode de notation et de classification des fiches d'identité judiciaire. — In *Archives d'anthropologie criminelle et de médecine légale*, 1908, nᵒ 170, p. 128 à 149.

Nouvelle méthode pour obtenir la formule chiffrée du portrait parlé. — Le nombre signalétique international. — In *Archives d'anthropologie criminelle et de médecine légale*, 1909 nᵒ 182, p. 123-131.

La fiche-numéro et le registre digital. — Modifications apportées à la méthode et réponses à quelques objections. — In *Archives d'anthropologie criminelle et de médecine légale*, 1909, nᵒ 185, p. 321-336.

La formule chiffrée du portrait parlé. — Application de la méthode aux marques particulières. — In *Archives d'anthropologie criminelle et de médecine légale*, 1909, nᵒ 190-191, p. 783-790.

Un service complet d'identification judiciaire par l'emploi de la fiche-numéro et du registre digital. — Services *régionaux*, services *nationaux*, service *international*. — In *Revue scientifique* 1909, p. 583-591.

Le signalement descriptif et le portrait parlé. — Nouvelle méthode pour en obtenir la formule chiffrée ; le nombre signalétique international, in *Revue scientifique* 1910, p 714-722, 1ᵉʳ sem.

Antropometrio. — Nova metodo por hagivi la ciferan formulon de la parola portreto : la internacian signalan nombron, in *Internacia Scienca Revuo*, aprilo 1910, Genevo.

Nouvelle méthode d'identification en histoire naturelle (zoologie et botanique), in *Revue scientifique*, 1910, p. 206-209, 2ᵉ sem.

Un procédé pour marquer d'un signe indélébile et non infamant les professionnels du crime *communication faite au Comité médical des Bouches-du-Rhône, séance de juin 1910* ,et in *Archives d'anthropologie criminelle et de médecine légale*, 1910.